AF356329

MÉMOIRES

ET

OBSERVATIONS

SUR LA CHIRURGIE

ET LA MÉDECINE VÉTÉRINAIRES.

TOME PREMIER.

MÉMOIRES

ET

OBSERVATIONS

SUR LA CHIRURGIE

ET LA MÉDECINE VÉTÉRINAIRES.

Ouvrage couronné en grande partie par la Société
d'Agriculture du Département de la Seine.

AVEC PLANCHES.

Par J. B. GOHIER,

Professeur d'opérations et de maladies, à l'École Impériale
Vétérinaire de Lyon, Membre des Sociétés de Médecine et
d'Agriculture de la même ville, et Correspondant de celle
d'Agriculture de Paris.

> « L'expérience étant une source féconde et inépuisable
> » de lumières, on ne saurait trop multiplier les recher-
> » ches et les observations. »
> BOURGELAT, *Règlement pour les Écoles vétérinaires.*

TOME PREMIER.

A LYON, chez LIONS, Lib., rue St-Dominique.
Se trouve, A PARIS, chez M.me HUZARD, Imprim-Libraire,
rue de l'Éperon, N.° 7.

A LYON, de l'imprimerie de BRUNET, rue Confort.
1813.

INTRODUCTION.

Dans la médecine vétérinaire, comme dans toutes les autres sciences, ce n'est que par l'étude des faits qu'on arrive à la connaissance des vérités générales : par conséquent plus on réunit de ces faits, plus on se fraie de chemins pour arriver à ce but.

Nommé dans cette école, en 1809, à la chaire d'opérations et de maladies, devenue vacante par la mort prématurée d'un professeur (1) qui jouissait d'une grande réputation, je crus, dans l'état

---

(1) M. Jacques-Marie *Henon*. On peut voir une notice sur la vie et les travaux de cet habile professeur, par M. *Bredin* fils, dans le *Procès-verbal de la séance publique, tenue à cette école le 10 mai 1809, pour la distribution solennelle des prix;* et une autre par M. *Mouton-Fontenille*, dans le *Compte rendu des travaux de la Société d'agriculture de Lyon, depuis le 7 décembre 1808 jusqu'au 13 septembre 1809.* Mon collègue, M. *Gronier*, a aussi payé, dans une séance publique de l'académie de cette ville, en 1810, le juste tribut d'éloges dû à la mémoire de cet homme justement regretté.

actuel de nos connaissances sur la pathologie vétérinaire, que je ne remplirais qu'imparfaitement les obligations que cette chaire impose, si je ne me faisais un devoir, en quelque sorte indispensable, de recueillir avec exactitude, et de publier tous les faits importans que la direction de nos infirmeries me met chaque jour à même d'observer.

Instruire les élèves, leur applanir les difficultés de l'étude, les former à bien voir, à bien raisonner, leur donner des idées justes, les mettre au niveau des connaissances actuelles, ce n'est encore, comme l'a fait judicieusement remarquer M. *Bredin* fils (1), dont j'emprunte ici les expressions, qu'une partie de la tâche qui nous est imposée : notre devoir n'est accompli qu'après avoir fait tous nos efforts pour reculer les bornes de la science que nous enseignons. C'est sur-tout dans ce dessein, et pénétré de ces vérités que j'ai entrepris cet ouvrage.

___

(1) *Procès-verbal* qui vient d'être cité, page 3.

Parmi les nombreuses maladies des animaux domestiques, il en est beaucoup qui, grace aux travaux de plusieurs vétérinaires (1) distingués par leurs lumières, sont aujourd'hui bien connues; mais il en est beaucoup d'autres qui ne le sont qu'imparfaitement, et plusieurs qui ne le sont point encore du tout. C'est spécialement de ces dernières qu'il sera ici question.

Bourgelat a acquis des droits bien fondés à la reconnaissance publique en instituant en France des écoles vétérinaires, sur le modèle, et à l'imitation desquelles ont été établies toutes celles qui existent maintenant en Europe (2) : ses ouvrages qui embrassent presque

---

(1) Je dois faire remarquer ici que j'emploie dans tout le cours de cet ouvrage le mot *vétérinaire* comme nom, quoiqu'il soit adjectif. C'est pour me conformer à l'usage généralement reçu, et afin d'éviter les répétitions fréquentes de *maréchal vétérinaire*, *médecin vétérinaire*, *artiste vétérinaire*.

(2) On peut voir tout ce qui concerne l'histoire de ces écoles jusqu'en 1795, dans la première partie des *Instructions et observations sur les maladies des animaux domestiques*, par MM. *Chabert*, *Flandrin* et *Huzard*.

toutes les parties de l'art qu'il a en quelque sorte créé, méritent aussi de passer, comme son nom, à la postérité la plus reculée. Notre gratitude pour un tel bienfait doit être éternelle, et s'étendre jusqu'à ses coopérateurs.

Mais ce grand homme n'a pas tout fait, parce qu'il lui était impossible de tout faire. Il en est en effet de la médecine vétérinaire comme de la médecine humaine : le génie le plus fécond ne saurait en embrasser toutes les parties avec un égal succès. Il devait nécessairement laisser un vaste champ à cultiver, après en avoir arraché, comme il l'a dit lui-même, les ronces et les épines (1) ; je veux dire la médecine fondée sur l'observation, ce qui ne peut être que le fruit du tems et d'une expérience raisonnée. Il suffit de lire quelques-uns des articles qu'il inséra dans l'*Encyclopédie*, et sur-tout son excellente *Introduction aux maladies des animaux considérées en gé-*

____

(1) *Précis anatomique du corps du cheval*, etc. Avertissement.

néral (1), ainsi que la deuxième partie du *réglement* (2) qu'il rédigea pour les écoles dont il était le fondateur, pour se convaincre de cette vérité. On voit qu'il jugeait n'avoir encore établi, à l'égard des maladies des animaux, que des principes généraux qui devaient en quelque sorte servir pour toujours de base à la méthode qu'il convient aux vétérinaires de suivre pour prévenir, pallier ou guérir les diverses affections auxquelles sont sujets les individus confiés à leurs soins.

Ceux qui lui ont succédé dans nos écoles, ne méritent pas moins notre gratitude pour tous les ouvrages et les mémoires intéressans dont ils ont enrichi la médecine des animaux. J'aurai plus d'une

---

(1) Cette *Introduction* est insérée dans le 2.ᵉ volume de l'ouvrage qui vient d'être cité, 2.ᵉ partie.

(2) Ce réglement n'est pas inférieur aux autres ouvrages sortis de la plume de *Bourgelat :* outre qu'il offre les vues les plus sages, il est encore un modèle de précision et d'exactitude en pareille matière. Peut-être n'aurait-on jamais dû s'en écarter. Il semble qu'il eût suffi d'y ajouter ce qui concerne la jurisprudence et la police médicale vétérinaires.

fois occasion de rappeler les noms de plusieurs , et de m'appuyer du témoignage de leurs écrits.

Tous les vétérinaires peuvent faire des observations pratiques ; mais ceux qui sont le plus à portée d'en faire , et de les recueillir avec exactitude, sont sans doute les professeurs chargés des hôpitaux dans les écoles. Ils sont d'ailleurs en quelque sorte obligés de rendre compte des faits dont ils sont témoins. A l'avantage d'avoir journellement sous les yeux un grand nombre d'animaux de diverses espèces , ils joignent celui de pouvoir toujours suivre très-exactement les maladies dans toutes leurs périodes , de n'être pas contrariés pour le traitement, étant d'ailleurs certains que ce qu'ils ordonnent est ponctuellement exécuté. Ils peuvent aussi avoir recours à des méthodes nouvelles, lors même qu'elles exigent des soins très-assidus, ou qu'elles deviennent dispendieuses , relativement à la valeur réelle des animaux; ils peuvent enfin, toutes les fois que le cas l'exige , faire soigner constamment les individus malades par des élèves capables de leur rendre compte de l'effet des remèdes et des efforts que fait la nature; et, lorsque les affections ont été supérieures à toutes les ressources de l'art, se livrer aux recherches les plus minutieuses dans les autopsies cadavériques. Toutes ces raisons sont bien propres certainement à engager un professeur de pathologie à noter avec un soin scrupuleux les diverses observations qu'il est à même de faire. Le moindre fait, le cas le plus commun peuvent quelquefois devenir, par leur réunion, des foyers de lumières (1).

J'ai hésité long-tems si j'entreprendrais l'ouvrage dont voici le premier volume. Plusieurs considérations assez puis-

---

(1) Quelques-unes des observations les plus intéressantes que fournit la pratique des hôpitaux, sont consignées avec d'autres depuis plusieurs années dans les *Comptes rendus des travaux* des écoles, mais d'une manière toujours très-brève. Il est assez difficile d'ailleurs, par la marche que l'on suit aujourd'hui, de savoir à qui ces diverses observations appartiennent. On jugera comme moi, je pense, qu'il n'est pas inutile de connaître les noms de ceux qui les ont recueillies.

.santes autorisaient mon irrésolution ; mais ces considérations devaient céder au désir d'être utile à la science, et sur-tout aux élèves qui ne peuvent encore, comme on le sait, consulter qu'un bien petit nombre de bons ouvrages sur la chirurge et la médecine des animaux. D'ailleurs, les récompenses flatteuses qu'a daigné m'accorder différentes fois la Société d'agriculture du département de la Seine (1), à laquelle j'ai eu l'honneur d'envoyer une grande partie des matériaux que je me propose de publier; ces récompenses, dis-je, étaient bien faites pour fixer enfin mon incertitude dans le parti que je prends aujourd'hui. Je ne dois pas néanmoins m'abuser sur ces récompenses ; il m'est permis de croire qu'elles m'ont été

---

(1) En 1808, elle me fit l'honneur de me décerner une médaille d'or. En 1809, elle fit une mention honorable des mémoires que je lui avais adressés. En 1811, elle me décerna une seconde médaille d'or, et m'admit au nombre de ses correspondans. Tout récemment encore, elle a beaucoup ajouté à ces témoignages d'une bienveillance si distinguée, par l'envoi qu'elle m'a fait de la collection complète de ses mémoires, 16 vol. in-8.º. On peut voir ses *Comptes rendus* pour ces différentes années.

accordées, moins pour me payer un juste tribut de ce que j'ai fait, que pour exciter mon zèle et encourager mes efforts. Quoiqu'il en soit, je prie la Société d'agriculture du département de la Seine de me permettre de rappeler ici tout ce que je lui dois, et de regarder cet aveu comme un nouveau témoignage de ma profonde reconnaissance.

Mon intention était d'abord d'insérer dans ce premier volume une description des *acares* de la gale des différens animaux domestiques, et d'entrer dans quelques considérations sur cette maladie, tirées de la présence de ces insectes parasites. Mais il ne m'a pas encore été possible de me livrer, comme je le désirais, à ce genre de travail assez difficile. Je dirai seulement qu'après m'être convaincu que les *acares*, ou *ciron* de la gale du mouton, dont M. *Walz* a parlé le premier (1), existent réellement, si ce n'est sur toutes les bêtes à laine,

____

(1) *De la gale des moutons, de sa nature, de ses causes, et des moyens de la guérir, traduit de l'allemand de G. H. Walz, vétérinaire, avec une planche*, Paris, 1811.

au moins sur le plus grand nombre, je cherchai, avec plusieurs élèves de notre école, ces petits insectes sur divers autres animaux domestiques, également affectés de gale : nous les découvrîmes sur le cheval vers le milieu de décembre 1812; dans le courant d'avril de l'année suivante, nous les trouvâmes sur le chien et le chat, et sur la fin de juillet, sur le lapin (1). Un membre très-éclairé de la Société d'agriculture de Lyon, M. de Saint-Didier, un des premiers à qui je fis voir ceux du cheval, en donna à cette Société, en juillet 1813, une courte description après les avoir bien examinés au microscope : il lui en présenta en même tems le dessein, et lui en offrit ensuite la gravure que l'on voit placée dans son *compte rendu* de cette année. Le mâle et la femelle y sont représentés d'une manière très-fidèle.

Les *acares* des divers animaux dont il vient d'être parlé, n'ont pas absolument

______

(1) M. *Dorfeuille* père, vétérinaire au Port-Sainte-Marie, département de Lot et Garonne, à qui je parlais de ces insectes en mai dernier, vient de m'écrire qu'il les a découverts tout récemment sur les bêtes à cornes.

la même forme, ni la même grosseur, et, transportés d'une espèce sur une autre, ils meurent bientôt, et n'occasionnent pas la gale. C'est un bienfait de la providence qui doit beaucoup rassurer sur la prétendue communication de la gale des animaux aux hommes. Si cette communication pouvait avoir lieu, comme le vulgaire et même des personnes instruites le croient, les professeurs chargés de la direction des infirmeries dans les écoles vétérinaires, seraient continuellement atteints de cette dégoûtante maladie, puisqu'il ne se passe presque pas de jour sans qu'ils touchent des animaux galeux.

Mais les *acares* du cheval, par exemple, sur lequel on les distingue aisément à l'œil nu, déposés sur le cheval; ceux du mouton, déposés sur le mouton; ceux du chien, sur le chien, etc., ne périssent point; au contraire, ils pullulent promptement, et font naître la gale assez ordinairement dans l'espace de 10 à 30 jours.

Les insectes dont il s'agit, sont-ils cause ou effet de cette affection? C'est une question sur laquelle les opinions sont encore partagées, et que je n'entreprendrai pas de résoudre en ce moment. Il est certain, comme je viens de le dire, que le transport seul des *acarés* produit la gale, pourvu qu'ils soient portés sur un individu de la même espèce que celui sur lequel ils ont été pris. Il est également certain que le traitement local bien dirigé suffit assez souvent pour guérir cette maladie, même lorsqu'elle est très-ancienne, sans qu'il survienne d'accidens.

. Mais on ne trouve pas des *acares* sur tous les individus galeux, et l'on ne peut pas disconvenir que l'on ait vu quelquefois des maladies graves survenir après la guérison plus ou moins prompte de la gale, par des remèdes topiques seulement. Il y a d'ailleurs des animaux sur lesquels, après avoir paru complettement guérie, elle reparaît bientôt : tels sont sur-tout les chiens. Ces diverses considérations prouvent que malgré la découverte de l'*acarus scabiei*, il nous reste encore, de même que dans la médecine humaine, beaucoup de choses à apprendre sur l'histoire de cette maladie, l'une des plus communes. Ce que je viens de dire engagera vraisemblablement quelques vétérinaires à en faire une étude plus approfondie, à en reconnaître les différentes espèces, et même les variétés, s'il en existe, et à opposer à chacune un traitement à la fois simple, peu dispendieux et à la portée de tout le monde.

On sera peut-être surpris de voir paraître encore un recueil de *mémoires et d'observations* (1), au lieu d'un traité élémentaire de chirurgie et de médecine des animaux, traité qui nous manque, et qui est vivement désiré depuis long-tems : mais ceux qui reconnaissent qu'il serait infiniment utile sous beaucoup de rapports, et qui n'ignorent pas combien un pareil ouvrage exige de recherches, de méditations, et sur-tout de faits particuliers, se convaincront aisément qu'il vaut

____

(1) Nous en possédons déjà deux, le premier en six volumes in-8.°, par MM. *Chabert*, *Flandrin* et *Huzard*, intitulé : *Instructions et observations sur les maladies des animaux domestiques, etc.*, et le second, en quatre volumes in-12, par M. *Fromage de Feugré :* celui-ci a pour titre, *Correspondance sur la conservation et l'amélioration des animaux domestiques, etc.* Il est à regretter pour la science que ces deux recueils n'aient pas été continués.

encore mieux posséder des observations isolées (1), mais bien détaillées, et où règne l'exactitude, qu'un corps d'ouvrage dans lequel on substituerait très-souvent, comme on l'a fait dans d'autres, le raisonnement, ou l'analogie médicale, à l'expérience.

Cependant, malgré les difficultés que présente ce traité élémentaire à l'usage des élèves, traité dont je suis à portée chaque jour de sentir plus que personne le besoin, j'oserai l'entreprendre. Le plan en est tracé, et l'ouvrage fait en grande partie. Si mes faibles moyens ne me permettent pas de l'exécuter selon mes désirs, du moins aurai-je la satisfaction d'avoir fait ce que l'honneur de la chaire que j'occupe en ce moment me commande en quelque sorte (2). Mais j'ai besoin, pour l'exécu-

----

(1) Plusieurs de celles dont il s'agit ici ont été lues dans différentes séances des sociétés de médecine et d'agriculture de cette ville, et une analyse plus ou moins détaillée en a été insérée dans les *Comptes rendus* de ces deux sociétés depuis 1806.

(2) Cet ouvrage formera 6 volumes in-8.º; dans le 1.ᵉʳ, il sera question des instrumens de chirurgie et des opérations chirurgicales ; dans le 2.ᵉ et le 3.ᵉ, des maladies externes ; dans le 4.ᵉ et le 5.ᵉ, des maladies internes ; et dans le 6.ᵉ, des maladies des volatiles, des abeilles, des

tion de mon dessein, de recueillir encore beaucoup de matériaux (1), et de consulter une foule d'écrits dans lesquels il est question de la médecine vétérinaire.

Voici en peu de mots l'ordre que j'ai suivi dans l'exposition des matières de ce recueil qui doit précéder le traité élémentaire dont je viens de parler. Cet ordre est à-peu-près la marche progressive des études dans nos écoles. Ce premier volume se compose de mémoires, d'observations, et de l'exposé de plusieurs expériences, 1.° sur l'anatomie physiologique; 2.° sur l'hygiène; 3.° sur la matière médicale; 4.° sur la ferrure; 5.° sur la jurisprudence vétérinaire; 6.° sur la police médicale; 7.° sur la chirurgie; 8.° sur la pathologie externe;

---

vers-à-soie et des poissons. J'y insérerai aussi quelques considérations générales sur les enzooties et les épizooties.

(1) Beaucoup de vétérinaires, tant civils que militaires, ont eu la complaisance de m'adresser, depuis que je suis professeur, un grand nombre d'observations - pratiques dont plusieurs ont été mentionnées dans les *Comptes rendus de nos travaux*. J'aurai soin d'en faire des extraits pour l'ouvrage dont il s'agit. En réunissant le fruit de l'expérience d'un grand nombre de personnes de l'art, mon dessein est de rendre ce travail plus intéressant.

9.° sur la pathologie interne. Il sera terminé par le *Compte rendu des travaux de notre école*, depuis le 1.er mai 1810 jusqu'au 1.er mai 1811. Le même ordre sera suivi dans les autres volumes (1).

Mon intention n'est pas, comme on le présume bien, de donner un ouvrage orné des fleurs de l'éloquence. Si telles étaient mes prétentions, je m'imposerais une tâche au-dessus de mes forces. D'ailleurs un tel style ne conviendrait point au sujet que je traite. Mon unique but a été d'exposer avec autant de simplicité que de fidélité ce que j'ai vu, ce que j'ai fait et tout ce que j'ai tenté de faire ; c'était le seul aussi qu'il m'était permis de me proposer. Les motifs qui m'ont déterminé à faire ce recueil, me font espérer que l'on me fera grace de quelques fautes, et sur-tout de quelques répétitions qui se sont glissées dans ce premier volume.

____

(1) Le tome II renfermera un résumé de toutes les observations faites dans nos infirmeries depuis 1809, et un court exposé de ce qu'a offert de remarquable l'autopsie cadavérique des animaux sacrifiés pour le cours d'opérations.

MÉMOIRES

ET OBSERVATIONS

SUR LA CHIRURGIE

ET LA MÉDECINE VÉTÉRINAIRES.

I.

ANATOMIE PHYSIOLOGIQUE.

MÉMOIRE sur plusieurs Animaux nommés Hermaphrodites.

De tous les jeux de la nature dans la production des êtres animés, il en est peu qui puissent piquer davantage la curiosité des observateurs que ceux qui ont rapport aux parties sexuelles. Les bizarreries que l'on voit quelquefois dans la position et la forme de ces parties, soit chez l'homme, soit dans les animaux, sont de ces phénomènes qui méritent sans doute d'être notés ; mais il n'est pas facile d'en donner une explication satisfaisante.

Il paraît que les écarts de la nature, en ce

qui concerne les *hermaphrodites* (1), ne sont pas moins communs parmi les brutes que dans l'espèce humaine. Cependant nous n'avons encore, quant aux animaux, qu'un petit nombre d'observations (2), comparativement à celles que l'on a recueillies à l'égard de l'homme. Cela vient, peut-être, de ce que l'on n'a apporté jusqu'ici qu'une légère attention à ces sortes de monstruosités dans les animaux communément appelés *domestiques*, ou de ce que ces monstruosités n'ont pas été examinées avec assez de soin par ceux qui pouvaient en observer et en faire connaître toutes les particularités.

Voici deux observations que j'ai eu occasion de faire à ce sujet dans notre école, sur un cheval et un âne, et auxquelles j'ai cru devoir joindre le précis de quelques autres à-peu-près semblables.

I.re OBSERVATION. En décembre 1805, M. Boin, maître de poste à Limonet, près de

---

(1) On entend par ce mot, un individu qui réunit les deux sexes, ou les parties sexuelles du mâle et de la femelle. Son étymologie, suivant quelques auteurs, dérive d'*hermès*, mot qui veut dire *Mercure*, et d'*aphrodite*, qui signifie *Vénus*, c'est-à-dire homme et femme tout ensemble.

(2) Il faut en excepter cependant plusieurs insectes, quelques poissons et un grand nombre de coquillages dont les ovaires et les vaisseaux séminaux sont doubles; ils présentent par-là des *hermaphrodites* accidentels dont le côté droit, par exemple, est mâle, et le côté gauche est femelle. On a observé cette variété dans des anguilles, des carpes, des homards, des écrevisses et quelques papillons.

Lyon, fit amener à notre école, d'après l'invitation de M. Hénon, un cheval bai-brun, propre au trait, âgé de 10 ans, affecté depuis quelque tems d'un farcin qui était invétéré et incurable. Ses parties génitales, le seul objet pour lequel il avait été demandé depuis long-tems, étaient conformées de manière qu'il était assez difficile de décider si cet individu était mâle ou femelle.

Ses mâchoires étaient garnies de crochets aussi longs et aussi gros qu'ils le sont ordinairement dans les chevaux ; du reste, il semblait réunir à l'extérieur, quoiqu'imparfaitement, les organes génitaux de l'un et de l'autre sexe. Il pouvait être conséquemment rangé, selon l'acception vulgaire, dans la classe des *hermaphrodites*, ou, comme le propose M. *Cuvier* (1) dans celle des *androgynes ;* mais on ne pouvait le rapporter à aucune des quatre espèces d'*hermaphrodites* dont *Dionis*, *Lavoisier* et autres ont parlé (2).

____

(1) Dictionnaire des sciences naturelles, tome second.

(2) Ces auteurs reconnaissent quatre sortes d'*hermaphrodites,* 1.° ceux qui sont véritablement hommes, ayant les parties sexuelles de l'homme parfaites, et celles de la femme, imparfaites ; 2.° ceux au contraire qui sont femmes en effet, et ne sont hommes qu'imparfaitement ; 3.° ceux qui ne sont ni hommes ni femmes, les deux sexes n'étant point dans leur perfection ; 4.° ceux qui sont effectivement hommes et femmes, et qui peuvent également se servir des parties génitales des deux sexes. On doute généralement de l'existence de cette espèce d'*hermaphrodites ;* elle ne paraît pas plus connue dans les animaux que dans l'homme.

Le cheval dont il est question (car il a été bien reconnu par la dissection que c'était un cheval), après avoir été visité pendant plusieurs jours dans les infirmeries de l'école, fut sacrifié pour le cours pratique d'opérations : La partie postérieure du corps, depuis les vertèbres lombaires, fut ensuite injectée et disséquée avec soin par deux élèves, MM. *Comte* et *Barbarin*.

Cette pièce fut déposée dans le cabinet d'anatomie de l'école, où elle est encore aujourd'hui.

M. *Bredin* fils dessina les parties sexuelles vues postérieurement ; ce dessin très-fidèle qui est joint ici, peut donner de ces parties une idée beaucoup plus juste qu'on ne le peut faire par une simple description.

§. Ier *Description des parties génitales vues extérieurement.* A la partie postérieure et inférieure de l'abdomen, on voyait, au lieu du fourreau et du membre, deux mamelles aussi grosses et aussi prononcées que dans la jument qui a allaité ; leurs mamelons ou papilles étaient très-bien faits, et percés de plusieurs trous; mais ces deux mameles ne contenaient aucune substance laiteuse. Les corps glanduleux qui les constituaient, se trouvaient en-

Planche I.

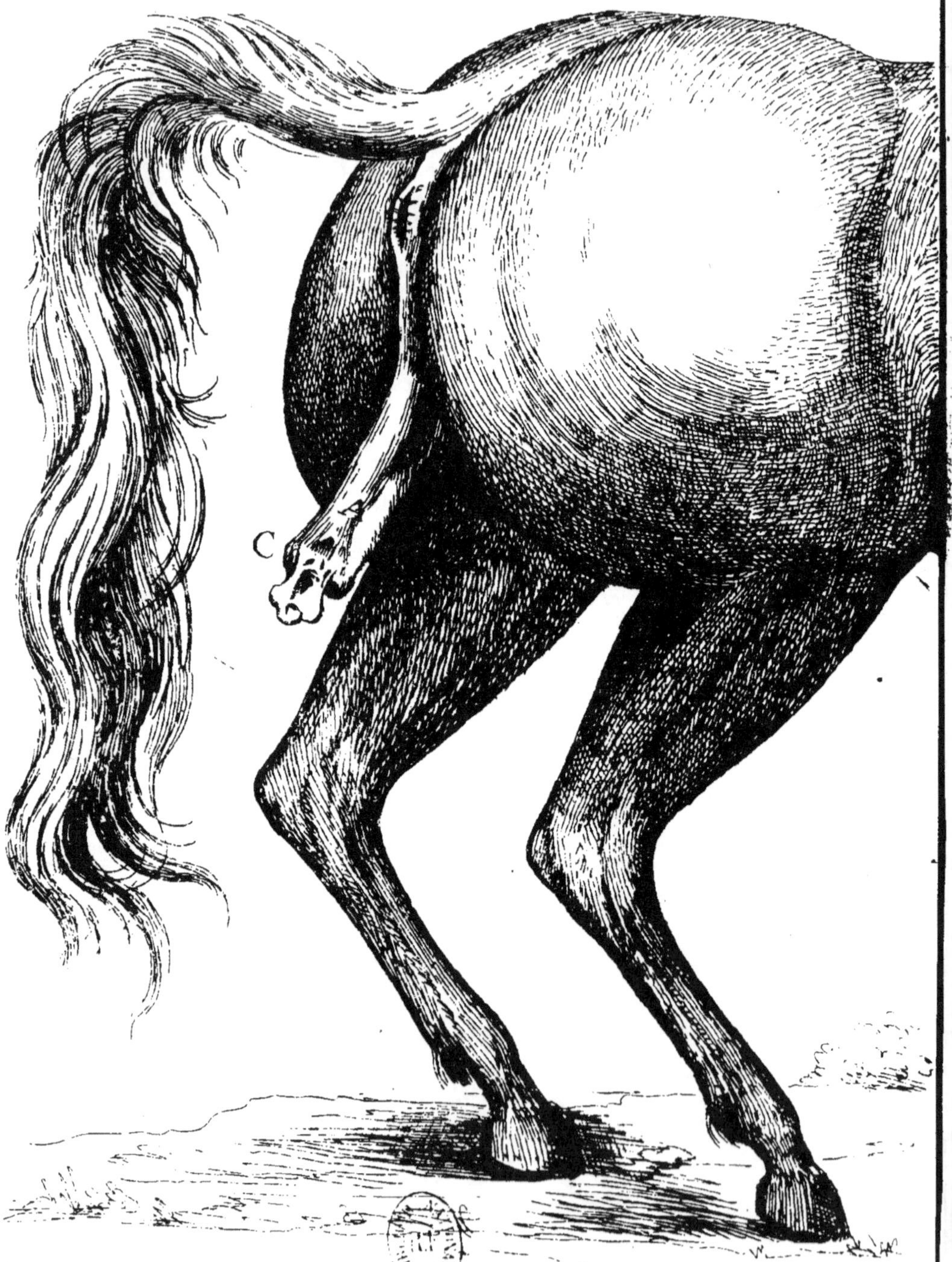

C

Planche II.

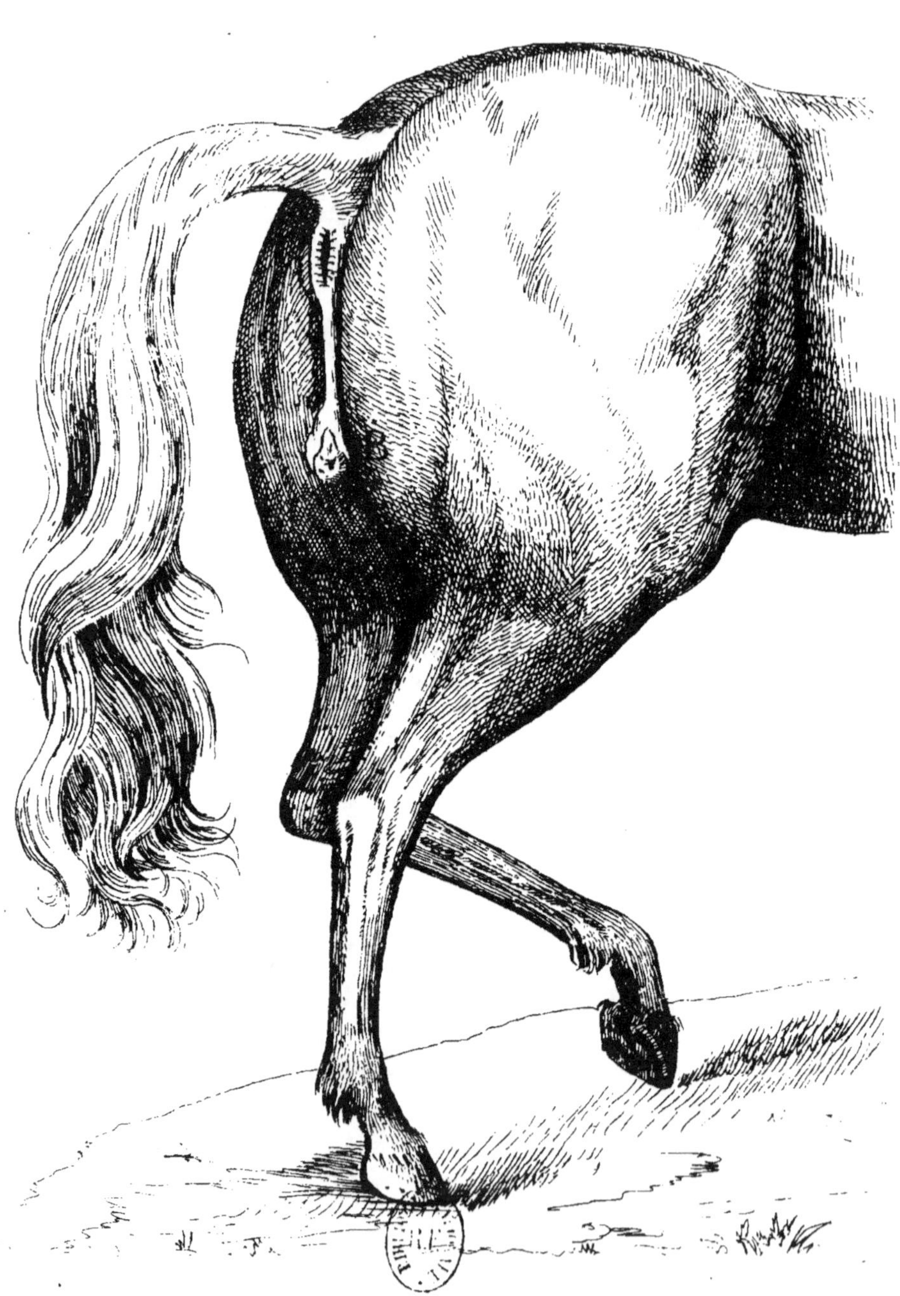

veloppés et séparés chacun par une tunique particulière, comme le sont les mamelles de la jument.

Un peu plus en arrière, et dans l'endroit où auraient dû être les testicules, on n'en apercevait aucune trace, ni même de scrotum : on ne pouvait pas non plus les reconnaître en fouillant l'animal. Ces organes existaient cependant au-dessous des anneaux de chaque muscle grand-oblique (costo-abdominal) ; mais ils étaient si petits et si comprimés entre ces muscles et la peau, qu'il était difficile que la vue ou le tact pût les découvrir.

Plus postérieurement, et à 2 décimètres 2 centimètres (environ 8 pouces) au-dessous de l'anus, on remarquait un petit membre planche Ire A , long d'un décimètre 6 centimètres (6 pouces), étant étiré hors de son fourreau dont il dépassait les bords seulement de 3 centimètres (1 pouce) dans son état naturel : le fourreau planche II B , qui ressemblait assez à une vulve, était bien plus ouvert et plus arrondi à sa partie inférieure qu'à sa partie supérieure où il se terminait en pointe.

Le raphet, ou ligne blanchâtre qui s'étend depuis l'anus jusqu'en avant des testicules, était fort court et très-saillant. La partie inférieure de l'anus était terminée en pointe, à-peu-près comme la partie supérieure du fourreau.

Le membre avait une espèce de tête C, de 3 centimètres 5 millimètres (1 pouce 3 lignes) de longueur. A 7 millimètres (3 lignes) de la partie supérieure de la tête, était l'ouverture du canal de l'urètre, et au-dessous, une autre ouverture ressemblant à la première. Sa profondeur était d'un centimètre 5 à 6 millimètres (6 à 7 lignes); elle contenait une petite quantité d'humeur sébacée : le reste de la tête du membre, à part sa petitesse, ne différait pas de la tête d'un pénis bien conformé.

A 8 centimètres (3 pouces) de la tête du membre, il y avait un petit bourlet circulaire formé par le renflement de la peau et du corps caverneux, comme cela a lieu dans le *bœuf* et le *bélier*. Ce bourlet, ainsi que le reste du membre, était recouvert d'un duvet très-fin, et lubrifié par l'humeur qui est formée par les glandes sébacées, situées dans ces parties.

§. II. *Description des parties génitales vues intérieurement.* La peau ayant été enlevée, en arrière des mamelles, on trouva deux testicules très-petits, c'est-à-dire de la grosseur du sixième environ du volume ordinaire de ces organes. Ils étaient logés, comme on l'a déjà dit, entre l'aponévrose des muscles grands-obliques, le corps des mamelles et la peau ; ils adhéraient légèrement au dartos par le tissu cellulaire qui recouvrait leurs membranes. Les épididymes étaient presqu'aussi considérables que les testicules.

Les muscles crémastères (ilio-testiculaires) étaient très-forts, mais les conduits déférens, extrémement minces dans toute leur longueur, et leur canal, imperceptible. Les vésicales séminales étaient aussi très-rétrécies, et ne contenaient aucune liqueur : elles adhéraient l'une à l'autre par un tissu cellulaire très-serré.

Les glandes prostrates et la structure intérieure du membre n'offraient rien de remarquable.

§. III. *Habitude et caractère de ce cheval.* Cet animal que la Société d'agriculture du département de la Seine a regardé comme un cheval mal conformé (1), était bien membré , très-courageux. Il était fort souvent en érection : il sautait alors sur les jumens et les chevaux qui se trouvaient à sa portée , mais sans pouvoir en aucune manière satisfaire ses désirs , puisque son membre , au lieu d'être dirigé en avant , l'était en arrière. Il était employé depuis trois ans au service de la poste.

______

(1) Notice des médailles d'encouragement données par cette Société dans sa séance publique du premier mai 1803 , déjà citée page 29.

(24)

Depuis environ un an , il était aveugle et
très-méchant : il ruait fréquemment contre les
chevaux , et même contre les hommes qui
l'approchaient sans le prévenir : en lui parlant, même en le caressant , on n'était pas
toujours exempt de recevoir de lui des coups
de pied, ou d'en être mordu.

Cependant on ne s'aperçut pas de sa mé-
chanceté dans les infirmeries de l'école : on le
fouillait, on lui touchait le membre et les
mamelles sans qu'il témoignât de l'inquiétude,
ou qu'il cherchât à se défendre : mais cette do-
cilité momentanée venait peut-être de ce que
le grand nombre d'élèves qui l'entouraient
dans ces sortes de visites, lui causait une
espèce de crainte qu'il n'avait pas ailleurs.
ce ne serait pas le premier cheval que le changement de maître aurait rendu plus docile.

II.ᵉ OBSERVATION. Dans le courant de
juillet 1811 , on amena dans notre école , pour y
être sacrifié , un âne sous poil louvet, de la taille
d'un mètre 10 centimètres (3 pieds 5 pouces),
âgé de 18 à 20 ans. Son sexe n'était pas moins
difficile à découvrir que celui du cheval dont
je viens de parler : ses mâchoires étaient aussi
garnies de crochets très - gros. Ses parties
sexuelles furent disséquées avec soin par deux
répétiteurs, MM. Danton et Dufourgt, après
que nous en eûmes bien examiné l'extérieur.
elles différaient beaucoup , comme on va le

voir, de celles du cheval dont il vient d'être parlé.

§. I.ᵉʳ *Description des parties génitales vues extérieurement.* A 2 centimètres 70 millimètres (1 pouce) au-dessous de l'anus, on voyait un orifice qui communiquait au canal urétral, et qui livrait passage à une partie des urines. Au-dessous se trouvait une sorte de vulve, ou plutôt une simple gouttière, d'un décimètre 6 centimètres (6 pouces de longueur, sur 68 millimètres (3 lignes) de profondeur. Elle était complètement dépourvue de poils.

A la partie inférieure de cette gouttière était la tête du membre, qui, portée en arrière, ressemblait assez à un clitoris prolongé. Le canal de l'urètre s'ouvrait de nouveau à 2 centimètres 70 millimètres (1 pouce) de cette tête, dans l'endroit où elle était repliée de bas en haut dans la commissure inférieure de l'espèce de vulve dont il vient d'être question. On distinguait en dessous une petite fossette naviculaire qui récélait trois petits calculs de la grosseur d'un pois, et de forme irrégulière, pesant ensemble 2 grammes (1 demi gros). Ils étaient tous trois aussi durs que ceux qu'on trouve dans les reins et la vessie. Lorsque l'animal était en érection, l'espèce de pénis dont il s'agit, se portait en arrière dans une

direction horizontale. Sa longueur était alors
de 5 centimètres 41 millimètres (2 pouces).

On ne remarquait sur cet animal aucune
trace de testicule, ni même de scrotum, mais
on y voyait deux mamelles très-prononcées.

§. II. *Description des parties génitales
vues intérieurement.* L'examen le plus atten-
tif de l'intérieur du bassin ou cavité pelvienne ne montra pas le moindre vestige d'organes génitaux du mâle ni de la femelle : on
remarqua seulement les anneaux spermatiques, et encore ils n'existaient que d'une manière imparfaite. Le repli ou l'allongement
du péritoine , qui donne naissance à la tunique vaginale (péritonéale), existait aussi,
mais il ne se prolongeait pas jusqu'aux anneaux qui devaient lui livrer passage.

Cependant malgré l'absence de la plupart
des organes génitaux , on ne peut disconvenir
que cet animal ne fût vraiment mâle. Ses parties sexuelles étaient encore plus mal conformées que celles du cheval qui fait le sujet de
la première observation.

§. III. *Habitude et caractère de cet âne.*
N'ayant pu voir la personne de qui il venait,
il fut impossible de savoir s'il entrait fréquemment en érection, comme faisait le cheval

dont il a été parlé ; ce qui n'est pas vraisemblable , puisque les testicules manquaient
complétement.

On n'eut pas occasion de s'apercevoir qu'il
était plus méchant que les autres ânes.

Il est à présumer qu'il devait éprouver des
cuissons incommodes, immédiatement après
qu'il avait uriné, puisqu'une partie de l'urine,
celle qui sortait par l'ouverture située à quelque
distance au-dessous de l'anus , coulait dans
la gouttière en forme de vulve qui était au-
dessous pour tomber entre les cuisses ; l'autre
partie était chassée plus en arrière.

REMARQUES.

Les deux observations qui ont donné lieu
au détail dans lequel je viens d'entrer , sont
moins rares que je le croyais d'abord. On en
trouve de semblables recueillies par divers
auteurs : voici le sommaire de quelques-unes.

1.º *Degarsault* rapporte (1) avoir vu deux
ou trois chevaux dont les parties de la génération étaient, dit-il, « *retournées , le mâle
paraissant* par derrière, et le gland sortant à
4 ou 5 pouces au-dessous de l'anus. »

2.º On trouve dans un ouvrage allemand

---

(1) Le nouveau parfait maréchal, chap. IX.

intitulé : *Traité augmenté , de Georges-Simon Winter de Adlersflugel pour faire race de chevaux , chap. XVI*, deux autres exemples de chevaux ainsi conformés ; l'auteur dit les avoir vu à *Anspach*, dans les écuries de *son Altesse sérénissime* de *Brandebourg* (1).

---

(1) On voit, de plus, dans cette ouvrage assez remarquable, en ce qu'il est écrit sur quatre colonnes et en quatre langues différentes, la *latine*, l'*allemande*, l'*italienne* et la *française*, le dessin de quelques chevaux monstres, tels que celui de Jules-César, qui est représenté avec une crinière tombant à terre , les deux pieds antérieurs terminés comme ceux de l'homme ; un poulin né au pays de Vérone, en 1254, ayant la tête semblable à celle d'un homme, et le reste du corps, à celui d'un cheval ; le cheval d'Alexandre qui avait la tête , la crinière et la queue d'un bœuf ; un cheval, dit originaire de l'ancien haras de Oldembourg , lequel avait les crins de l'encolure longs de 3 ou 4 aunes , et ceux de la queue , de 8 à 9. On ne peut pas tout-à-fait nier de pareilles monstruosités, mais il est certain qu'elles sont rares. Il en est de même de ce que rapporte *Dom Felix d'Azara* , dans le tome premier de ses voyages , où il dit avoir observé dans l'Amérique méridionale beaucoup de chevaux ayant des cornes. On montrait à Lyon, en 1807, un petit cochon sanglier dont la tête ressemblait un peu à celle de l'homme ; il avait un menton assez prononcé , recouvert d'une espèce de barbe blanche ; les dents de la mâchoire inférieure étaient pareilles à celles de l'homme, et en même nombre; celles de la mâchoire supérieure étaient semblables à celles du cochon ; une sorte de nez , mais sans ouverture, se trouvait à la place du museau, lequel était assez semblable à la trompe d'un jeune éléphant. Au bas du front se trouvaient deux yeux en partie confondus dans un orbite commun. Cet animal, au rapport de son conducteur , a vécu cinq ou six semaines. Une grande partie de ce qu'il prenait ressortait par son museau.

On pourrait faire un gros volume plus curieux qu'utile , si l'on voulait rassembler, au sujet des animaux, les monstruosités qui sont connues.

3.º Mon collègue, M. *Godine* aîné, et M. *Jacques*, vétérinaire attaché au haras du *Prince Vice-roi d'Italie*, m'ont dit avoir vu aussi plusieurs chevaux à-peu-près semblables.

4.º Dans le journal de physique rédigé par l'abbé *Rozier* (1), on cite une observation de M. *Carrère*, docteur en médecine, sur un âne prétendu *hermaphrodite*. « Cet animal, dit l'auteur qui rapporte ce fait, n'avait qu'un testicule fort gros du côté gauche, tout près duquel on voyait une verge avec un gland bien conformé et couvert d'un prépuce (c'est-à-dire d'un fourreau). Cette verge avait 8 centimètres (3 pouces) de longueur, et elle était susceptible d'érection. A un décimètre (trois pouces 3 lignes) de la verge, paraissait une espèce de vulve qui avait 7 centimètres 7 millimètres (2 pouces 2 lignes) de longueur ; on y apercevait un petit corps charnu, d'un sentiment très-vif, et qui répondait au clitoris. Il y avait dans la vulve deux orifices, un petit qui était celui de l'urètre, par lequel l'animal urinait, et l'autre qui paraissait être celui du vagin, présentant une circonférence de 5 centimètres 5 millimètres (2 pouces), et n'indiquant aucunement l'orifice d'une matrice. Lorsque la verge était en érection, elle se portait le long du ventre, se glissait entre les

---

(1) Année 1774, tome 3, page 443.

deux lèvres de la vulve, et semblait pénétrer dans l'orifice du vagin, ce qui faisait dire dans le pays que cet âne jouissait de lui-même. »

5.° On lit dans le bulletin de la faculté de médecine de Paris, et de la société établie dans son sein (1), l'histoire anatomique d'un taureau *hermaphrodite*, extraite d'un mémoire italien de *Mascani*, par M. *Raickrem*.

Ce taureau, dit l'auteur du mémoire, présentait les parties mâles de la génération en tout et par-tout parfaites. Il réunissait aussi les parties femelles, à l'exception des organes extérieurs qui manquaient en totalité.

Il n'avait, en effet, ni mamelles, ni vulve; mais en l'ouvrant on trouva entre la vessie, le rectum et les reins, une poche membraneuse qui contenait 6 à 7 kilogrammes (12 à 14 livres), d'un fluide blanchâtre, légèrement opaque, qui avait l'odeur du petit-lait (2); cette poche présentait tous les caractères d'une matrice de vache avec son vagin, qui, au lieu d'avoir un orifice à l'extérieur, se terminait dans l'urètre entre les origines des canaux spermatiques par une ouverture large comme la tête d'une épingle.

____

(1) Journal de médecine , chirurgie , pharmacie , etc. tome XXI, page 76 du bulletin.

(2) Cette matière avait quelqu'analogie avec celle que l'on trouve quelquefois dans la matrice de différentes femelles, lors de catarre de cet organe, ou hydropisie de matrice.

6.º **MM.** *Chabert* et *Huzard* (1) disent que l'on a remarqué en Angleterre que lorsqu'une vache mettait bas deux veaux, il arrivait quelquefois que l'un des deux était une espèce de *monstre*, dans lequel les deux sexes étaient confondus, plus ou moins réunis et incomplets. Cette nouvelle espèce d'*hermaphrodite* que nous avons eu occasion d'examiner, ajoutent ces deux vétérinaires célèbres, et dont quelques individus ont été très-bien décrits par *J. Hunter*, est appelée *Frée-Martin* par les Anglais qui l'élèvent avec soin, et en font un animal très-propre pour le travail.

7.º On a vu plus d'une fois des individus mâles avoir des mamelles. *Aristote* (2) parle d'un bouc qui avait des mamelles, et donnait du lait en assez grande abondance, pour qu'on pût en faire de petits fromages; on lui fit couvrir une femelle, et il en vint un bouc qui eut également du lait (3).

Blumenbach (4) a vu aussi un bouc d'une

---

(1) Instructions sur la manière de conduire et gouverner les vaches laitières, troisième édition.

(2) Tome premier de son histoire des animaux, traduction de M. *Camus*, livre 3, page 163.

(3) M. le docteur *Fournier*, auteur d'un excellent article sur les *cas rares*, inséré dans le *dictionnaire des sciences médicales*, doute de ce fait; il en rapporte cependant de pareils à l'égard de l'homme, ce qui rend vraisemblable celui-ci.

(4) Institutions physiologiques, traduites par *J. F. Pugnet*, page 282.

force et d'une taille également remarquables, qui depuis six ans donnait tous les deux jour une demi-livre de très-bon lait.

Un vétérinaire du département de la Côte-d'or, M. *Loreau*, a donné connaissance à cette école, en 1804, qu'il a fait sur un bouc la même observation : ce bouc n'avait qu'une mamelle, mais il en sortait, au rapport de ce vétérinaire, du lait excellent (1).

8.° On voit dans le journal de physique déjà cité (2) une observation de *Valmont-Bomare*, sur un daim prétendu *hermaphrodite* : la tête de ce daim ne portait qu'un bois qui était implanté sur la partie gauche de l'os frontal. Il avait deux testicules , une vulve petite et étroite; un clistoris très-proéminent ; et une espèce de matrice sans trompes ni ovaires.

Mais quelle est la cause de ces écarts de la nature, soit chez l'homme, soit dans les animaux ? *Valmont Bomare* (3) l'explique de cette manière : « Si dans le moment de la » conception, des molécules organiques, ou » mixtes, ou en excès, ou viciées, incom- » plettes par la portion destinée à l'attribut

____

(1) On a vu aussi des hommes avoir des mamelles et quel-ques-uns donner du lait; tel est ce vieillard dont parle *Paulini*, et cet autre cité dans les transactions philosophiques, lesquels nourrissaient des enfans avec le lait de leurs mamelles.

(2) Année 1775 , tome VI , page 501.

(3) Dictionnaire d'histoire naturelle.

» sexuel, sont projetées, dérangées, ou con-
» fusément dessinées à l'occasion d'un choc,
» de quelque passion (on présume bien que
» le hasard y a beaucoup de part) ; de là naî-
» tront des individus ou à sexe imparfait, ou
» des bissexes incomplets ; les productions
» anomales, les moles ou masses charnues et
» uniformes qui s'engendrent quelquefois dans
» la matrice des animaux parfaits, paraissent
» avoir eu pour principe la même erreur d'or-
» ganisation dans leur totalité. »

On pense bien que cette explication, toute ingénieuse qu'elle est, ne doit pas cependant être prise pour une démonstration : l'auteur ne l'a sans doute donnée que comme une hypothèse qui peut n'être pas tout-à-fait sans fondement.

Les animaux domestiques *hermaphrodites* ne peuvent pas donner lieu à de grandes contestations en justice, relativement au sexe qui est en eux le plus prononcé, comme cela a eu lieu plus d'une fois à l'égard de l'homme (1).

____

(1) On peut voir, à cet égard, les différens traités de médecine légale de l'homme, et sur-tout celui du docteur *Mahon*, dans lequel sont rapportés à ce sujet beaucoup de faits très-curieux ; tel est celui qui est relatif à une nommée Marguerite Malaure, qui, pendant long-tems, porta l'habit d'homme, d'après une sentence des capitouls de Toulouse, mais qui, ayant été ensuite reconnue par un médecin de Paris être du sexe féminin, présenta au roi une requête pour obtenir la permission de reprendre l'habit de femme. Tel est aussi celui dont

Il est cependant vrai que dans un signalement détaillé, il faudrait, pour éviter toutes les difficultés qui pourraient naître dans le cas où l'animal aurait été volé, ou serait atteint d'une maladie contagieuse, etc., ne pas se contenter de faire mention du sexe qui paraît prédominer, mais indiquer brièvement les marques les plus extraordinaires qui existent aux parties génitales : par ce moyen l'animal pourrait être facilement reconnu, et il serait impossible de le confondre avec un autre.

OBSERVATION

Sur un fœtus de jument dont tous les os furent trouvés dans une matière purulente que contenait la matrice.

Parmi les faits nombreux plus ou moins intéressans, observés à l'ouverture des chevaux sacrifiés dans notre école pour le cours pratique d'opérations depuis quatre ans, je rapporterai ici le suivant qui paraît appartenir plus spécialement à l'anatomie physiologique.

---

parle *Ambroise Paré*, d'une certaine Marie Germain qui avait toujours passé pour femme, et qui, à l'âge de puberté, ayant fait un grand effort pour sauter un fossé, manifesta des signes non équivoques de virilité ; cet effort développa subitement des parties qu'on n'avait point encore aperçues. (Médecine légale et police médicale, par *Mahon*, tome premier, pag. 96 et 97.)

(35)

La matrice d'une jument, âgée de quatorze
à quinze ans, et en assez mauvais état, renfermait tous les os d'un très-petit embryon,
complètement dénudés de chairs, détachés
les uns des autres, et flottans dans une mucosité putride. La face interne de la poche
membraneuse qui les contenait était légèrement enflammée, et son col, rétréci. Cette inflammation parut être chronique ; on n'observait sur les os de cet embryon aucune trace
de parties molles.

Ce qui parut le plus remarquable dans ce
fait, c'est leur peu de volume, quoiqu'ils fussent bien formés et assez faciles à distinguer
les uns des autres. Ils pouvaient être contenus
presque tous dans un dé à coudre. La mâchoire postérieure, qui était de tous ces os
le plus volumineux, avait deux centimètres
(neuf lignes) de longueur. Les côtes sternales étaient à-peu-près aussi longues, mais
les os des membres étaient beaucoup plus
courts, et d'une grosseur proportionnée à celle
des côtes.

Les os dans leur formation passent successivement, comme on le sait, par trois états
différens, savoir : l'état muqueux, l'état cartilagineux et l'état osseux.

Dans les femelles qui portent neuf mois, les
noyaux osseux paraissent, dit M. *Girard* (1) ,

____

(1) Anatomie des animaux domestiques , tome I.er , p. 115.

vers six semaines, et beaucoup plutôt dans les espèces qui ne portent que deux mois.

Quel âge pouvait avoir le petit fœtus qui fait l'objet de cet observation? depuis combien de tems ses os étaient-ils dépouillés des parties molles, et flottant dans la matière purulente que renfermait la matrice? auraient-ils pu y rester encore long-tems, si on n'avait pas sacrifié la jument? aurait-il était possible, en supposant que l'on eut bien reconnu la présence de ces débris de squelette, de les enlever tous? Une réponse précise à ces questions serait probablement difficile à donner. Mais ce qui vient d'être exposé prouve que, dans les animaux monodactyles, le système osseux passe promptement à un état assez parfait et assez dur pour résister à la putréfaction.

REMARQUES.

Il est vraisemblable que le fœtus dont il vient d'être parlé, a resté très-long-tems dans la matrice, puisqu'on n'en a trouvé que les os. Ce fait, quoique peu commun, n'est cependant pas sans exemples. Les *Instructions et observations sur les maladies des animaux domestiques*, en renferment deux à-peu-près semblables.

On trouve, dans le tome second (1) de ce

____

(1) Page 306, troisième édition.

recueil, une observation de M. *Coquet*, vétérinaire à Neuchâtel, sur une vache qui rendit les os d'un veau par l'anus. Comme cette vache avait été achetée, depuis peu, dans un état de maigreur, et qu'elle rendait successivement par l'anus une grande partie des os du fœtus qu'elle portait, on ne put savoir depuis combien de tems elle était pleine. Ces os parurent être ceux d'un veau à terme : elle mourut trois semaines après avoir commencé à en rendre.

Ce qu'il y eut de plus étonnant dans ce cas, c'est que les parois de la matrice, vers le fond de ce viscère, avaient acquis une épaisseur et une dureté si considérables, qu'on ne pouvait y reconnaître aucune trace de cicatrice. Cet organe ne contenait rien, et sa cavité pouvait à peine être aperçue ; mais les membranes de la quatrième portion du colon avaient environ 3 centimètres (1 pouce) d'épaisseur. La partie latérale droite de cet intestin était percée, et son intérieur renfermait un amas considérable d'os plus irréguliers que ceux rejetés précédemment : c'étaient ceux du bassin, de l'épine, de la tête, etc. (1).

____

(1) On rapporte dans le dictionnaire des sciences médicales (tome IV, page 235), deux faits semblables observés sur l'espèce humaine. On cite aussi, dans le même ouvrage, trois exemples d'accouchement par le nombril, à la suite d'abcès à cette partie. Les mêmes causes ont pu, sans doute, donner lieu à tous ces accouchemens contre nature, dont aucun, à ce qu'il paraît, ne fut mortel.

Dans le tome quatre (1) du même ouvrage, on lit une autre observation de M. *Gervi*, vétérinaire , *sur la tête d'un veau qui a resté plus de dix-huit mois dans la matrice.* Le corps en avait, sans doute, été arraché violemment, et la vache avait été vendue dans cet état. Il découlait depuis long-tems de la vulve , une matière épaisse et purulente qui annonçait un catarrhe chronique de la matrice.

M. *Gervi*, après avoir dilaté, à l'aide de l'instrument tranchant, le col de cet organe, fit l'extraction des os de la tête les uns après les autres. Ces os étaient macérés et entièrement dénudés des parties molles : le crâne contenait une substance semblable à de la chaux éteinte.

La vache guérit parfaitement. Quinze jours après l'opération, elle recherchait déjà le taureau. Il aurait été bien difficile de faire une extraction aussi complète de tous les petits os du fœtus de la jument dont il est parlé plus haut ; mais peut-être que si on eût seulement dilaté le col de la matrice , la nature s'en serait débarrassée elle-même par les contractions de cette poche musculaire (2).

---

(1) Page 266 , deuxième édition.

(2) Parmi plusieurs faits analogues à celui-ci , observés dans l'espèce humaine, le plus étonnant , sans doute , est le suivant , sur lequel il fut fait, il y a peu de tems, un rapport à la Société

II.

HYGIÈNE.

Précis de plusieurs expériences faites sur la vaccination des chiens, dans l'intention de les préserver du catarrhe nasal.

DÈS que la célèbre découverte du docteur *Genner* fut généralement connue, plusieurs savans, aussi zélés pour les progrès de la médecine vétérinaire, que pour la prospérité de l'agriculture, conjecturèrent que la vaccine pourrait préserver les bêtes à laine du claveau, comme elle garantit l'homme de la petite vérole. Leur opinion était appuyée sur l'analogie, ou la ressemblance qu'il y a entre ces deux maladies, qui ont très-souvent des suites funestes.

---

royale de médecine de Londres. Une femme, morte à 80 ans, porta, dit-on, pendant 52 ans, un enfant inanimé. Cette femme, née à Glocester, devint enceinte à l'âge de 28 ans, et au terme ordinaire de sa grossesse, elle éprouva les douleurs de l'enfantement. L'inhabileté de la sage-femme fit recourir à un chirurgien ; mais à la vue de ce dernier, les douleurs cessèrent et ne se manifestèrent plus. Après la mort de cette femme, qui fut occasionnée par une attaque de paralysie, on ouvrit son corps, et on trouva une masse ossifiée renfermant un enfant bien constitué ; le fœtus était livide, mais sans aucune putridité. *Albosius* rapporte aussi l'observation d'un fœtus qui resta 28 ans dans le sein de sa mère ; il était également putréfié.

Cependant les nombreux essais qui furent tentés, ne répondirent pas à l'espoir que l'on en avait d'abord conçu, et on n'en retira d'autre avantage que celui de se convaincre que la clavelisation, opération qui jusque-là n'avait pas fait en France beaucoup de progrès, est un moyen bien préférable à la vaccination pour diminuer le ravage que fait ordinairement le claveau (1).

____

(1) C'est par erreur que dans le compte rendu des travaux de la Société d'agriculture de Lyon, de 1810 à 1811, page 44, il est dit : que je me range du parti des auteurs qui pensent que cette opération préserve les moutons du claveau ; j'ai dit seulement, dans un mémoire sur cet objet que j'ai eu l'honneur de lire à cette Société, que parmi les personnes qui se sont livrées à ces expériences intéressantes, quelques-unes ont assuré que la vaccination garantit les moutons du claveau ; que d'autres croient qu'elle ne les en préserve point ; que certains regardent la question dont il s'agit, comme n'étant point encore suffisamment approfondie, et que j'embrassais volontiers l'opinion de ces derniers, d'après les essais que j'avais faits, et ceux qui furent tentés par d'autres.

Mais aujourd'hui je reste à-peu-près convaincu, d'après plusieurs expériences dont je n'avais pas connaissance alors, et sur-tout d'après celle qui fut faite par feu mon infortuné ami, M. *Verrier*, professeur de pathologie à l'école impériale vétérinaire d'*Alfort*, et par M. *Husson*, médecin, que la vaccination ne préserve pas les bêtes à laine du claveau.

Le précis de cette expérience est consigné dans le rapport des travaux de l'école d'*Alfort*, lu le 21 avril 1811, par M. *Gerard*, directeur adjoint. Elle est conforme à tout ce qu'a publié sur le même sujet, la Société d'agriculture de Seine et Oise.

Cependant tous les vétérinaires n'ont pas encore complètement renoncé à cette opération ; on lit, dans le rapport sur les travaux de l'école que je viens de citer, par M. *Dupuis*, pour l'année 1812, que M. *Godine* jeune, professeur à cette école, abandonne moins que jamais l'opinion née de ses premières expériences sur les propriétés préservatives du vaccin, contre l'affection claveleuse des bêtes à laine.

Mais on a été plus loin : on a prétendu qu'en vaccinant les jeunes chiens et les poulins, on pouvait préserver les premiers de la maladie catarrale qui en enlève beaucoup, et les seconds, de la gourme. C'est ce qu'ont imprimé des médecins et des vétérinaires, et, entr'autres, le docteur *Sacco* de Milan.

Je n'ai pu encore faire, à l'égard de la vaccination des poulins, que quelques expériences qui n'ont donné aucun résultat.

Mais j'en ai tenté plusieurs, en ce qui concerne la vaccination des chiens (1). On verra qu'elles ne s'accordent point avec celles du docteur *Sacco*, qui rapporte que sur deux cent trente chiens qu'il vaccina dans l'intention de les préserver du catarre nasal, un seul en fut atteint et en mourut ; ce qui suppose que sur tous les autres, le vaccin a bien pris, et qu'il a produit l'effet qu'il s'était promis de son insertion.

Mes expériences, répétées sur trente chiens, de l'âge de deux à six mois, furent faites pendant les mois de mai, juin, juillet et août 1811.

Le vaccin recueilli depuis deux, quatre ou six jours, fut introduit, sur vingt de ces animaux, par trois piqûres à la face interne et

(1) Je dus le vaccin dont je me suis servi, à la complaisance de MM. les docteurs *Brion* et *Bellai*, vaccinateurs distingués à Lyon, et de M. le docteur *Amard*, alors chirurgien en chef de l'hospice de la charité.

supérieure de chaque membre postérieur : sur les uns je fis à la peau une très-légère incision en bec de flûte, sans effusion de sang, et j'y déposai le vaccin; sur les autres je l'y inserai par piqûre avec la lancette ordinaire.

Sur un seul chien, il parut un bouton qui ressemblait assez aux boutons de vaccine de l'espèce humaine; mais il disparut beaucoup plus promptement, puisque dès le sixième jour il était en excication.

Le cinquième jour je vaccinai, avec la matière de ce bouton, un autre chien, à qui je fis deux piqûres à la face interne de chaque cuisse; pendant les deuxième et troisième jours, les piqûres se gonflèrent et devinrent rougeâtres; mais durant les quatrième et cinquième, la petite croûte de leur centre tomba: ces boutons s'affaissèrent, et ils disparurent les jours suivans.

Il est à remarquer que le chien sur lequel parut le bouton dont je viens de parler, fut affecté du catarrhe nasal cinq semaines après.

Deux chiens furent vaccinés de membres à membres avec le virus pris sur des enfans : je leur fis aussi deux piqûres à la face interne de chaque cuisse : il n'y parut aucun bouton, mais seulement un peu de rougeur le lendemain et le sur-lendemain de cette opération, ce qui n'était qu'un effet de la piqûre.

Deux autres le furent avec des fils que l'on

avait imbus la veille de virus vaccin. Je passai ces fils sous l'épiderme à la partie supérieure et interne des membres abdominaux , et à la face interne des oreilles : j'en laissai, dans chacun de ces endroits , une longueur d'environ 1 centimètre 80 millimètres (8 lignes).

Le second et le troisième jour , il y eut, à chaque insertion de la face interne des membres, mais non aux oreilles , engorgement et rougeur très-prononcés.

Le quatrième jour il parut , dans presque tous ces endroits, un bouton de la grosseur d'un pois, rempli d'une matière sanguinolente que j'inoculai sans succès à deux autres chiens. Les jours suivans ces boutons s'ouvrirent , et il en résulta des ulcères superficiels assez larges, qui se cicatrisèrent du neuvième au douzième jour de l'expérience.

Après toutes ces vaccinations, on eut le soin de museler les chiens, afin de les empêcher de lécher le virus qui venait d'être déposé à la face interne de leurs membres postérieurs.

Il résulte de ces expériences ,

1.° Que sur vingt-six chiens vaccinés de différentes manières, les uns avec du vaccin sec, et les autres avec du vaccin frais, ou avec de la matière provenant de boutons qui étaient le produit de l'insertion du virus vaccin, un seul a eu un bouton qui avait quelque ressemblance avec un bouton de vaccine de l'espèce humaine ; mais ce chien n'a pas été pour cela exempt du catarre nasal , puisqu'il s'en est trouvé affecté cinq semaines après.

2.° Que deux de ces animaux vaccinés avec des fils, eurent plusieurs boutons qui ne contenaient qu'une matière sanguinolente, laquelle n'a produit aucun effet sur les chiens auxquels elle fut inoculée.

Ces diverses expériences sont, comme on le voit, tout-à-fait contradictoires à celles du docteur *Sacco* et de quelques autres personnes qui se sont occupées de cet objet. Je ne me permettrai aucune réflexion sur celles-ci : je me bornerai à faire observer que les miennes ont été faites avec toute l'exactitude possible, en présence de quelques-uns de mes collégues, et d'un grand nombre d'élèves de notre école, qui y prenaient, comme moi, le plus vif intérêt ; elles sont conformes à celles que j'ai faites il y a quatre ans , et dont il a été question dans un mémoire intitulé : *Précis de plusieurs expériences sur la vaccination des bêtes à laine* (1), où je rapporte avoir vacciné sans succès une vache , deux chevaux, deux cochons, deux chiens, deux chats, trois lapins et deux poulets.

---

(1) Ce mémoire se trouve chez les mêmes librairies que cet ouvrage.

Il est donc aujourd'hui à-peu-près certain que la découverte de la vaccine, si précieuse pour l'espèce humaine, ne peut préserver les animaux domestiques d'aucune maladie, quoique plusieurs en aient qui sont parfaitement analogues à la petite vérole de l'homme.

REMARQUES.

Lorsque j'eus l'honneur de communiquer les résultats de ces expériences à la Société d'agriculture de Lyon, un des membres de cette Société, M. le docteur *Valentin*, qui s'est occupé, il y a long-tems, du même objet, fit observer qu'il était presque toujours parvenu à faire développer la vaccine sur les chiens, lorsqu'ils étaient jeunes, en insérant le virus sous le ventre et aux parties latérales du fourreau ou des mamelles. Le succès qu'il obtint sous ce rapport fut par conséquent très-différent de celui que j'ai moi-même obtenu, puisque sur les 26 chiens dont j'ai fait mention, je n'ai remarqué qu'un seul bouton à-peuprès semblable à celui de la vaccine.

Comme il n'y a rien à objecter sur les faits, quand ils sont rapportés par des hommes éclairés et dignes de foi, je crus qu'il était bon de répéter quelques-unes des expériences que j'avais faites.

Le 2 mai 1812, je vaccinai quatre autres

petits chiens, dont trois âgés de douze à quinze jours, et l'autre, d'un mois environ. Le vaccin recueilli sur des morceaux de verre depuis seize heures, fut inséré par quatre piqûres, deux sur chaque côté du fourreau.

Le 8, il parut trois boutons sur un des trois plus jeunes de ces animaux.

Le 11, ces trois boutons, du volume d'une grosse lentille, sans aréole rougeâtre à leur base, contenaient un peu de matière purulente dont je me servis pour vacciner deux des autres chiens sur lesquels le vaccin n'avait point pris : je leur fis encore à chacun quatre piqûres, à peu de distance des premières.

Le 13, les trois boutons remarqués le 8 étaient en excication complète : un des deux chiens vaccinés le 11, en avait déjà un petit, mais qui ne s'abcéda point : il s'affaissa, et disparut les jours suivans.

Ces dernières expériences, sans détruire ce que j'ai dit précédemment, confirment cependant une partie de ce qu'a avancé M. le docteur *Valentin*, savoir : que quand le vaccin est inséré sur un chien fort jeune, dans des endroits où la peau est extrêmement fine, et où il n'y a pas de frottement, il prend beaucoup mieux que quand ces animaux sont plus vieux, et lorsqu'on l'introduit dans des lieux où l'organe cutané a moins de souplesse.

Le chien qui a eu trois boutons, n'a pas été plus exempt du catarrhe nasal que les autres.

Le docteur *Sacco* dit que pour mieux s'assurer de l'efficacité de la vaccine, comme moyen préservatif du catarrhe nasal des chiens, il prit un de ces animaux affecté de cette maladie d'une manière si grave, qu'il en périt ensuite : il le fit communiquer avec trois autres chiens qui avaient été vaccinés avec succès : il frotta fortement, et à plusieurs reprises, leur museau avec la mucosité fétide qui sortait du chien malade, ainsi qu'avec les larmes qui coulaient de ses yeux; aucun de ces trois chiens ne gagna le catarrhe. Il répéta la même expérience sur deux autres chiens dont l'un avait été vacciné en vain, et dont l'autre ne l'avait point été. Tous deux prirent la maladie, mais ils l'eurent beaucoup plus bénigne que le chien qui avait servi à la leur communiquer (1).

Il semblerait, d'après ce qui vient d'être rapporté, que non-seulement la vaccine est un préservatif assuré du catarrhe nasal des chiens, mais encore que ce catarrhe est très-contagieux. Il est permis de douter

----

(1) Traité de la vaccination, avec des observations sur le javart et sur la clavelée, par M. *Sacco*, docteur-médecin et chirurgien.

de la vérité de ces deux assertions, sur-tout de la première (1).

Mais, demandera-t-on peut-être, si la vaccination ne peut pas préserver les chiens du catarre nasal, maladie qui en emporte chaque année beaucoup, sur-tout dans les grandes villes, n'y a-t-il pas d'autres opérations, ou de remèdes, à l'aide desquels on puisse produire cet effet ?

C'est-là une question sur laquelle plusieurs personnes croient pouvoir répondre d'une manière affirmative.

Quelques-uns, en effet, prétendent avoir préservé leurs chiens de la maladie dont il s'agit, ainsi que de la rage, en leur faisant arracher, de dessous la langue, un prétendu ver blanc qui n'est autre chose qu'un tendon de l'un des muscles qui font mouvoir cet organe ; d'autres assurent avoir obtenu le même résultat, ceux-ci, en leur faisant couper le bout de la queue, ou en pratiquant une saignée, ou en établissant dans le jeune âge un séton, ou enfin en appliquant un emplâtre de poix résine sur le sommet de la tête ; ceux-là, en faisant prendre pendant quelque tems de la fleur de soufre, du mercure doux (muriate de mercure doux), en leur supprimant la viande, etc.

---

(1) Je suis tenté de croire que le catarre nasal des chiens, ainsi que la gourme, n'est contagieux que pour les animaux qui ne l'ont pas encore eu. Je reviendrai ailleurs sur cet objet.

(49)

On a aussi vanté, pour parvenir au même but, une poudre purgative nommée poudre de *Hemel*, dont la composition est encore un secret pour le public. Cette poudre est, à ce que l'on assure, un spécifique dans toutes les maladies des chiens. On sait ce qu'il faut penser de pareils remèdes.

Un pharmacien qui jouit dans cette ville d'une grande considération, vend également, pour préserver les chiens du catarrhe nasal, une poudre grisâtre qui paraît être un mélange de staphisaigre, d'impératoire et de poivre, ou de piment. Cette poudre qui, prise à petites doses, fait vomir les chiens, et d'autres fois les purge plus ou moins violemment, est assez ordinairement plus nuisible que salutaire ; c'est ce que l'expérience nous a prouvé un grand nombre de fois.

Il semble que ce n'est pas dans une ville où il existe une école vétérinaire qu'un homme instruit devrait débiter un pareil prétendu spécifique. J'avoue n'en connaître encore aucun pour prévenir la maladie dont il est question, et je présume que toutes les personnes qui sont de bonne foi, et auxquelles on ne pourrait en imposer par quelques faits isolés qui ne prouvent rien, en diront autant (1).

____

(1) On peut consulter sur le catarrhe nasal des chiens, un mémoire intéressant, par M. *Barrier* père, inséré dans le V.e volume des *instructions et observations sur les maladies des animaux domestiques*, *deuxième partie*.

4

DESCRIPTION

D'UN NOUVEAU PORTE-BARRE ,

Suivie de quelques réflexions sur la meilleure manière de séparer les chevaux.

LES accidens qui arrivent assez souvent aux chevaux lorsqu'ils s'embarrent, c'est-à-dire quand ils passent un de leurs membres par dessus une des barres qui servent à séparer ces animaux les uns des autres, ont fait imaginer différens moyens pour y obvier; mais ces moyens à l'aide desquels on suspend les barres de telle ou telle manière, ne paraissent pas tous exempts d'inconvéniens. Le porte-barre dont je vais donner une courte description, ainsi que la figure, semble plus simple et plus commode que tous ceux dont on s'est servi jusqu'à présent.

Il est formé de deux pièces dont l'une, planche III. A , est une espèce de ressort d'acier, long à-peu-près de 11 centimètres (4 pouces).

Cette pièce représente par une de ses extrémités, une sorte d'anneau B, d'environ 40 millimètres (1 pouce et demi) de diamètre.

La partie qui forme cet anneau est mince, enroulée de dedans en dehors , et par conséquent, de dessous en dessus, à-peu-près comme la poignée d'un fer à repasser.

Elle présente dans sa circonférence extérieure une rainure semblable à celle d'une poulie : c'est cette espèce d'anneau qui en constitue proprement le ressort : il doit être trempé.

Les deux branches C, qui suivent l'anneau et qui ont 5 millimètres (2 lignes) en quarré, sont appliquées l'une contre l'autre, et se terminent en une pointe obtuse.

Cette première pièce est attachée par son anneau à une corde D , qui descend du plancher ou de la voûte de l'écurie. On conçoit que la force de son ressort doit être proportionnée à la pesanteur de la barre qu'elle doit supporter.

Le crochet E, est un peu aminci à la partie qui doit écarter les branches du ressort : on l'assujettit par son anneau à une corde F, d'environ 98 centimètres (3 pieds) de longueur, laquelle corde tient à la barre.

On passe ce crochet dans l'anneau de l'autre pièce, et alors la barre se trouve soutenue par un ressort qui cède à une légère pression. Lorsqu'un cheval est embarré, pour peu que son extrémité appuie sur la barre, les branches du ressort s'ouvrent et elles laissent tomber et le crochet et cette barre. Si un palefrenier, ou toute autre personne, le trouve ainsi pris, il lui suffit de tirer légèrement en bas la corde qui tient au crochet pour le débarrasser.

Par ce moyen on ne risque ni d'épouvanter l'animal, ni de le faire blesser ou de se faire blesser soi-même, comme cela arrive quelquefois, lorsque les chevaux sont vifs ou méchans, et que les barres sont soutenues par une seule corde, à l'extrémité de laquelle il y a un nœud coulant, ou une olive en bois passée dans une ganse, de la paille, une éponge, etc.

C'est sur-tout quand une écurie est étroite, et que les chevaux en entrant dans leur place risquent de se frapper le ventre ou une des jambes contre l'extrémité des barres, que l'instrument dont je parle convient spécialement, parce qu'un palefrenier intelligent peut abaisser la barre chaque fois qu'il remet l'animal à sa place.

Ce porte-barre ressemble un peu à celui que conseille M. le chevalier de Saint-Denis (1), et dont je n'avais aucune connaissance lorsque j'imaginai celui-ci qui paraît d'une exécution plus facile et d'un effet plus certain.

REMARQUES.

Le porte-barre dont je viens de donner une courte description, fut mis en usage pendant quelques années dans les infirmeries de notre école; cependant, malgré ses avantages, il fallut

____

(1) Voyez cours complet d'agriculture pratique, etc., au mot Embarrure.

y renoncer : en voici la raison. Les Élèves, en visitant ou en soignant les chevaux malades, s'appuient, s'assayent même assez souvent sur les barres : suspendues par le ressort dont il a été question, ces barres tombaient à l'instant avec ceux qui avaient cru pouvoir s'asseoir dessus.

Pour éviter que cela n'arrivât une autre fois, on plaçait le crochet, non dans l'anneau du ressort, mais au-dessus, c'est-à-dire sur le nœud de la corde; alors, non-seulement le porte-barre était inutile, mais il devenait nuisible par la difficulté que l'on avait de débarrasser les animaux qui s'embarraient.

J'ai substitué à ce moyen un anneau ovalaire G, dont la longueur est d'environ 7 centimètres (2 pouces et demi), sur deux centimètres 70 millimètres (1 pouce) de largeur. Il termine chaque corde H, qui descend du plancher, et il est reçu dans un petit crochet I, qui est à la partie supérieure du bout de la barre. Ce moyen permet aussi de désembarrer promptement l'animal. Il suffit pour cela de soulever un peu la barre et de retirer l'anneau de son crochet (1).

----

(1) Le nœud J, que l'on voit à la corde H, est destiné à empêcher que l'on puisse faire remonter et descendre promptement le rouleau percé L, qui est à sa partie inférieure, ce qui peut épouvanter quelques chevaux. Au reste, ce rouleau, très-utile quand les barres sont basses, l'est beaucoup moins lorsqu'elles sont un peu élevées.

Mais les barres, de quelque manière qu'elles soient suspendues, ne suffisent pas toujours pour remplir parfaitement le but que l'on se propose : trop hautes, les chevaux peuvent, comme l'a dit *Bourgelat* (1), se donner par dessous des coups de pieds et se blesser grièvement : trop basses, ils passent facilement leurs pieds par dessus , et s'embarrent ; ou si , en se ruant ils les attrapent, elles frappent le genou et le jarret , par conséquent, des parties où il n'y a, pour ainsi dire, que la peau et les os, et y occasionnent des contusions plus ou moins fortes.

Pour obvier à ces deux inconvéniens , on a placé ces barres dans nos infirmeries à 7 décimètres 11 centimètres (2 pieds 6 pouces) du sol , vers la partie qui répond à la mangeoire, et à 8 décimètres 5 centimètres (2 pieds 8 pouces) de ce même sol à l'autre bout. Dessous chaque barre M, se trouve une planche N , de même longueur, sur 4 décimètres 8 centimètres (18 pouces) de largeur, et de 3 centimètres (15 lignes) d'épaisseur. Pour que ces planches qui peuvent être indifféremment de toutes sortes de bois, résistent mieux aux coups de pieds qu'elles reçoivent très-souvent, elles sont ceintes par trois bandes

_____

(1) Traité de la conformation extérieure du cheval, etc., seconde partie, article Construction des écuries.

OO, de fer, applaties ; l'une est placée dans leur milieu, et les deux autres, à 3 décimètres 2 centimètres (1 pied) de chaque bout.

Ces deux dernières sont surmontées d'un anneau P, dans lequel s'engage un crochet Q, fixé vis-à-vis à la partie inférieure de chaque bout de la barre.

Tous les coups de pieds que se donnent les chevaux, sont alors annullés par ces planches auxquelles on a le soin de rabattre les arêtes de leur bord inférieur. Depuis environ deux ans que cette manière de séparer ces animaux est en usage dans nos infirmeries, on n'a pas vu naître le moindre accident résultant des coups de pieds , ce qu'auparavant on voyait arriver plus d'une fois, à cause du fréquent changement de chevaux (1).

Le bout de la barre qui répond à la mangeoire, porte aussi à sa partie supérieure,

---

(1) Les coups de pied sont fréquemment précédés de coups de dents lorsque les animaux mangent ensemble le fourrage ou l'avoine : on a aussi obvié à ce dernier inconvénient dans nos infirmeries , en plaçant perpendiculairement, vis-à-vis les barres , des planches de chêne , qui s'étendent depuis le fond de la mangeoire jusqu'à la partie supérieure du ratelier. Leur bord antérieur est garni de tôle pour que les chevaux ne le rongent pas. On leur distribue, au moyen de ces séparations , la quantité d'alimens que l'on veut , sans qu'aucun puisse manger ou boire ce que l'on donne à ses voisins , et sans qu'il puisse les mordre ou en être mordu. C'est une précaution indispensable dans toutes les infirmeries. Les animaux sont alors comme s'ils étaient séparés par des cloisons fixes. Ce moyen est moins dispendieux, et même plus commode pour les chevaux qui sont malades.

un crochet semblable à celui qui est destiné à recevoir l'anneau ovalaire de la corde qui descend du plancher. C'est au moyen de ce crochet que reçoit un anneau fixé au milieu de la face antérieure de la mangeoire, que sont suspendues, vers cette partie, la barre et la planche qui y est jointe.

En plaçant à la mangeoire, comme cela doit toujours se faire, trois anneaux pour chaque cheval, l'un pour l'attacher avec une simple longe, et les deux autres, de chaque côté, à quelque distance de celui-ci, pour en mettre deux, lorsqu'elles sont nécessaires, on peut, quand toutes les places de l'écurie ne sont point occupées, et que l'on veut donner plus d'espace à quelques chevaux, éloigner ou rapprocher les barres à volonté. Pour faire la même chose du côté opposé, on décroche l'anneau de l'une des barres, et avec la corde qui le tient, on enveloppe celle de la barre voisine, de manière à arrêter ces cordes l'une à l'autre, l'anneau de la première venant ensuite rejoindre son crochet. On peut alors élargir du tiers, de la moitié, et même doubler l'espace accordé à chaque cheval, et cela très-promptement, sans retirer aucune barre. On les remet à leur place avec la même facilité.

Cette disposition est extrêmement avantageuse dans une infirmerie où on a fréquemment des chevaux qui, par diverses circons-

Planche III.
D
A
B
C
E
F
H.
J
L
G
I
M
P Q
N
O
O

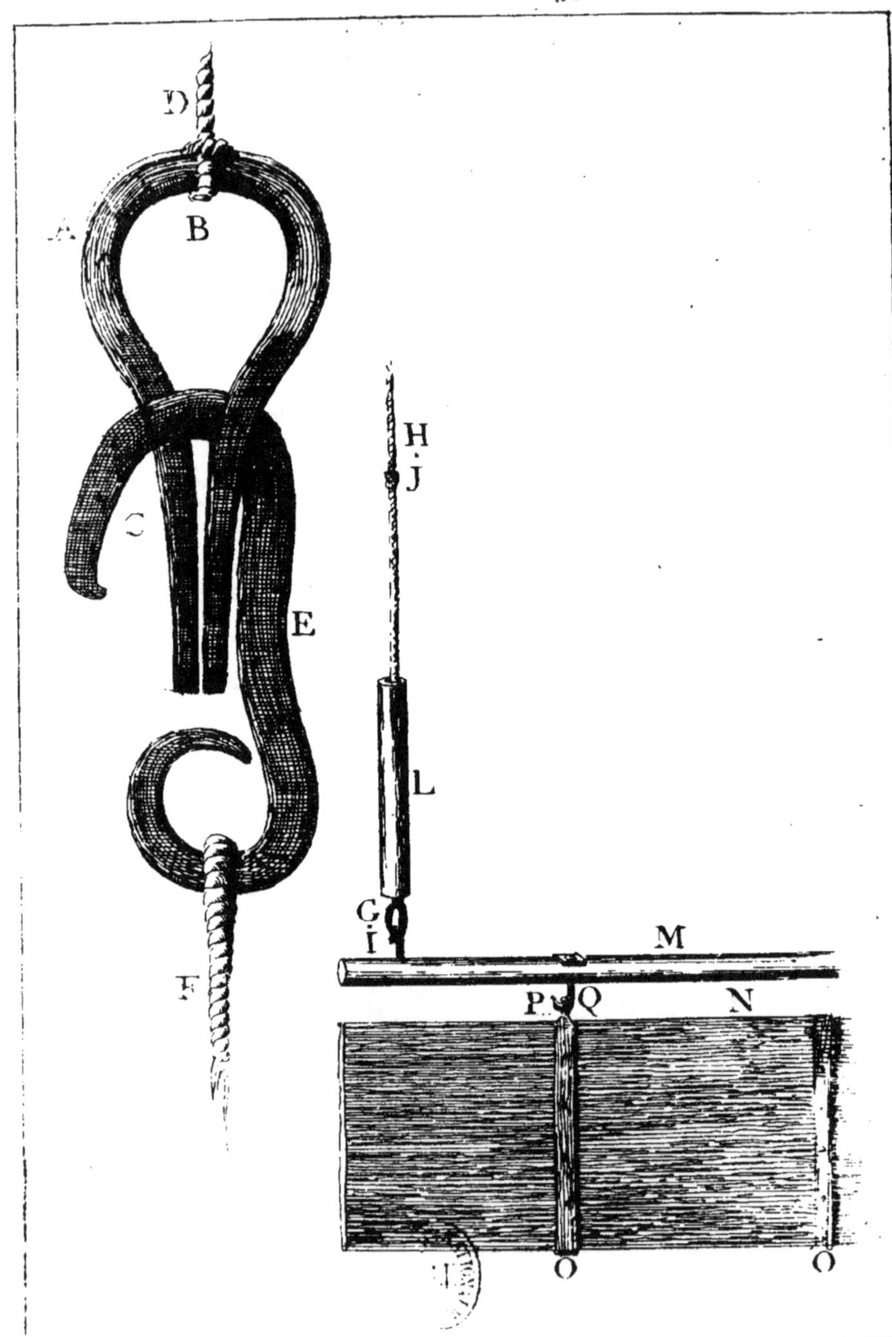

tances , ont besoin d'avoir beaucoup plus d'espace que d'autres. Lorsque les barres sont placées à leur distance ordinaire, c'est-à-dire à 1 mètre 46 centimètres environ (4 pieds et demi) l'une de l'autre, les animaux ne peuvent pas, lorsqu'ils sont couchés, ni passer leur tête dessous , ni se blesser ou être blessés par ceux qui les avoisinent, les planches dont il a été parlé les garantissant complètement.

La manière de suspendre les barres, telle que je viens de la décrire, est si simple, si peu coûteuse et si certaine dans ses effets, qu'il semble qu'elle devrait être adoptée dans toutes les écuries où l'on cherche à prévenir tout accident.

L'usage des planches dessous les barres ne proscrit pas l'instrument dont il a été parlé plus haut : il faut seulement que son ressort soit un peu plus fort. On peut également l'employer lorsque, au lieu d'une corde qui descend du plancher de l'écurie, on fixe, au bout de chaque barre, comme cela se pratique dans la plupart des écuries où il n'y a que des chevaux de luxe, un poteau, ou pilier, d'un mètre trois décimètres (4 pieds) de hauteur hors du sol.

(58)

III.

MATIÈRE MÉDICALE.

Observations et expériences sur les propriétés médicinales de la racine d'hellebore blanc (veratrum album.)

On lit dans les annales de l'agriculture française, rédigées par M. *Tessier* (1), une note intéressante de M. de la *Goudalie*, propriétaire dans le département de l'Aveyron, sur la racine d'hellebore blanc, employée avec avantage par des bergers de ce département, et par plusieurs autres personnes des départemens circonvoisins, pour guérir la gale des moutons.

Pour m'assurer si cette plante, qui croît dans plusieurs contrées, et qu'on trouve principalement sur les hautes montagnes de la Suisse, des Pyrénées, etc., produirait le même effet quant à la gale des chiens, qui, comme on le sait, est très-commune, et quelquefois très-difficile à guérir, j'ai fait quelques expériences dont je donne ici l'exposé.

Elles nous ont appris que non-seulement la décoction de sa racine employée en frictions

---

(1) Tome XXVIII, page 394 et suivantes.

peut aussi guérir la gale des chiens et des autres animaux, sur-tout quand elle n'est pas invétérée, mais encore que ces mêmes frictions jouissent de la propriété particulière d'exciter dans les premiers ainsi que dans les chats, des vomissemens plus considérables que ne pourraient le faire les vomitifs ordinaires, administrés à l'intérieur. C'est ce fait dont plusieurs personnes ont d'abord douté, parce qu'aucun auteur, à ce qu'il paraît, n'en a encore parlé (1), qui m'a engagé à rapporter ici avec quelques détails les expériences qu'on va lire.

§. I.er *Expériences faites sur des chiens.*

I.re EXPÉRIENCE. Le 1er avril, 1807, on m'amena un chien de moyenne taille, âgé d'environ deux ans, affecté de beaucoup de gale sur le dos, les reins et la croupe. Ce chien avait déjà été traité plusieurs fois sans succès. Il me fut abandonné, et j'essayai sur lui la décoction de racine sèche d'hellebore blanc.

Avant d'employer ce médicament, on fit sur toutes les parties atteintes de gale, après en avoir coupé le poil, des fomentations avec

____

(1) M. *Henon*, à qui je communiquai ce fait dans le tems, le trouva si extraordinaire qu'il ne voulut y croire qu'après l'avoir vu plusieurs fois.

une décoction de mauve, afin d'assouplir l'organe cutané : on les continua pendant plusieurs jours, et on administra en même tems des breuvages faits avec la racine de bardane.

Le troisième jour, à neuf heures du matin, je fis, sur tous les endroits du corps où le poil avait été coupé, une friction avec une décoction de 6 décagrammes (2 onces) de racine d'hellebore blanc, dans 1 litre (une pinte) d'eau ; l'animal parut sentir aussitôt une vive irritation sur la peau, et il voulut se lécher : je l'en empêchai en lui mettant une muselière, et je le laissai seul pendant environ deux heures ; au bout de ce tems, je le trouvai avec les symptômes suivans :

L'animal, couché sur ses quatre pates, avait la tête alongée sur celles de devant, les yeux hagards, la gueule écumante comme s'il eût été dans un accès de rage ou d'épilepsie : le mouvement des flancs était très-accéléré ; les extrémités postérieures paraissaient paralysées, et les sens de la vue et de l'ouïe presque totalement anéantis ; une grande quantité de matières écumeuses, mêlées d'un peu de bile, se trouvait à côté de lui : il était insensible à toutes les caresses, et il ne pouvait point se tenir sur ses membres.

Craignant que cet état ne fût le prochain avant-coureur de la mort, je fis faire de suite une décoction de mauve et de graine de lin,

et on lui en administra environ un litre dans
l'espace d'une demi-heure. Alors les symptômes se calmèrent ; mais il resta une forte
inflammation ou une constriction considérable dans le pharynx , car pendant environ
vingt-quatre heures la déglutition fut extrêmement difficile. A cela près, l'animal reprit
le soir sa gaieté ordinaire.

Le lendemain pareille friction fut faite avec
une seconde décoction de six décagrammes
(2 onces) de la racine employée la veille.

L'abattement, l'écume par la gueule et l'ac-
célération du pouls et des mouvemens des
flancs se firent remarquer , mais d'une manière moins intense que le jour précédent.
L'appétit ne disparut pas entièrement : tous
ces symptômes se dissipèrent au bout de trois
à quatre heures, après plusieurs vomissemens.

Le cinquième jour on fit encore une friction ;
mais avec une décoction de trois décagrammes (une once) seulement de racine d'hellébore sur un demi-litre (une demi-bouteille)
d'eau.

L'animal resta exposé au soleil pendant
deux heures , et ne parut point fatigué : il
cherchait cependant ou à gratter avec les
dents les endroits frictionnés , ou à se frotter
contre le sol en se roulant.

On le mit ensuite dans une écurie : à peine
y fut-il attaché , qu'un tremblement considé-

rable et la plupart des symptômes observés dans les deux autres expériences, reparurent, mais avec moins de force : deux heures après ils diminuèrent ; et trois ou quatre heures encore après, on n'en aperçut plus aucun.

Le sixième jour je donnai à ce chien dont la gale semblait déjà être presqu'entièrement guérie, huit décigrammes (16 grains) d'ipécacuanha, qui procurèrent deux vomissemens.

Le huitième je le purgeai avec 6 décagrammes (2 onces) d'huile de ricin.

Enfin le dixième jour je le rendis parfaitement guéri à celui à qui il appartenait.

Mais plusieurs mois après j'appris que la gale avait un peu reparu sur ce chien, et que le propriétaire s'était déterminé à le faire tuer. Il est probable que l'état de souffrance dans lequel il l'avait vu une fois, à la suite d'une des frictions dont je viens de parler, l'avait empêché de le ramener à l'école.

II.ᵉ EXPÉRIENCE. Le 8 avril suivant, je fis avec une décoction de trois décagrammes (une once) de racine d'hellébore blanc, dans un demi-litre d'eau, une friction sur le dos d'un chien de haute taille, très-âgé, qui avait été donné pour les travaux anatomiques de l'école. Il n'avait aucune maladie, c'est pourquoi on ne coupa le poil sur aucune partie de son corps.

(63)

Aussitôt que cette friction fut faite, ce chien se coucha, et tomba dans une espèce d'assoupissement léthargique, ayant un peu d'écume à la gueule. Cet état qui ne paraissait pas indiquer beaucoup de douleur, dura un heure et demie : le pouls était un peu plus accéléré qu'à l'ordinaire. Lorsque l'animal se releva, il chercha aussitôt à manger, et sur le soir il reprit sa gaieté ordinaire.

Le 10 avril, on fit encore sur ce même chien une nouvelle friction ; mais celle-ci fut composée de 6 décagrammes (2 onces) de racine d'hellebore dans un litre d'eau. L'animal fut plus tourmenté que la première fois : il eut d'abord une sorte d'assoupissement : sa gueule écumait : bientôt après ses yeux devinrent hagards, et les vomissemens étaient fréquens : ils durèrent près d'une heure et demie.

Ce chien se plaignait beaucoup, et par moment il hurlait avec force comme s'il eût éprouvé les douleurs les plus violentes : parfois il avait toute la contenance et tous les mouvemens d'un chien enragé.

Ces symptômes se dissipèrent au bout d'environ cinq à six heures, sans qu'on eut administré aucun remède : la déglutition ne parut pas ensuite difficile.

Le 12 avril, je fis avaler à ce même chien une seconde décoction de 6 décagrammes de racine d'hellebore qui avait servi pour faire une friction le 10. Pendant plus d'une heure, il n'en fut presque pas tourmenté ; mais tout-à-coup, il commença à se plaindre : les mouvemens des flancs devinrent plus fréquens, le pouls plus vîte, et des vomissemens avec des efforts considérables se manifestèrent. Cet état de souffrance dura deux heures. Ce chien fut alors tué pour être disséqué.

A l'ouverture, on trouva l'estomac et les intestins un peu enflammés ; ceux-ci, surtout les gros, étaient parsemés de quelques taches noirâtres.

Le rein gauche était au moins trois fois aussi gros que dans l'état naturel, et l'autre, fort petit ; mais l'état de ces organes était, comme on le présume bien, absolument indépendant des essais qui venaient d'être faits.

III.e Expérience. Le 22 mai 1808, à deux heures après midi, on frictionna avec une décoction de 6 décagrammes de racines fraiches d'hellebore blanc, le ventre d'un chien âgé de deux ans, également destiné aux travaux anatomiques. Le poil avait été coupé tant sur l'abdomen que sur la poitrine.

Dès que la friction fut faite, l'animal commença à se plaindre ; à deux heures et un quart il vomit environ une verrée de matière écumeuse ; demi-heure après, il en vomit le double ; mais cette matière était mêlée de

beaucoup de bile ; à trois heures et demie ;
il vomit encore une assez grande quantité de
bile pure , toujours en faisant de grands efforts ,
et en s'agitant un peu.

A quatre heures l'animal parut bien tranquille, et on le conduisit à sa loge.

Le lendemain , à deux heures après midi ,
on fit encore sur ce chien une nouvelle friction avec la même dose de racines sèches
d'hellébore blanc. L'animal venait de manger
beaucoup de soupe. Un moment après , on le
vit s'inquiéter et se plaindre comme le jour
précédent.

Depuis trois heures moins un quart jusqu'à
trois heures et demi , il vomit neuf fois. Les
dernières matières rejetées étaient absolument bilieuses.

A quatre heures, ce chien qui avait toujours été couché, se leva, tourna deux ou
trois fois comme s'il eût eu des attaques de vertige, et se recoucha : à six heures, il parut
à-peu-près comme dans son état naturel.

Lors des premiers vomissemens , ce chien
recouvrait avec son nez et ses pattes les matières qu'il avait rendues , comme les chats
recouvrent leurs matières fécales.

IV.ᵉ Expérience. Le 1.ᵉʳ juillet , à quatre
heures après midi, on fit encore des frictions
à un chien de taille moyenne, âgé de trois ans,

avec une décoction d'hellébore : la dose était la même que celle mentionnée ci-dessus : cette friction fut faite sur tout le corps. A cinq heures moins cinq minutes, il vomit, et cinq minutes après, il vomit une seconde fois.

Depuis cinq heures jusqu'à cinq heures et vingt minutes, il y eut encore quatre vomissemens : dans les derniers l'animal recouvrait aussi avec son nez la matière qu'il venait de rejeter. Cette matière était de la bile mêlée avec une grande quantité de glaires de couleur blanchâtre.

Curieux de savoir si la décoction de racine d'hellébore noir ou pied-de-griffon (*helleborus fœtidus*), et celle d'héllebore noir à fleur verte (*helleborus viridis*), produiraient le même effet, je les employai de la même manière sur différens chiens; aucun ne vomit; mais la décoction d'hellébore blanc à fleur rouge (*veratrum nigrum*), occasionna des vomissemens comme le *veratrum album*, sur lequel je vais donner le résumé de quelques autres expériences.

§. II. *Expériences faites sur des chats et des lapins.*

I.re Expérience *faite sur des chats.* Les chats sont, comme on le sait, assez sujets à la gale, sur-tout les vieux. Cette maladie n'affecte pas spécialement le dos et les reins de ces animaux comme dans les chiens, mais presque toujours la tête et les oreilles seulement. Les frictions faites avec une faible décoction de racine d'hellébore blanc, un décagramme (3 gros) dans deux ou trois verrées d'eau, les ont presque toujours fait beaucoup vomir, et les ont dégoûtés ; il a fallu, à l'égard du plus grand nombre, diminuer la dose de moitié, et même quelquefois la supprimer entièrement, ou la remplacer par un liniment composé de deux parties de graisse, et d'une partie de fleurs de soufre. Ce dernier topique nous a mieux réussi.

II.e Expérience *faite sur des lapins.* Plusieurs lapins affectés de gale presque sur tout le corps, le ventre excepté, ont aussi été traités avec la décoction de racine d'hellébore blanc : quelques-uns, sur-tout ceux qui en avaient beaucoup et qui étaient maigres, sont morts; d'autres sont guéris. On n'a pas remarqué sur ces animaux le moindre effort pour vomir, mais plusieurs ont paru très-tristes pendant quelques jours, après les frictions faites à-peu-près à la même dose que pour les chats.

§. III. *Expérience faite sur une brebis.*

Je fis acheter une brebis, âgée de deux ans, couverte de gale , et dont presque toute la laine était tombée. Sa peau ne présentait presque par-tout qu'une sorte de croûte assez épaisse : nous cherchâmes envain sur cet animal des acares , quoique nous en eussions trouvé quelques mois auparavant un très-grand nombre sur d'autres moutons qui avaient beaucoup moins de gale.

Cette brebis fut tondue par-tout le plus près qu'il fut possible des croûtes. On fit ensuite quelques lotions sur tout le corps avec une décoction de graine de lin, puis on employa celles de racine d'hellébore blanc : celles-ci furent continuées pendant deux semaines. On commença par en faire sur le col et la poitrine, après on les fit sur le reste du corps, et on finit par les membres. On employait chaque fois environ 6 décagrammes (2 onces) de cette racine en décoction dans deux litres d'eau. Ce seul traitement a suffi pour guérir radicalement la gale de cette brebis dans l'espace d'une quinzaine de jours. Elle acquit bientôt de l'embonpoint, et continua de se bien porter.

§. IV. *Expériences faites sur quelques animaux monodactyles.*

Quoique certain que toutes les tentatives faites jusqu'à ce jour pour faire vomir ces animaux avaient été infructueuses, je voulus néanmoins employer en friction la racine dont il s'agit, afin de voir si elle ne produirait pas au moins quelques nausées. J'étais d'ailleurs bien aise de m'assurer si de pareilles frictions pourraient guérir aussi la gale de ces animaux, ou au moins ces petites démangeaisons dont ils sont si souvent affectés.

I.re EXPÉRIENCE. Le 26 mars, 1808, je fis frictionner le dessous du ventre et de la poitrine d'un mulet, âgé de quinze ans environ, avec une décoction de douze décagrammes (4 onces) de racine d'hellébore blanc, dans deux litres d'eau; le pouls ne changea point, et on n'observa aucun signe de mal-aise.

II.e EXPÉRIENCE. Le 28 du même mois, on fit une semblable friction à un cheval de seize à dix-huit ans; mais cette fois la décoction fut faite avec 2 hectogrammes (6 onces) de racine d'hellébore blanc aussi dans deux litres d'eau. Il n'en résulta non plus aucune altération dans les fonctions de cet animal.

III.e EXPÉRIENCE. Le 5 avril suivant, je fis faire, sous la poitrine et le ventre d'un âne très-âgé, diverses frictions avec une décoction d'un demi kilogramme (8 onces) du même hellébore dans trois litres d'eau. L'animal ne parut en ressentir aucun effet.

IV.e EXPÉRIENCE. Le 7 avril, je fis aussi frictionner le ventre d'un cheval, âge de seize à dix-huit ans, avec une décoction de 4 hectogrammes (12 onces) de racine d'hellébore blanc dans trois litres et demi d'eau. Il n'en fut pas plus incommodé que les autres animaux sur lesquels avaient été faites les trois expériences précédentes.

RÉSUMÉ de ces expériences.

On voit, d'après tout ce que je viens de rapporter,

1.º Que plusieurs frictions faites à un chien avec une décoction d'environ 6 décagrammes (2 onces) de racine d'hellébore blanc, ont guéri en peu de tems la gale dont il était affecté, mais que cette maladie a reparu environ un mois après;

2.º Que ce chien fut fortement tourmenté par l'effet de ces frictions, qu'il vomit plusieurs fois, et qu'il eut quelques-uns des symptômes qui se manifestent dans ces animaux pendant les accès d'épilepsie;

3.º Que ces derniers symptômes se montrèrent aussi avec la même force sur deux
autres chiens sur lesquels on répéta différentes fois ces frictions ;

4.º Que la racine fraîche d'hellébore blanc,
cueillie au printems , paraît avoir un peu
moins d'énergie que celle qui est sèche , et
qui a été récoltée dans son état de maturité.
Une décoction de 6 décagrammes de la première, sur un demi-litre d'eau , dont on fit
une friction sur un chien, n'excita que quatre vomissemens dans l'espace d'une heure et
demie, tandis que la même dose de racine sèche fit vomir ce même chien neuf fois en
moins d'une heure ;

5.º Que la décoction de cette racine, même
à très-petite dose , fait vomir aussi les chats ,
et qu'elle triomphe aussi quelquefois de leur
gale , ainsi que de celle des lapins ;

6.º Qu'une brebis dont tout le corps était
couvert de gale, en fut complètement guérie
dans une quinzaine de jours par l'emploi seul
de la décoction dont il s'agit, administrée en
frictions ;

7.º Que de semblables frictions faites sur
deux chevaux , sur un âne et un mulet , avec
des décoctions de 3 et même de 4 hectogrammes de racine de cet hellébore, n'excitèrent en
eux aucun signe maladif.

REMARQUES.

QUOIQUE la première des expériences que j'ai rapportée, ne fût pas très-concluante en faveur de l'efficacité de la décoction d'hellébore blanc, pour combattre la gale des chiens, puisque cette maladie, guérie assez promptement par ce moyen, reparut quelque tems après, je pensai néanmoins que puisqu'elle suffisait pour triompher quelquefois de celle des moutons, je devais pousser plus loin mes recherches, et l'essayer encore sur quelques chiens affectés de gale.

J'en ai également fait usage pour combattre cette affection sur de grands animaux, et je me suis assuré qu'elle peut, quand la gale est légère, remplacer les onguens anti-psoriques auxquels on a recours en pareil cas.

Beaucoup de chiens ont été traités dans nos infirmeries avec la décoction de cette racine : voici comment je l'emploie.

Le premier jour on coupe le poil très-ras, sur toutes les parties où il y a de la gale, et on y fait plusieurs fomentations émollientes que l'on répète les deux jours suivans, afin de rendre la peau souple. Le troisième jour, on substitue à ces fomentations, celles de la décoction d'hellébore blanc, à la dose de trois à quatre décagrammes (d'une once à une once et un quart), suivant la taille des animaux et l'ancienneté de leur maladie. On emploie pour ces décoctions depuis un demi-litre jusqu'à un litre (d'une chopine à une pinte) au plus d'eau. Les fomentations sont répétées tous les deux jours, pendant huit, dix ou douze jours. Le vomissement n'est pas dangereux, à moins que la dose d'hellébore n'ait été très-forte relativement à la taille de l'animal.

La cure est terminée par deux purgatifs préparés avec l'aloës succotrin, dissout dans une verrée d'eau chaude, à la dose de 2 à 4 grammes (d'un demi-gos à 1 gros). Cette substance, beaucoup moins chère que la manne, produit le même effet. On peut la donner jusqu'à 2 gros.

Lorsqu'un peu de gale accompagne les maux de garrot, la taupe, le trombus, etc., j'ai recours également aux fomentations d'hellébore : elles paraissent mieux convenir que la plupart des onguens anti-psoriques, parce qu'elles guérissent sans irriter autant, et par conséquent, sans porter les animaux à se frotter contre les corps qui sont à leur portée, ce qui est quelquefois très-dangereux.

Au reste, ce n'est pas d'aujourd'hui que la racine d'hellébore a été employée contre la gale.

Virgile, en décrivant la gale épizootique qui régna sur les bêtes à laine en Italie, l'an 178

avant Jesus-Christ , fait mention d'un onguent dans lequel entrait la racine de cette
plante (1).

De Garsault (2) dit aussi qu'on se sert extérieurement de cette racine pour guérir la gale ;
c'est, sans doute, de celle des chevaux qu'il
a voulu parler ; mais aucun de ces deux auteurs ne fait connaître dequel hellébore il
a entendu parler. Il est vraisemblable que
c'est du blanc.

Il semblerait, d'après ce que j'ai dit plus
haut, que puisque la décoction de racine de
cet hellébore, employée à une dose moyenne
en frictions, excite le vomissement dans les
chiens, on pourrait la mettre en usage avec
succès, lorsqu'il s'agit sur-tout de parer aux
effets d'un poison irritant ou corrosif, quand
les chiens se refusent opiniâtrément à prendre,
par les voies ordinaires , les médicamens vomitifs indiqués en pareil cas ; mais les espé-
rances que j'avais conçues à cet égard ne se
sont point encore réalisées.

J'ai fait faire vainement à des chiens qui
avaient été empoisonnés, et à d'autres qui
étaient atteints de la rage, nommée improprement *rage muë*, diverses frictions sur le

---

(1) *Paulet*, Recherches historiques et physiques sur les maladies épizootiques , tome premier, page 42.

(2) Parfait maréchal déjà cité, page 478.

dos et sur le ventre, avec de très-fortes doses d'hellébore, sans qu'il y ait même eu aucun effort pour vomir : peut-être que le spasme et l'inflammation de l'estomac se sont opposés aux effets de ce médicament.

J'ai essayé de purger des chevaux, des ânes, des mulets et des chiens, avec la décoction de racine de différens hellébores. Elle fut donnée à un cheval, d'abord seule depuis 3 décagrammes (une once) jusqu'à 9 et même à 12 décagrammes (de 3 à 4 onces), et ensuite avec autant de graines de lin. Ces animaux ont toujours été très-fatigués ; ils ont fait beaucoup d'efforts pour vomir , et n'ont pas été purgés. La même chose eut lieu par l'infusion de cette racine dans une forte décoction mucilagineuse ; mais on a vu quelques animaux s'habituer à ce médicament , au point de n'en ressentir que très-peu d'effet , lors des dernières expériences faites sur eux. Sur plusieurs elle a agi comme diurétique.

Il est donc très-difficile, comme on l'a fait observer dans le second volume de la matière médicale de *Bourgelat*, d'employer l'hellébore comme médicament purgatif.

On lit dans les démonstrations élémentaires de botanique (1), que les chevaux mangent

---

(1) Tome 2, page 392, troisième édition.

l'hellébore blanc à fleur pâle, sans en être incommodés, mais qu'elle leur donne de violentes coliques lorsqu'elle est adulte en été. J'en ai présenté à des chevaux, à des ânes et à des mulets ; aucun n'en a voulu manger, quoique tous fussent pressés par la faim ; un cheval seulement mâcha une feuille de cette plante, mais il l'a rejeta aussitôt. Il en fut de même du pied-de-griffon.

Un chien, à qui on avait fait avaler de cette racine, au rapport du docteur *Vicat* (1), a été purgé par haut et par bas, et a eu l'estomac enflammé ; mais on ne dit point à quelle dose elle lui fut donnée.

Le même auteur ajoute que les habitans du Dauphiné opposent l'hellébore noir ou pied-de-griffon aux mauvais effets que l'hellébore blanc produit sur les moutons. Il semble que des décoctions mucilagineuses, telles que celles de mauve, de graine de lin, le lait, etc. conviendraient beaucoup mieux.

Les Américains, dit M. *Celse*, font cuire dans l'eau les racines de l'hellébore blanc. Dans cette décoction, ils font macérer leur maïs qu'ils destinent aux semailles : ainsi préparé, il enivre les bêtes, et ne nuit point à l'homme (2).

---

(1) Histoire des plantes vénéneuses de la Suisse, etc., p. 165.

(2) Le Théâtre d'agriculture et mesnage des champs, d'Olivier de Serres, tome premier, page 74.

OBSERVATIONS ET EXPÉRIENCES

Sur les propriétés médicinales des fruits d'azedarach (melia-azedarach, L.).

UN propriétaire éclairé d'Orange, M. *Gasparin*, à qui la médecine des animaux doit déjà des observations intéressantes , communiqua en 1811 , à la Société d'agriculture de Lyon, une observation qu'il avait faite sur un empoisonnement de sept jeunes cochons par les fruits de melia-azedarach, nommé aussi faux-sicomore de Provence, ou lilas des Indes. Cette observation, imprimée depuis dans le compte rendu des travaux de cette Société, de 1810 à 1811, et dans le N.º 108 du *Journal d'économie rurale et domestique*, ou *bibliothèque des propriétaires ruraux* (1), ne paraîtra sans doute pas déplacée ici. Je vais la rapporter à-peu-près telle qu'elle se trouve dans ce dernier ouvrage, et j'y joindrai les expériences que j'ai faites à ce sujet.

Le 29 de mars 1811 , dit M. *Gasparin*, ayant fait nétoyer mes allées des fruits dont les avaient couvertes plusieurs gros azedarachs, je fis porter ces fruits sur le fumier.

____

(1) Neuvième année, mars 1812, page 249.

Sept jeunes cochons s'en approchèrent, et, poussés par leur extrême voracité, et excités par les soins même que prenaient les enfans qui les gardaient de les en empêcher en amoncelant ces fruits devant eux, ils en mangèrent une grande quantité. Bientôt après, on les vit chanceler et tomber. Il y avait météorisme considérable, colique et efforts pour vomir. L'ensemble des symptômes annonçait une violente indigestion.

Un de ces animaux, celui qui sans doute avait mangé le plus de ces fruits amers et mucilagineux, périt quelques heures après. Son abdomen était excessivement gonflé. On l'ouvrit sur-le-champ ; son estomac fut trouvé plein de ces fruits qu'il n'avait pu digérer, et qui avaient causé sa mort, sans apporter aucun désordre dans le ventricule. Trois autres animaux moururent la nuit suivante, ou le lendemain matin : trois seulement ne périrent pas : après avoir été très-malades pendant quelques jours, ils furent guéris en rendant des fruits dans leurs excrémens. On ne leur avait administré qu'un peu de thériaque.

On voit par cette observation et les circonstances de cet empoisonnement, que le fruit du melia ne tue les cochons qu'en leur causant une forte indigestion. Il agit sur eux de la même manière que l'ers (1), et si son huile renferme quelque qualité vénéneuse, la difficulté où se trouve l'animal de digérer le périsperme, s'oppose à ce que cette huile lui devienne funeste.

M. *Gasparin* pense que les secours à administrer aux cochons qui ont mangé beaucoup de ces fruits, doivent consister en un vomitif qui décharge l'estomac du poids étranger qui cause l'indigestion. Il pourra consister, ajoute-t-il, pour un cochon fait, en un bol d'un gramme (vingt grains) de turbit minéral, dans un peu de farine mouillée; pour un cochon de six mois à un an, dans quinze grains d'ypécacuanha et un grain de tartre émétique dans un peu d'eau que l'on fait avaler à l'animal : on réitère la dose, qui peut servir pour les truies pleines, dans le cas où elle n'aurait point produit son effet au bout d'une heure. On se borne à dix grains d'ypécacuanha pour un jeune cochon d'un ou de deux mois. Après cette évacuation, on donne à l'animal, si le cochon est déjà un peu âgé, un breuvage composé de 7 grammes 6 décagrames (2 gros) de thériaque dans un litre

____

(1) Ervam Ervilia de *Linné*. Cette légumineuse, qu'on nomme vulgairement pois de pigeons et pezette, croît dans les haies et les champs du midi de l'Europe. Les canards et les poules en refusent la semence, qui est très-venteuse et fort recherchée des pigeons.

de vin chaud ; de 2 grammes environ (1 demi-gros) dans un demi-litre , s'il est jeune. On proportionne les doses pour ceux qui sont d'un âge intermédiaire (1).

Il faut une quantité assez considérable de fruits d'azedarach pour produire des effets redoutables. Le cochon est le seul animal que la gloutonnerie porte à se gorger de cet aliment qui est de mauvais goût, et il a fallu même qu'il fût favorisé par la circonstance de l'amoncelement de ces fruits.

Ce fait a fourni à M. le docteur *Valentin*, qui déjà s'était occupé de l'arbre dont il s'agit, l'occasion d'en rapporter un autre à-peu-près semblable , arrivé près de Marseille. Une truie et une dixaine de petits cochons mangèrent, dit-il, des fruits de melia-azedarach, qu'on avait balayés et amoncelés : tous périrent. On ne fit point l'ouverture des cadavres.

Jaloux de savoir si ces fruits , ou baies, dont M. *Gasparin* eut la complaisance de m'envoyer plusieurs kilogrammes, seraient également un poison pour d'autres animaux, et si on ne pourrait pas en tirer parti comme médicamens, je fis les expériences suivantes avec ces baies et avec leur suc et leur extrait.

---

(1) A défaut de thériaque , on pourrait, sans doute, employer une infusion de sauge ou de menthe , de camomille, etc.; peut-être même qu'une pareille infusion conviendrait mieux que la thériaque qui est une composition vraiment monstrueuse.

§. I.er *Expériences faites avec les baies d'azedarach.*

I.re EXPÉRIENCE. Le 13 mai 1812, je fis prendre à un cheval morveux, de taille moyenne, âgé de sept ans, un hectogramme 8 décagrammes (environ 6 onces) de ces baies à moitié sèches, en décoction dans un litre (une pinte) d'eau ; il n'en éprouva aucun dérangement.

Le 15, on lui en donna, de la même manière, trois hectogrammes cinq grammes (environ 10 onces), et le 17, quatre hectogrammes huit décagrammes neuf grammes, (16 onces) ; ces doses ne produisirent pas plus d'effet.

N'ayant qu'une petite quantité de ces fruits, je ne pus pousser plus loin ces expériences sur le cheval.

II.e EXPÉRIENCE Le 14 mai, je fis administrer à un bélier, âgé d'un an, une décoction d'un hectogramme deux décagrammes deux grammes (environ 4 onces) de ces baies. L'animal n'éprouva rien de particulier.

Le 16, on lui en fit prendre un hectogramme cinq décagrammes deux grammes (5 onces).

Le 17, deux hectogrammes quatre décagrammes quatre grammes (8 onces), et le 20, trois hectogrammes six décagrammes sept grammes (12 onces), sans qu'il en parut incommodé.

6

III.ᵉ Expérience. Le 14 mai, je fis mettre avec de la soupe dans le baquet d'une truie, âgée de six mois, une décoction de neuf décagrammes un gramme sept décigrammes (3 onces) de baies d'azedarach, et les baies elles-mêmes; elle mangea la moitié de ces baies et laissa le reste.

Le lendemain, on lui en donna un hectogramme deux décagrammes deux grammes (4 onces); elle en laissa encore environ un quart. Ces deux doses ne firent sur elle aucun effet.

Le 17, on lui en administra de la même manière un hectogramme huit décagrammes trois grammes (6 onces). Comme elle avait peu mangé la veille, elle ne laissa presque rien, et en fut légèrement purgée.

Le 20, on lui en fit prendre deux hectogrammes sept décagrammes cinq grammes (9 onc.): poussée par la faim, elle mangea encore presque toutes ces baies. Quelques heures après, elle éprouva une météorisation assez forte; elle se couchait et se relevait souvent. Sur le soir, la météorisation se dissipa, ainsi que les coliques qui l'avaient accompagnée.

IV.ᵉ Expérience. Le 12 mai, il fut donné à un chien, âgé d'environ deux mois, dix baies d'azedarach, pesant sept grammes six décagrammes (deux gros), en décoction dans une verrée d'eau.

Cette dose dont il rejeta une partie, ne le

dérangea point ; mais la même quantité donnée deux jours après, lui procura un peu de
diarrhée.

Le 16, il lui en fut administré un décagramme cinq grammes (environ une demi
once) ; la diarrhée fut très-forte, et dura
jusqu'au lendemain.

La même dose donnée à un autre chien de
trois mois, le purgea aussi. Celui-ci fut un
peu météorisé ; mais cette météorisation disparut d'elle-même, et l'effet purgatif des baies
continua deux jours.

Trois décagrammes cinq décigrammes (une
once) de ces mêmes baies, administrée le 20
à un chien carlin, âgé d'environ un an, le
purgèrent également.

Mais ces baies parurent perdre un peu de
leurs vertus par la dessication. Dans cet état,
j'en fis prendre à un chien de taille moyenne,
quatre décagrammes cinq grammes (une once
et demi), et à un autre de haute taille, six
décagrammes un gramme (2 onces), sans
qu'ils en aient été sensiblement purgés.

§. II. *Expériences faites avec le suc de
baies d'azedarach.*

I.re Expérience. Le 15 août, je fis donner
à un chien de taille moyenne , âgé d'un an ,
trois décagrammes cinq décigrammes (une
once) de ce suc préparé depuis environ un
mois. Un quart-d'heure après l'animal vomit

plusieurs fois, mais il ne perdit ni son appétit ni sa gaieté naturelle.

Le 18 du même mois, on en fit prendre six décagrammes un gramme (2 onces) à un chien de forte taille, âgé de dix-huit mois; cette dose n'excita que quelques nausées; l'animal refusa néanmoins tout aliment pendant la journée.

Le 19, on lui en administra neuf décagrammes un gramme sept décigrammes (3 onces): une demi-heure après , il vomit beaucoup , et au bout de quelques heures, il but et mangea comme à l'ordinaire.

Il fut donné aussi à un autre chien de grande taille, âgé de deux ans, d'abord six décagrammes un gramme un décigramme (2 onces), et ensuite neuf décagrammes un gramme sept décigrammes (3 onces) du même suc. La première dose ne produisit aucun effet; la seconde, qu'il prit le lendemain, lui occasionna de fortes nausées, mais sans vomissement. Ce chien fut triste pendant toute la journée. Sa marche était chancelante, la respiration , accélérée; il portait la tête basse en la balançant; la soif était très-grande; il refusa toute espèce d'alimens solides; de tems en tems il enfonçait la tête dans son écuelle, de manière à avoir de l'eau presque jusqu'au yeux; il restait plusieurs minutes dans cette position.

Le lendemain tous ces symptômes diminuèrent, et le surlendemain ils disparurent complètement.

IIe Expérience. Le 20 août, on donna un hectogramme quatre décigrammes deux grammes (3 onces et demi) du même suc à un agneau, âgé de dix-huit mois ; dans l'intervalle de trois à quatre heures il se coucha et se releva plusieurs fois ; sa respiration était accélérée, et il tenait la tête basse.

Le 21, il lui en fut administré un hectogramme deux décagrammes deux grammes (6 onces) ; il se coucha un instant après, et resta assoupi pendant environ une heure, sa tête appuyée sur le flanc. Lorsqu'il se releva, il urina beaucoup, et ne parut ensuite aucunement malade.

§. III. *Expériences faite avec l'extrait de baies d'azedarach.*

Ire Expérience. Le dix-huit août, je fis prendre à un chien de haute taille, âgé de quatre ans, trois décagrammes cinq décigrammes (une once) de cet extrait délayé dans une quantité suffisante de miel. Cette dose ne produisit aucun effet.

IIe Expérience. Le 19, on en donna à un autre chien de même taille six décagrammes un gramme (2 onces), qui le fatiguèrent un peu, et le firent vomir plusieurs fois.

Le 21, il lui en fut administré six décagrammes six grammes (2 onces 2 gros). L'animal vomit comme la veille, et resta triste pendant toute la journée; sa gueule était remplie de bave, ses yeux, enfoncés, et la marche, chancelante; il refusait de manger.

Le 22, la plupart des symptômes observés le jour précédent, se remarquaient encore; ce ne fut que du 23 au 24 qu'ils disparurent complètement.

Résumé de ces expériences.

Il résulte de ces diverses expériences qui demandent d'être répétées,

1.º Que si les fruits de melia azedarach, mangés en grande quantité par des cochons, peuvent leur occasionner la mort, ces mêmes fruits, à la dose d'un hectogramme huit décagrammes (environ 6 onces), semblent les purger un peu;

2.º Qu'ils produisent aussi un effet purgatif sur les chiens de moyenne taille, donnés en décoction, depuis la dose d'un décagramme cinq grammes, jusqu'à celle de trois décagrammes (d'une demi-once à une once), lorsqu'ils sont verts, et à une dose un peu plus forte quand ils sont secs;

3.º Que sur un agneau, donnés jusqu'à la dose de 3 hectogrammes six décagrammes six grammes (12 onces), et sur un cheval jusqu'à celle de quatre hectogrammes huit décagrammes neuf grammes (16 onces), ils n'ont produit aucun effet sensible;

4.º Que le suc de ces fruits ou baies, administré depuis trois décagrammes jusqu'à neuf
(d'une à 3 onces), a fait vomir le chien, tandis
qu'une dose double, donnée à un agneau de
huit mois, ne parut agir que comme diurétique;

5.º Enfin, que l'extrait de ces mêmes fruits,
donné aux chiens à la dose de 3 à six décagrammes (d'une à 2 onces) a aussi agi comme
médicament vomitif.

REMARQUES.

Au rapport de M. *Bosc* (1), la pulpe des
fruits d'azedarach est regardée en Amérique
comme mortelle pour l'homme et le chien ;
cependant il paraît que les oiseaux , dans
ce pays , sont très-friands de ces fruits.

« En Italie, dit M. *Gasparin*, on les regarde
aussi comme vénéneux ; on peut l'inférer ,
d'une seule phrase des élémens d'agriculture
de *Ré* , où on lit, en parlant de cet arbre, que
l'on se sert de son fruit pour empoisonner les
chiens qui sont incommodes aux jardiniers;
mais on ne dit rien de la manière dont on s'y
prend pour opérer l'empoisonnement (2). »

Il est constant, observe M. le docteur

---

(1) Nouveau cours complet d'agriculture théorique et pratique,
tome second, au mot *azedarach.*

(2) Compte rendu des travaux de la société d'agriculture de
Lyon , depuis le 4 décembre 1811 jusqu'au 9 septembre 1812 ,
page 58.

Valentin, déjà cité, que des enfans des Ca-
rolines et de la Géorgie, avalent quelquefois
des baies d'azedarach, qui leur font ordinairement rendre des vers, et que l'on prépare,
dans les États-Unis, un puissant remède anthel-
mintique avec l'écorce des racines de cet
arbre (1).

On assure aussi que dans la Perse on se sert
de la pulpe des baies d'azedarach pour guérir
la gale et la teigne, et qu'on recommande
encore dans quelques pharmacopées la décoction de sa fleur contre les obstructions (2).

Suivant *Rozier*, *Sonini* et autres auteurs (3),
les Américains trouvent un bon purgatif dans
les fruits, ainsi que dans les feuilles et les racines de l'arbre dont il s'agit. C'est cette propriété purgative qui m'engagea à prier M. *Gasparin* de m'envoyer les baies avec lesquelles
furent faites les expériences dont j'ai parlé.
Elles confirment ce qui a été avancé à cet
égard, et portent à croire que dans le midi de
la France, où l'azedarach est commun, on
pourrait, en répétant les expériences dont

---

(1) On peut voir, sur la culture et les diverses propriétés du
melia azedarach, la notice que ce savant médecin lut à l'académie de Marseille, en février 1809. Bibliothèque des propriétaires
ruraux, N.° 86, huitième année.

(2) Ouvrage qui vient d'être cité, N.° 108, mars 1812, p. 250.

(3) Cours complet d'agriculture pratique, d'économie rurale
et domestique, tome I.er, au mot *azedarach*. — Dictionnaire des
sciences médicales, tome 2.

j'ai rendu compte, tirer un parti avantageux de ces fruits pour purger les animaux, surtout les petits.

Peut-être même serait-il possible, en les donnant à fortes doses, de produire le même effet sur le cheval, le bœuf, etc. L'objet vaut la peine qu'on s'en occupe, puisque nous ne possédons encore presque aucun purgatif indigène.

Il ne serait pas moins intéressant de s'assurer si l'écorce des racines de cet arbre ne serait pas pour nos animaux domestiques un bon vermifuge.

C'est principalement aux vétérinaires des pays où cet arbre est commun, qu'il appartient de faire à cet égard des essais dont les résultats, quels qu'ils soient, ne pourraient qu'être utiles à la science.

Ces essais, loin d'accréditer l'opinion dans laquelle peuvent être aujourd'hui plusieurs cultivateurs, que le fruit de melia azedarach est un poison violent pour quelques animaux, le feraient peut-être ranger au nombre de ceux dont la médecine vétérinaire peut retirer de grands avantages. On sait que la différence qu'il y a entre les médicamens et les poisons, ne réside le plus souvent que dans les doses, puisque les poisons les plus actifs deviennent fréquemment des remèdes précieux, quand ils sont administrés avec prudence, méthode et sagacité.

IV.

FERRURE.

*MÉMOIRE sur les avantages et les inconvé-
niens des crampons et des clous à glace,
et sur la meilleure forme à leur donner
pour éviter les accidens qu'ils occasionnent
très-souvent.*

LORSQUE la nécessité (1) eut obligé de placer sous les pieds des animaux monodactyles
des semelles de fer pour en prévenir l'usure ,
on ne tarda pas à s'apercevoir que ce moyen
ingénieux , tout en conservant parfaitement
l'ongle, avait dans plusieurs cas l'inconvénient
assez grand d'exposer les animaux à glisser,
sur-tout quand le sol est en partie couvert de
glace , et dès-lors à faire des chûtes quelquefois
dangereuses. Pour parer à cet inconvénient ,

____

(1) Cette nécessité est regardée comme chimérique par quelques personnes qui se fondent mal à propos sur ce qui se pra-
tiquait anciennement , et sur l'habitude où l'on est dans quelques pays de ne pas ferrer les chevaux. Une sérieuse attention
suffit pour se convaincre que ce n'est pas la mode qui a étendu
l'usage de la ferrure , mais l'impossibilité de se dispenser de
cette opération , malgré les accidens dont elle est fréquemment
suivie quand elle est mal faite.

on imagina d'abord de lever à l'extrémité des éponges des fers , des espèces de crochets, et ensuite de faire usage de clous à tête pointue, ou tranchante : de là l'origine des crampons et des clous à glace.

Il serait, sans doute, aussi difficile de remonter à l'époque où ces moyens furent employés pour la première fois, qu'il l'est de remonter à celle de l'origine de la ferrure. Cette dernière invention est très-ancienne, suivant quelques vétérinaires; et suivant d'autres , elle est regardée comme moderne (1).

Les crampons ne sont pas également nécessaires dans tous les pays où l'on ferre les

---

(1) On peut voir ce qu'ont dit à ce sujet *Bourgelat* , dans l'avertissement de son *Essai sur la ferrure* : *Lafosse* , dans ses différens ouvrages d'hippiatrique ; MM. *Brugnone* et *Hartemann* , dans leurs traités des haras ; M. *Huzard* , dans ses notes sur le theâtre d'agriculture d'Olivier de Serres ; mon collègue , M. *Grognier* , dans sa notice historique sur *Bourgelat* , etc.etc. Mon collègue , M. *Raynard* , a lu un mémoire intéressant sur ce sujet à une des séances de la Société d'agriculture de cette ville , en juin 1813. Il paraît bien prouvé que l'opération dont il s'agit , était inconnue des Grecs. Les Romains ne ferraient pas non plus leurs chevaux , mais il leur mettaient quelquefois des espèces de souliers, ou sabots de fer, propres à conserver la corne de leurs pieds. On vient de découvrir dans des fouilles faites par M. *Lecouteux*, préfet du département de la Côte-d'or, en 1810, sur le mont Auxois, près du village de Sainte-Reine, où était l'antique Alyse , ville rebâtie plusieurs fois , trois sabots de mulets , en partie rongés par la rouille , et semblables a ceux dont se servaient les anciens. On peut en voir la description et la figure dans le magasin encyclopédique , etc. , rédigé par M. *Millin* , tome 3, juin 1813.

chevaux : aussi dans le midi de l'Europe, par exemple, et même dans les contrées méridionales de la France, en fait-on un usage bien moins fréquent que dans le Nord (1). Les Turcs et les Arabes n'en emploient, à ce qu'il paraît, jamais : ils lèvent, le long de la rive externe du fer, un petit rebord qui est dentelé en forme de scie, et il tient lieu de crampon. Les Espagnols et les Portugais font la même chose à la majeure partie des fers ; mais à quelques-uns ils forment des crampons, la plupart aussi mal levés que leurs fers sont mal forgés. Les Anglais n'ont recours aux crampons que très-rarement. Les fers Hanovriens en ont quelquefois un à l'éponge externe ; mais l'autre éponge est très-épaisse, afin que le pied ne soit pas de tra-

______

(1) La Société pour l'encouragement de la science vétérinaire à Copenhague, a publié, il y a quelques années, une dissertation sur l'ancienneté de l'usage du fer de cheval dans le Nord, principalement dans le Danemarck et en Norwège, par *Gustave-Louis Baden*, docteur en droit. « Cette dissertation, qui doit son existence à un fer de cheval trouvé dans un tertre sépulcral en Jutland, prouve que les chevaux de ce pays étaient alors plus grands qu'aujourd'hui, et que les maréchaux savaient déjà dans le tems du paganisme, ferrer les chevaux à glace, donner à leurs fers une forme convenable, et les étamper avec rainure. L'auteur traite ce sujet avec étendue, et croit que le fer de cheval a été introduit chez les Scandinaves dès les premiers tems de leurs voyages à Constantinople, où il était connu et employé plusieurs siècles avant l'établissement du christianisme dans le Nord. » (Annales de l'agriculture française, tome 44, page 183).

vers ; l'avantage qui en résulte encore , c'est que l'aplomb n'est pas faussé : l'animal est aussi bien moins exposé à se donner des atteintes.

Quoique le but que l'on se propose en levant ces espèces de crochets ou griffes, soit le même par-tout, il en est des crampons comme des fers ; leur forme varie singulièrement. La meilleure est, sans contredit, celle qui, en retenant bien les animaux sur un sol glissant, les expose peu à se blesser. Les accidens qu'ils occasionnent quand ils sont mal faits, sont très-communs, et quelquefois très-graves. Ce sont ces accidens que j'ai eu fréquemment occasion d'observer, soit dans plusieurs corps de cavalerie, soit dans les infirmeries de notre école , qui ont donné lieu à à ce petit mémoire. Il ne produira peut-être pas un bien grand effet, parce que l'habitude est une chose difficile à déraciner ; mais ne ferait-il qu'éveiller sur ce point l'attention des personnes instruites qui s'intéressent à la conservation de leurs chevaux, ce serait déjà beaucoup : on ne doit pas espérer, malgré l'autorité d'une funeste expérience, de faire changer tout-à-coup des pratiques dans lesquelles on a vieilli.

§. I.er *Avantage des crampons et des clous à glace.* L'utilité des crampons et des clous à glace ne saurait être contestée : il faut se plaindre seulement de l'abus qu'on en fait ; comme l'observe un hippiatre instruit (1), il est hors de doute qu'il faut cramponner les chevaux lorsqu'il gèle, sans considérer si ce moyen nuira à la jambe ou aux pieds, *car nécessité n'a point de lois :* il vaut mieux que le cheval use ses jambes, on risque de les blesser, que si le cavalier est en péril continuel de casser les siennes; il faut de deux maux choisir le moindre.

On peut ajouter à ce qui vient d'être dit, qu'il y a des chevaux qui, par la nature de leur service, ont besoin de crampons presque en tout tems, du moins aux pieds de derrière, tels sont la plupart des chevaux de brancards ou de limons : ferrés de cette manière, ils retiennent beaucoup mieux les charrettes et autres voitures énormément chargées, auxquelles ils sont ordinairement attelés. Il y a aussi des chevaux dont les membres ou les pieds, plus ou moins de travers, ne peuvent être un peu redressés que par l'usage d'un crampon ou d'une bosse placée à la partie du fer qui répond à l'endroit le plus bas de l'ongle ou sabot.

Mais combien n'y a-t-il pas d'autres che-

____

(1) *Solleysel*, auteur du Parfait maréchal, ouvrage qui a joui pendant si long-tems d'une réputation méritée, et dont il a été fait un grand nombre d'éditions tant avouées que contrefaites.

vaux qui pourraient se passer de crampons en tout tems, et qui néanmoins en ont constâmment, et quelquefois de très-élevés. Quelques-uns de nos voisins ne raisonnent pas mieux que nous à cet égard. En Allemagne, par exemple, on met des crampons à presque tous les chevaux, sans en excepter même ceux de manège, qui sont, sans contredit, ceux qui en ont le moins besoin. *Solleysel* écrivait, il y a plus d'un siècle, « qu'un Allemand ne souffrirait pas un cheval dans son écurie qu'il ne fût cramponné, comme un Français n'en souffrirait pas un qui le serait ». Aujourd'hui nous sommes bien moins réservés sur ce point qu'on ne l'était autrefois. Il n'y a guère que nos bons écuyers qui en rejètent tout-à-fait l'emploi.

Certains animaux, tels que les mulets, par la conformation de leurs membres et de leurs pieds, ont rarement besoin de crampons ; néanmoins leurs fers en sont presque toujours garnis ; ceux de leurs pieds de derrière en ont quequefois de très-élevés.

Plus le sol sur lequel ces animaux marchent, est uni et glissant, plus les crampons et les clous à glace sont utiles. Ainsi, quand le pavé, ou tout lieu quelconque, est couvert de glace ou de verglas, ces clous ou ces crampons sont indispensables ; les animaux qui en ont, marchent dans ce cas avec beaucoup plus d'assurance, tirent avec plus de force, se fatiguent moins et sont bien moins exposés à s'abattre. Dans la plupart des autres cas, ces moyens sont presque toujours superflus ou nuisibles.

§. II. *Accidens qu'occasionnent souvent les crampons et les clous à glace.* Les crampons peuvent être dangereux sous deux rapports, 1.º en fatiguant les membres, et souvent même une partie des pieds, c'est-à-dire les talons, lorsqu'on en met en tout tems et en toute saison sans que la nécessité y oblige; 2.º en occasionnant sur la couronne, comme font trop souvent les clous à glace, des blessures quelquefois profondes, auxquelles on a donné le nom d'*atteintes.*

La nature a sagement placé à la partie postérieure et inférieure des pieds, entre les talons et sous la terminaison des muscles fléchisseurs, un corps blanchâtre, élastique, peu sensible, destiné non-seulement à maintenir les cartilages latéraux et les talons dans un juste degré d'écartement, mais encore à annuller en grande partie les réactions. Lorsque le fer a deux crampons un peu hauts et forts, le corps dont il s'agit, ne remplit plus ses fonctions (1). Il n'est pas rare de voir

______

(1) Il faut en excepter les pieds dont les talons sont bas et la fourchette volumineuse; mais ceci présente une défectuosité de l'ongle, ce qui fait exception à la règle générale.

alors son volume diminuer, les talons se res-
serrer, et les pieds de devant (1) s'encasteler
pour peu qu'ils y aient de disposition ; des
bleimes, des osselets ou suros près des articulations, se montrent, l'animal rase le tapis,
bute, devient insensiblement droit sur ses
membres, et quelquefois arqué et bouleté
dans un âge très-peu avancé ; ou bien ses
jambes vacillent tellement, lors même qu'il
est en repos, qu'on ne le monte qu'avec une
juste défiance.

Si, comme cela n'arrive que trop souvent
parmi nos chevaux de limons, on ne met
qu'un gros crampon très-élevé à l'éponge externe, il faut que le pied ne repose que sur
les deux tiers à-peu-près de sa face inférieure,
ou, s'il repose sur une plus grande étendue
de cette même face, qu'il soit plus ou moins
de travers. On conçoit aisément que dans
l'une comme dans l'autre position, l'aplomb
étant faussé, l'animal doit éprouver (c'est
aussi ce qu'a fait observer *César Fiaschi*, il
y a près de trois cents ans), (2) de la douleur,

(1) Il en est de l'encastelure comme des oignons ; on n'en voit
jamais, ou presque jamais, de traces aux pieds postérieurs ;
cela paraît dépendre de la conformation de l'os de ces pieds,
qui est généralement plus concave dans sa partie inférieure, et
plus évasé dans sa partie postérieure, que celui des pieds de
devant.

(2) Traité de la manière de bien brider, manier et ferrer
les chevaux, livre troisième, Paris 1564.

un tiraillement, une distension plus ou moins forte dans les tendons, et sur-tout dans les ligamens latéraux de la partie inférieure des membres. *Lafosse* rapporte avoir vu la rupture du tendon du muscle perforant, qui était due à cette cause, lorsque les chevaux avaient été saisis subitement par un violent coup de fouet ou d'épéron. L'habitude qu'ont beaucoup de maréchaux de lever une *mouche* à l'extrémité de l'éponge interne des fers de derrière, ne diminue que faiblement l'inconvénient des crampons trop hauts.

Il n'est pas rare de voir des talons bas, foulés, écrasés par les crampons, sur-tout lorsqu'ils sont forts élevés. C'est dans ce cas principalement que l'on pourrait dire avec l'auteur que je viens de citer, que les crampons font au pied du cheval, ce que ferait au pied de l'homme un caillou ou un cors pressé par le soulier.

Les blessures qui résultent des crampons levés à la branche interne, sont pour l'ordinaire dangereuses, soit par leur profondeur, soit par le mauvais traitement qu'on leur oppose ordinairement (1).

---

(1) L'habitude qu'ont quelques personnes de placer de la poudre à tirer dans les atteintes, et d'y mettre le feu, ne peut qu'aggrandir promptement ces plaies. Les onguens dont on les couvre trop souvent, ne sont pas moins nuisibles, en y provoquant la suppuration. La propreté, quelques petits plumas-

(99)

Nous avons vu le bourlet et le biseau de la paroi fortement entamés par des crampons mal levés, ou par des clous à glace ; les cartilages latéraux, mis à nus et endommagés, le tendon du muscle extenseur à sa terminaison, également lesé ou transpercé. Dans ce dernier cas, à de nombreux foyers de suppuration tout au tour de la couronne, succèdent presque toujours ou des javarts encornés, ou une ankilose complète entre les derniers phalangiens ; ces accidens graves, sur-tout le dernier, mettent fréquemment les animaux hors de service.

Il est des chevaux auxquels les crampons sont infiniment plus préjudiciables qu'à d'autres ; tels sont ceux qui sont rétifs, peureux, et en général tous ceux que l'on commence à monter, et que l'on dresse.

On voit fréquemment les uns et les autres s'arrêter tout-à-coup, se cabrer, se gendarmer, croiser leurs pieds l'un sur l'autre, et, lorsqu'ils ont des crampons, se donner ou se faire des atteintes plus ou moins dangereuses, suivant la manière dont les crampons sont levés. Il est donc prudent de n'en mettre à ces

---

seaux imbibés d'eau salée dans le principe, et ensuite d'eau-de-vie coupée avec moitié eau, sont les meilleurs moyens à employer ; mais quelquefois, il faut amputer une partie du biseau de la paroi, afin de faire d'une plaie contuse une plaie simple.

animaux que quand les circonstances les y contraignent.

Les chevaux de limons, attelés à des charrettes fortement chargées, sont aussi exposés à se blesser avec leurs crampons, sur-tout quand ils marchent dans des chemins où il y a beaucoup de trous profonds, et lorsqu'ils tournent dans un très-petit espace, comme à l'entrée et à la sortie de la cour d'une auberge, parce que dans ces deux cas, les brancards de la voiture les jètent quelquefois brusquement d'un côté ou de l'autre, et leur font croiser subitement les membres; cependant, les crampons étant presque toujours utiles à ceux-ci, il ne faut pas les supprimer, mais s'attacher à leur donner une forme propre à produire l'effet qu'on en attend, laquelle obvie à la plupart des accidens énoncés plus haut.

§. III. *Forme que devraient toujours avoir les crampons et les clous à glace, pour ne pas occasionner d'accidens graves.* Les bons pieds sur lesquels ont doit mettre des fers à crampons, doivent être parés un peu plus en quartier, et sur-tout en talons, que les autres, afin que la fourchette se trouve, le moins qu'il est possible, éloignée du sol, et que par conséquent elle puisse remplir une partie de ses fonctions.

Pour les fers de devant, les crampons devraient toujours avoir leurs deux angles complètement rabattus, et être un peu contournés de dehors en dedans, ce que l'on nomme assez généralement crampons en oreilles de chat ou de lièvre (1). Les angles en étant ainsi soustraits, lorsque l'animal vient, par une cause quelconque, à porter un de ses pieds sur la couronne de l'autre, le crampon glisse sur cette partie et ne l'entame pas. Il en est de même quand un cheval marche très-près d'un autre, par exemple, quand plusieurs chevaux entrent ou sortent d'une écurie, d'un abreuvoir, étant attachés ensemble par le cou : dans ce cas , l'un d'eux en blesse souvent un autre, lorsque les crampons sont neufs et pourvus d'angles, sur-tout si les chevaux sont attachés de court.

Je suis bien éloigné de vouloir me donner pour l'inventeur de cette manière de lever les crampons aux fers de devant : elle est connue depuis long-tems des hippiatres, ainsi que des maréchaux instruits et intelligens qui sont conséquens dans ce qu'ils font. Mais beaucoup d'autres n'en appréciant pas les avantages, préfèrent les crampons à angles droits , c'est-à-dire qui représentent un carré long, dirigé transversalement à la longueur de

____

(1) *César Fiaschi* les nomme crampons à l'aragonaise : peut-être les Aragonais en sont-ils les inventeurs.

l'éponge, quoiqu'ils soient journellement convaincus de leurs dangers. Les premiers de ces crampons, pour un ouvrier habile, ne sont pas plus difficiles à former que les seconds; ils exigent seulement quelques coups de ferretiers de plus.

Quant aux fers de derrière, il conviendrait de donner au crampon de la branche externe moins de force et moins de hauteur qu'on en donne généralement, et de tenir la mouche de l'éponge interne bien plus élevée. On sait que les gros crampons carrés ne sont d'aucune utilité, qu'ils ne font que surcharger le fer d'un poids inutile, et mettre le pied plus ou moins de travers. Comme l'a déjà fait observer *Bourgelat*, « ils invitent plutôt l'animal à glisser qu'ils ne l'en empêchent et ne l'affermissent, soit, vu leur trop grande largeur, qu'ils ne puissent se loger assez facilement dans les insterstices des pavés, soit qu'après la destruction de leurs angles, leur partie inférieure dans son milieu, présente, au bout d'un certain tems de travail, de plane qu'elle était, une convexité très-marquée qui met le cheval dans l'impossibilité de se soutenir sur un sol pavé ou glissant. »

Lorsque la nécessité oblige impérieusement de mettre des crampons aux fers de devant des jeunes chevaux, et de ceux qui sont peureux, rétifs ou méchans, il faudrait lever celui de l'éponge interne suivant la direction de cette éponge, afin qu'il ne pût, bien moins encore que celui qui se lève en oreille de chat, blesser l'animal. Ce crampon a d'ailleurs l'avantage d'empêcher une glissade en dehors, d'où il ne résulte que trop souvent un écart, c'est-à-dire une distension de quelques-uns des muscles qui unissent l'épaule et le bras au thorax.

Le crampon de la pince, nommé aussi *pince*, doit se terminer en pointe mousse, être bien soudé, fabriqué d'acier et trempé. Beaucoup de maréchaux le font presque carré, et simplement de fer; ils se les font payer néanmoins comme s'ils étaient d'acier : c'est un vol manifeste. On peut reconnaître aisément cette supercherie en passant la lime sur le crampon dès qu'il a été trempé : s'il est d'acier, elle ne mordra pas dessus; s'il n'en est pas, il ne sera pas plus dur que le reste du fer.

Il n'a été question jusqu'ici que des crampons destinés à empêcher les animaux de glisser; ceux que l'on met dans le dessein de redresser les aplombs, doivent être un peu plus forts. S'ils sont sur la branche interne, il faut avoir soin d'en abattre aussi l'angle de dedans. Cette précaution est encore plus de rigueur si le crampon est à l'extrémité de l'éponge, ainsi que cela se pratique quelquefois pour les chevaux crochus ou jarretés.

Tout ce qui vient d'être exposé dans ce paragraphe, est applicable aux bœufs, quoique ces animaux soient bien moins exposés que les monodactyles à se blesser avec leurs crampons.

Quant aux clous à glace, à têtes tranchantes, ou très-pointues, ils devraient être tout-à-fait bannis, parce que s'il arrive que l'animal se blesse avec ces clous, ce n'est jamais légèrement, à moins qu'ils ne soient en partie usés. Des clous ordinaires dont on a applati la tête à chaud dans un sens opposé à la lame, produisent à-peu-près le même effet et n'exposent jamais les animaux aux mêmes accidens.

REMARQUES.

J'ai n'ai rien dit dans ce mémoire des prétendus avantages des crampons postiches, ou mobiles, terminés dans la partie supérieure par une vis : ces crampons, dont *Bourgelat* et autres auteurs ont parlé, résistent rarement au choc des pieds sur le pavé ou sur la terre gelée ; ils cassent presque toujours au colet de la vis, à moins que cette partie ne soit très-forte. Il est bien plus simple et moins dispendieux de substituer à ces moyens compliqués, des clous ordinaires dont on a un peu applati la tête, quand cela est nécessaire.

Lafosse, de qui nous tenons une foule d'observations intéressantes et des vues neuves sur la ferrure, mais qui a trop rigoureusement condamné l'usage des crampons, excepté cependant pour les mulets, a conseillé de substituer à ces espèces de crochets, des fers à croissant, c'est-à-dire des fers dont les éponges tronquées et minces se terminent au bout des quartiers, de manière qu'elles soient de niveau avec les talons. « On peut même, ajoute-t-il, faire aux chevaux qui ont beaucoup de quartier, des crampons de corne, de la hauteur d'un tiers de pouce, et plus, ce qui les retiendra plus fortement, non-seulement sur le pavé sec et plombé, mais sur toutes sortes de terreins. » Ces crampons de corne ont l'avantage de croître à mesure qu'ils s'usent, et de ne jamais blesser l'animal ; mais on ne peut les faire qu'aux pieds dont les talons sont hauts : ils sont impraticables à l'égard des autres.

Je crois que l'on devrait avoir recours à ces crampons plus souvent pour les chevaux de selle, et sur-tout pour les chevaux de troupe qui en général ont de bons pieds, lorsque les crampons dont il a été parlé plus haut, sont indispensables.

Quant à la *ferrure à demi-cercle*, *pour les chevaux de carrosse*, le fer étant incrusté partout dans la paroi, pour mieux empêcher l'animal de glisser, elle paraît peu solide ; j'en ai fait l'essai quelquefois , et elle n'a jamais duré que bien peu de tems. Celle à *demi-cercle pour les chevaux de selle* , recommandée également par *Lafosse* , pour que ces animaux soient plus fermes sur le pavé sec et plombé, ne l'est pas beaucoup plus. L'une et l'autre pourraient tout au plus être mises en usage pour les chevaux de manége.

Lorsque, dans un cas pressant, on ne peut avoir recours ni aux crampons, ni aux clous à glace, le meilleur moyen pour empêcher un animal ferré de glisser, c'est d'envelopper ses pieds avec du linge, du chanvre, de la paille, etc. Cette enveloppe ne saurait durer long-tems , mais elle peut suffire pour traverser promptement , et sans danger pour le cavalier , comme pour le cheval , une rivière gelée, ou tout autre endroit couvert de glace ou de verglas.

DESCRIPTION

D'une espèce de travail simple et commode , soit pour la ferrure , soit pour les opérations chirurgicales.

BOURGELAT dont tous les ouvrages renferment en général les principes les plus surs , a recommandé, avec raison, en parlant des

chevaux difficiles à ferrer (1), de ne se déterminer à les placer dans le *travail* ordinaire
qu'autant que tous les autres moyens connus
auraient été mis inutilement en usage. Il était
convaincu sans doute , des accidens plus ou
moins graves qui leur arrivent quelquefois ,
quand on les met dans cette machine assez compliquée , dont tous les vétérinaires et tous les
maréchaux ne sont pas d'ailleurs pourvus.

Voici la description d'une espèce de travail qui peut remplir avantageusement le
même but que celui qui est très-bien décrit et
représenté dans l'*Essai sur les appareils et
les bandages , par Bourgelat* (2). Il est beaucoup plus simple, et paraît plus commode, soit
pour ferrer, soit pour pratiquer une opération chirurgicale ou faire quelques pansemens, et il n'expose pas les animaux aux
mêmes accidens. L'idée m'en fut suggérée par
l'esquisse d'une machine à-peu-près semblable,
mais plus dispendieuse, en usage dans plusieurs contrées de l'Allemagne, de la Hon-
grie, de l'Italie, etc.

Cette dernière machine dont M. *Cros*
aîné, professeur vétérinaire à l'école d'équi-
tation à Lodi, eut la complaisance de me
faire passer un croquis , consiste en deux

---

(1) Essai sur la ferrure , page 99 , seconde édition.
(2) Page 59 et suivantes , 1.re édition.

piliers de chêne , enfoncés dans la *terre* et appuyés contre un mur, à la distance de trois mètres (environ 9 pieds) l'un de l'autre. Ces piliers ont un décimètre (4 pouces) d'équarissage. Leur hauteur est d'environ deux mètres (6 pieds) hors du sol. Ils sont fixés au mur, chacun par deux boulons à écrous.

Douze madriers, aussi de chêne, de deux centimètres (un pouce) d'épaisseur sur un décimètre (4 pouces) de largeur, sont placés horisontalement d'un pilier à l'autre, et y sont attachés à la distance d'environ huit centimètres (3 pouces) l'un de l'autre, par quatre gros clous à chaque extrémité.

Sur ces derniers madriers sont quatorze anneaux, les uns destinés à attacher la tête de l'animal, et les autres, à recevoir les sangles au moyen desquelles on lui entoure le corps longitudinalement et transversalement, pour le contenir contre cette sorte de plate-forme.

Il m'a paru que la distance qu'il y a entre chacun des madriers dont il vient d'être parlé, pouvait quelquefois donner lieu à divers accidens, lorsque, dans des opérations douloureuses , par exemple, les animaux se livrent à de grands mouvemens. Il n'est pas possible en effet de les assujettir de telle manière qu'ils n'en puissent faire aucun.

Cette raison et une autre qui avait pour

but l'économie, m'engagèrent à faire exécuter sous un hangard dans notre école, cette sorte de travail, mais d'une manière bien plus simple, c'est-à-dire en faisant seulement sceller les anneaux dans le mur aux endroits indiqués dans celui dont il est parlé plus haut.

Mais je ne tardai pas à m'apercevoir que les chevaux très-méchans, en cherchant à se défendre, se meurtrissaient, s'excoriaient assez souvent la peau vers les tempes, les épaules, les côtes et les hanches, et qu'avec leurs pieds ils dégradaient promptement le mur à la partie inférieure des anneaux.

Pour parer à ces deux inconvéniens, je fis garnir le mur de planches de sapin (1) de deux centimètres (un pouce) d'épaisseur, bien jointes ensemble par feuillure ; elles forment par leur réunion une platte-forme de deux mètres (6 pieds 2 pouces) de hauteur, sur trois mètres (9 pieds 3 pouces) de longueur.

Ces planches sont solidement clouées à chacune de leurs extrémités, ainsi que dans leur milieu, sur trois piliers de forme quarrée, également de sapin. Ces piliers qui ont six

____

(1) Le bois de sapin a été préféré à tout autre bois, par la raison qu'il est moins cher. L'expérience a prouvé que pour cet usage il vaut à-peu-près autant que le chêne ; mais la planche la plus inférieure doit être de chêne ; si elle est d'un bois moins dur, il convient de la garnir d'une plaque de tôle vis-à-vis les anneaux AA, dont il va être question, afin que le frottement des pieds ne l'endommage pas.

centimètres (deux pouces et demi) de dia;
mètre, sont incrustés dans le mur où ils sont
arrêtés par trois fortes pates, bien scellées,
l'une, à leur partie supérieure, l'autre, dans
leur milieu, et la troisième, à environ trois
décimètres deux centimètres (un pied) de
leur partie inférieure.

Les anneaux, au nombre de neuf seulement, sont scellés dans le mur, avant que
les planches qui doivent revêtir celui-ci soient
ajustées et clouées : aucun tiraillement ne se
passe par conséquent sur ces planches, ce qui
obvie parfaitement aux deux inconvéniens
mentionnés plus haut. Ayant jugé la description de ce travail insuffisante, j'ai cru devoir
en donner la figure, (voyez la planche IV.),
afin que tout ce que je dirai de cette machine,
soit plus facilement compris.

Les anneaux AA, destinés à recevoir le
milieu de la plate-longe qui sert à entourer
le corps de bas en haut, sont placés à quatre-
vingts centimètres (2 pieds 6 pouces) du sol,
distans l'un de l'autre de quatre-vingt-quatre
centimètres (2 pieds 7 pouces), et de chaque
bout de la plate-forme, d'un mètre huit centimètres (3 pieds 4 pouces).

Les anneaux BB, servant à arrêter une seconde plate-longe qui s'étend du poitrail aux
fesses, et qui par conséquent assujettit le
corps suivant sa longueur, sont à un mètre
(3 pieds 1 pouce) du sol, distans l'un de

l'autre d'un mètre 60 centimètres (4 pieds 11 pouces), et éloignés de chaque bout du travail de soixante-dix centimètres (2 pieds 2 pouces).

Les anneaux CC auxquels on attache la tête de l'animal, sont à un mètre trente centimètres (4 pieds) du sol, distans l'un de l'autre de deux mètres (6 pieds 2 pouces), et éloignés de chaque bout de la plate-forme de cinquante centimètres (un pied 6 pouces).

Enfin, les deux anneaux DD, placés à un mètre cinquante centimètres (4 pieds 8 pouces) de hauteur, et partageant le travail dans sa longueur en trois parties à-peu-près égales, sont destinés à recevoir les deux bouts de la plate-longe qui entoure le corps de l'animal de bas en haut.

Entre ces deux anneaux il en est un autre E (1), dans lequel, quand on a à opérer sur le garrot, on passe le bout de la plate-longe qui ordinairement repose sur cette partie : si l'on doit, au contraire, porter l'instrument sur la région lombaire, c'est l'autre bout de cette plate-longe que l'on engage dans ce même anneau.

Vers la partie supérieure du travail, et à environ cinquante centimètres (un pied six

____

(1) Cet anneau se trouvant précisément sur le pilier du milieu, y est fixé par une tige à vis d'environ huit centimètres (trois pouces) de longueur.

pouces) de chacun de ses bouts, se trouve
ajusté, sur un long crampon F, une pièce de
fer G, mobile, destinée à recevoir la tige H
d'une sorte de casque I que l'on met à l'animal, afin de bien assujettir sa tête dans certaines opérations. Ce casque ne diffère de
celui dont *Bourgelat* a donné la description
dans son *Essai sur les appareils et les bandages* (1), que par sa partie supérieure qui,
au lieu de former un crochet taraudé, dirigé
en avant, s'élève et présente une tige quarrée
de trois centimètres (un pouce) de diamètre,
dont la hauteur est d'environ trente-cinq centimètres (13 pouces). Cette tige est percée
de trous allongés, distans l'un de l'autre de
quatre centimètres (un pouce et demi) ; elle
est arrêtée par des clavettes au-dessus et au-
dessous du trou de la pièce mobile dont il a
été parlé. L'autre extrémité de cette même
pièce a aussi un trou de cinq centimètres quarante-un millimètres (2 pouces) de hauteur,
sur un centimètre treize millimètres (5 lignes)
de largeur, dans lequel est engagé le crampon F qui a à-peu-près les mêmes dimensions, et qui se trouve replié par ses deux
bouts et scellé dans le mur. La longueur de
ce crampon est de cinquante centimètres (un
pied six pouces), ce qui permet de mettre la

---

(1) Page 82 et suivantes.

pièce mobile ou coulante sur le point qu'on juge convenable par rapport à la taille de l'animal, soit qu'on se serve du casque, soit qu'on ne s'en serve pas, afin, dans ce dernier cas, qu'il ne puisse, en levant brusquement la tête, s'y frapper la nuque. La pièce mobile est arrêtée par une vis qui est soutenue par une petite chaînette K : cette vis la serre contre une des faces du crampon , et en borne complètement le jeu.

J'ai imaginé cette seconde machine , dont je ne donne ici qu'une faible idée , pour essayer si l'opération de la cataracte sur le cheval ne serait pas plus facile, quand l'animal est debout, que lorsqu'il est couché , et si la sortie de l'humeur vitrée aurait lieu aussi promptement et aussi souvent. Je l'ai déjà employée un assez grand nombre de fois, pour être convaincu que l'opération dont il s'agit est en effet bien plus aisée à pratiquer quand l'animal est ainsi fixé que quand il est couché, parce que , dans le premier cas , sa tête est assujettie bien plus solidement ; mais le succès de cette opération n'en est pas plus assuré. Cette machine n'est, au reste, qu'une pièce très-accessoire au travail dont il est ici question.

D'après ce qui vient d'être dit, on conçoit aisément , sans doute, comment on doit s'y prendre pour fixer un cheval à l'aide de ce travail.

(114)

On passe d'abord une plate-longe (1) par
son milieu dans les anneaux AA, et on étend
ses deux bouts sur le sol : une autre est arrêtée dans l'anneau B, du côté où doit être
placée la tête de l'animal que l'on commence
par attacher à l'un des anneaux C : on le
pousse ensuite par côté contre le travail ; on
relève aussitôt les bouts de la première plate-
longe, et on les engage à l'instant de bas en
haut dans les anneaux DD ; deux hommes
s'en saisissent, ou bien un seul, si l'animal
n'est ni fort ni bien méchant. Cela fait, on
passe la plate-longe fixée en avant du poitrail
de l'animal, dans les ganses de l'autre plate-
longe : ces ganses doivent se trouver à-peu-
près vers le milieu du corps ; enfin, on engage
cette même plate-longe dans l'autre anneau B,
en arrière des fesses, et on la fait remonter
de bas en haut, et obliquement de derrière
en avant, pour la passer dans l'anneau D

____

(1) Cette plate-longe doit être à-peu-près de la même longueur que les autres, c'est-à-dire de six mètres (18 pieds
6 pouces), et avoir, dans son milieu, la même forme. Un
mètre (3 pieds un pouce) environ de chacun de ses bouts est
arrondi ; elle ne porte par conséquent point de ganse à l'une de
ses extrémités ; mais à chaque tiers de sa longueur, elle
en porte deux, distantes l'une de l'autre de trois décimètres
deux centimètres (un pied). C'est dans celles de ces ganses
qui répondent au milieu du corps de l'animal, que l'on passe la
plate-longe qui s'étend du poitrail à la fesse ; elles l'empêchent
de glisser inférieurement, et la tiennent toujours dans la même
position.

qui est au-dessus de la croupe ; un aide s'en saisit et la tient.

Si l'animal cherche à s'ôter de sa place en se cabrant, on l'en empêche très-facilement en portant l'extrémité de la plate-longe passée de l'anneau D au-dessus du garrot, dans l'anneau B qui est en avant du poitrail.

Comme un cheval très-méchant peut, en se défendant beaucoup, se frapper un peu l'un des côtés de la tête contre les planches, il est bon de lui mettre une capotte qui recouvre les yeux et les tempes.

S'il s'agit de ferrer des quatre pieds un cheval méchant, ou de pratiquer des opérations des deux côtés du corps, lorsque l'on a fini d'un côté, on retourne l'animal, et on met la tête où était la queue.

Tous les anneaux doivent être à fleur des planches : ils sont placés de manière que l'on peut se servir de cette machine pour les chevaux de petite taille comme pour les plus grands.

A sa partie inférieure est une portion de grosse poutre (1) d'environ trois mètres (9 pieds 3 pouces) de longueur, engagée dans le sol, et dans laquelle sont fixés par des vis deux

______

(1) Cette poutre peut être remplacée par un pavé, ou par de la terre bien battue. On scelle alors les anneaux dont il va être parlé, dans une pierre solidement arrêtée dans le sol.

anneaux K, placés vis-à-vis les anneaux AA;
on y attache les pieds de l'animal avec des
entraves pourvues d'un petit lacs, lorsque
cela est jugé indispensable, pour mieux borner les mouvemens de l'animal, quand on
pratique des opérations très-douloureuses;
mais les cas dans lesquels les entraves conviennent sont fort rares, attendu que la portion de plate-longe qui descend du garrot vers
le poitrail, empêche l'animal de se cabrer.

REMARQUES.

J'ai dit plus haut que le travail dont il
vient d'être parlé, l'emporte par sa simplicité
sur le travail ordinaire. Si on le compare, en
effet, à celui-ci dont *Bourgelat* a donné la
description et la figure, on verra qu'il existe,
sous ce rapport, une très-grande différence.
Il est, par la même raison, infiniment moins
dispendieux (1), et exige bien moins d'entretien.

Il semble aussi plus commode, soit pour
ferrer, soit pour pratiquer une opération chi-

____

(1) Ce travail, non compris les plates-longes, le casque et la
pièce destinée à le recevoir, ne coûte que quarante-cinq francs,
et en y comprenant ces derniers objets, il ne peut pas coûter
au-delà de cent francs : l'une des deux plates-longes peut,
comme on le sait, servir à un autre usage ; il en est de même
des entraves.

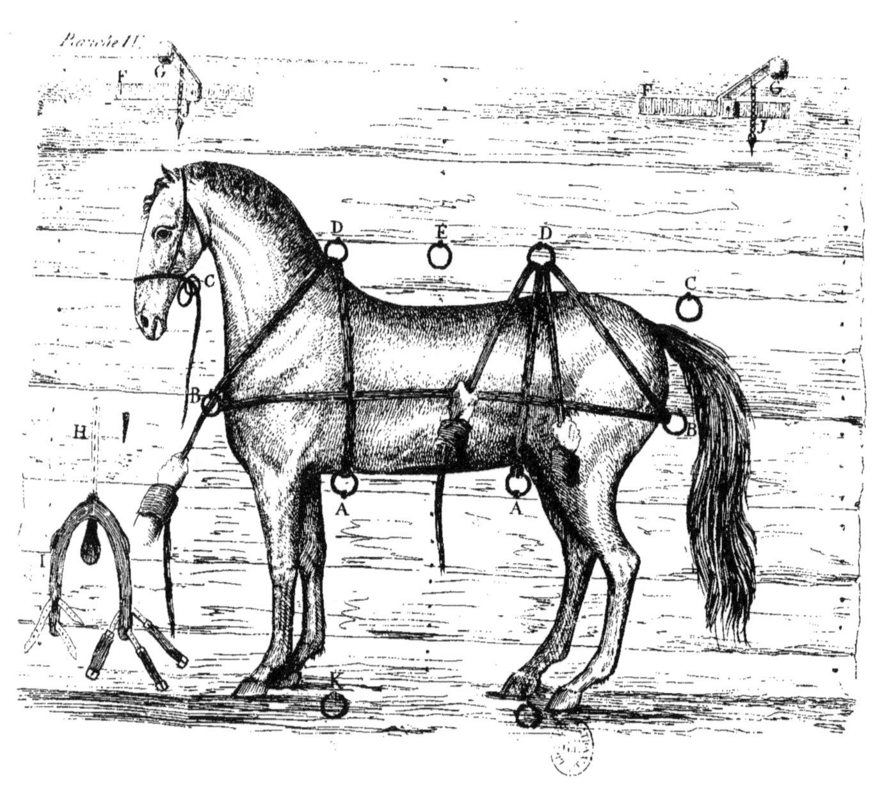

Planche II.
F G
F G J
D E D
C C
B B
H
I
A A
K

rurgicale, ou pour faire quelques pansemens, attendu que le côté du corps de l'animal sur lequel on opère, n'est point masqué par des piliers ou des barres qui très-souvent gênent beaucoup. Un petit inconvénient qu'il offre, c'est que, comme on ne peut pas tourner autour, il faut, quand on a à opérer sur les deux côtés de l'animal, changer sa position, et mettre sa tête là où sa croupe avait d'abord été placée ; mais ce changement n'est ni plus long ni plus difficile que lorsqu'on emploie le travail ordinaire qui se trouve happé contre un mur.

Il ne paraît pas que cette première machine qui peut servir également pour les bêtes à cornes (1), puisse exposer les animaux à se blesser, à s'estropier (2), comme cela arrive souvent quand des animaux vigoureux ou très-méchans , sont placés dans la seconde, sur-tout lorsqu'elle n'est pas pourvue de toutes ses pièces, c'est-à-dire de sangles ou soupentes, et des coussinets.

On a imaginé, il y a peu d'années, pour

---

(1) Nous l'avons, en effet, déjà employée plusieurs fois pour ces animaux avec le même avantage que pour les monodactyles.

(2) Certains chevaux s'affaissent quelquefois sur la plate-longe qui ceint le corps de bas en haut, mais ils ne peuvent pas se blesser. On peut s'opposer en partie à cela, en passant deux fois chaque bout de cette plate-longe dans les anneaux. Cet inconvénient a d'ailleurs également lieu dans un travail à quatre piliers , pourvu de soupentes.

contenir les chevaux méchans, quelques autres travails qui, sous plusieurs rapports,
présentent peut-être plus d'avantages ; mais ils
sont bien plus compliqués, et dès-lors, beaucoup plus coûteux ; tels sont :

1.° *La machine pour ferrer et pour opérer
les chevaux méchans* que M. *Hoert*, vétérinaire de S. M. le roi de Wurtemberg, fit construire à Louisbourg. Cette pièce, dont il est
parlé brièvement dans la *Correspondance sur
la conservation et l'amélioration des animaux
domestiques*, par M. *Fromage* de Feugré (1),
« consiste en une paroi ou espèce de table à
bascule, matelassée, d'environ quatre mètres
(12 pieds 4 pouces) de longueur, et de trois
mètres (9 pieds 3 pouces) de largeur. » On
y attache le cheval par le corps au moyen
d'une sangle, puis on tourne la paroi, et
ainsi le cheval se trouve couché sur une espèce
de table, ce qui se pratique sans embarras et
seulement avec l'aide de deux hommes.

« De cette manière, dit M. *Hoert*, nous
avons ferré des quatre pieds, dans une demi-
heure, des chevaux pour lesquels on employait ordinairement quinze hommes pendant plusieurs heures. »

Sans disconvenir de l'utilité dont peut être
cette table à bascule, on ne peut s'empêcher

---

(1) Tome 2, page 174 et suivantes.

de faire remarquer, 1.º qu'il est impossible de bien ferrer un cheval dans l'espace d'une demi-heure, de quelque manière qu'il soit contenu, à moins d'avoir auparavant ajusté les fers et affilé les clous ; encore est-ce bien difficile, pour peu qu'il y ait du pied à abattre ou que la corne soit mauvaise ; 2.º que quinze hommes employés pour maîtriser un cheval en viendront pour l'ordinaire bien moins facilement à bout que s'ils n'étaient que cinq ou six. Plus il y a de monde autour d'un cheval méchant, plus on l'effraye et plus on risque d'en être blessé.

2.º *Le lit muraille à bascule, pour assujettir les chevaux dans les opérations*, par M. *Fromage* de Feugré (1). Cette machine, amplement décrite et représentée dans la *Correspondance, etc.*, déjà citée (2), est plus compliquée que la précédente, et elle doit être placée aussi sous un hangard ; mais elle a quelques avantages de plus, puisque la

***

(1) M. *Fromage*, qui par ses mémoires et ses observations a beaucoup contribué aux progrès de la médecine des animaux, et que nous avons perdu malheureusement depuis peu, ne s'est pas donné pour avoir inventé toutes les pièces de ce *lit muraille à bascule*, mais seulement quelques-unes. On voyait aussi avant la révolution, au manège de M. de *Saint-Denis*, écuyer, rue Cadet, à Paris, une machine imaginée par M. *Lafosse*, à l'aide de laquelle on couchait le cheval à la hauteur d'une table. Elle était, par conséquent, à-peu-près la même que celle dont parlent MM. *Hoert* et *Fromage*.

(2) Tome 4, page 217.

plate-forme qui en est la pièce principale , prend diverses positions, et produit aussi des effets différens. On y assujettit le cheval debout, ou couché sur le sol, ou couché à la hauteur d'une table, ou renversé sur le dos. Cette plate-forme s'élève, et rend le hangard libre pour d'autres usages.

Deux ou trois hommes, dit M. *Fromage* , suffisent pour manœuvrer cette machine qui garantit de tous les accidens qui résultent des chûtes.

Dans un rapport fait le 28 février 1812, à l'athénée des arts de Paris, sur ce *lit muraille à bascule*, MM. les commissaires chargés de l'examiner, en ont rendu un compte très-avantageux, et ils finissent par dire que tous les inconvéniens qui résultent de la manière ordinaire d'abattre les chevaux, disparaissent au moyen de la machine proposée. Ils pensent « qu'elle sera très-utile, sur-tout dans les établissemens où l'on soigne une grande quantité de chevaux, et qu'elle doit obtenir une préférence marquée sur tous les procédés employés jusqu'à ce jour » (1).

______

(1) On lit dans *le rapport fait à la Société d'agriculture du département de la Seine*, dans sa séance du 25 avril 1813, que M. *Kersting*, maréchal expert de S. A. le *Landgrave* de Hesse-Cassel, a donné la description et la figure, en 1760, d'un travail à-peu-près semblable à celui que j'ai fait exécuter dans notre école, et qui paraît même avoir quelques avantages de plus: cela est possible ; mais est-il plus simple et moins dispendieux ?...

Les deux travails mobiles dont je viens de donner une faible idée, tout en l'emportant, comme je l'ai dit, sur la plate-forme immobile que j'ai décrite, présentent deux inconvéniens majeurs qui sont, 1.ᶜ la difficulté de trouver des ouvriers assez intelligens pour les construire, à moins qu'ils n'aient ces charpentes sous les yeux; 2.º l'impossibilité où se trouvent bien de personnes de l'art d'en faire usage, à cause du prix assez élevé qu'on est forcé d'y mettre, et de l'emplacement qu'elles exigent.

On sait que dans la chirurgie des animaux, comme dans celle de l'homme, il faut toujours préférer les instrumens et les machines les plus simples et les plus économiques. On ne s'est que trop souvent écarté de ce principe dans l'une comme dans l'autre : l'expérience y a ramené plus d'une fois.

Néanmoins on doit savoir gré aux auteurs cités plus haut, d'avoir inventé ou perfectionné des moyens ingénieux pour assujettir les grands animaux sans les abattre. Peut-être pourra-t-on un jour les simplifier, et alors ils deviendront, sans doute, d'un usage plus général.

Il ne serait pas sans utilité, je crois, qu'il y eût sous un hangard, près des forges de chaque caserne de cavalerie (1), l'une des

____

(1) Dans plusieurs casernes de cavalerie, il n'y a ni forges ni hangards ; les maréchaux sont, par conséquent, obligés de ferrer

trois plates-formes qui font l'objet de ce mémoire. Le pansement d'une foule de chevaux malades, et beaucoup d'opérations chirurgicales, se feraient bien plus promptement et plus aisément. On préviendrait, en outre, bien des accidens qui sont le produit de la ferrure : accidens dont les causes sont assez souvent ignorées des vétérinaires et des officiers, les maréchaux et les cavaliers ayant toujours une sorte d'intérêt à les cacher (1).

Si le gouvernement jugeait à propos d'adopter ce moyen, que le temps que j'ai passé dans la cavalerie en qualité de vétérinaire, m'a fait juger plus d'une fois nécessaire, on verrait à laquelle des trois il conviendrait spécialement de donner la préférence; je ne doute pas que ce ne fût à la plus simple, et par conséquent à la plus économique.

Cette machine ne serait pas non plus déplacée dans les haras et dans les dépôts d'éta-

---

en ville. On n'apprécie point assez les inconvéniens qui en résultent, sur-tout à l'égard des jeunes chevaux dont plusieurs sont peureux, craintifs ou méchans.

(1) Il devrait toujours être expressément défendu aux maréchaux de cavalerie de ferrer un cheval méchant ou réputé tel, sans que l'un des vétérinaires du corps fût présent; ils agiraient alors avec plus de douceur et plus de ménagement ; on ne verrait plus autant d'accidens, et beaucoup de chevaux, après quelques ferrures, deviendraient assez dociles pour qu'on pût les ferrer aisément et sans aucune contrainte, tandis qu'on voit malheureusement arriver, assez souvent, tout le contraire.

lons, où l'on a quelquefois des chevaux très-difficiles à ferrer ou à panser.

Dans les écoles vétérinaires, elle paraît également utile. Depuis que nous en faisons usage dans celle de Lyon, on y a abattu infiniment moins de chevaux qu'on en abattait auparavant, ce qui permet d'ailleurs de faire une assez grande économie de la paille qu'on emploie pour faire les lits. De plus, les pansemens des chevaux et des mulets méchans s'y font toujours bien plus promptement(1), et le professeur et les élèves sont bien moins exposés à en être blessés (2).

On juge aisément que lorsqu'on s'en sert pour des animaux affectés de gale, de farcin, de morve, etc. il importe de laver aussitôt, avec une éponge et de l'eau chaude, les planches contre lesquelles les parties malades ont pu être en contact, afin que les chevaux qu'on veut ensuite y mettre, ne soient atteints

---

(1) Dans les circonstances où de forts détachemens de cavalerie passaient par cette ville, j'ai quelquefois opéré, à l'aide de ce travail, dans l'espace de deux heures, dix-huit et même vingt chevaux blessés par la selle ou le porte-manteau : il m'a fallu le double de tems pour en opérer un égal nombre, en les abattant ou en les assujetissant avec une plate-longe et un serre-nez, et toujours avec bien plus de difficulté.

(2) Qu'on ne croie pas que ce que je viens de dire soit pour prôner ce travail. Les machines utiles n'ont pas besoin d'être louées avec exagération. Je m'en rapporte, pour les avantages de celle dont il est ici question, à ceux qui en ont vu faire usage dans notre école.

d'aucune de ces maladies. On doit également avoir ce soin, lorsqu'il y reste du pus ou du sang. On ne saurait prendre trop de précautions, ni user d'une trop grande propreté à l'égard des objets qu'on est obligé d'employer indistinctement pour tous les animaux, quelles que soient les maladies dont ils sont affectés.

V.

MÉDECINE LÉGALE VÉTÉRINAIRE.

Consultation médico-légale sur une accusation d'empoisonnement avec de la corne,

O U

Précis d'un procès qui s'est élevé en 1805, dans le dixain de Monthey, en Valais, relativement à de la corne semée dans un pré où des bestiaux allaient pâturer.

La médecine légale vétérinaire, encore pour ainsi dire au berceau, a besoin, pour ne pas rester en arrière des autres branches de notre art, que l'on rassemble tous les faits, toutes les observations qui y ont rapport ; ce n'est que de leur concours et de leur réunion que l'on pourra tirer un jour les matériaux indispensables pour former un traité élémentaire qui nous manque encore sur cette partie importante de la médecine des animaux.

Les *Instructions et observations sur les maladies des animaux domestiques*, déjà citées, et la *Correspondance sur la conservation et l'amélioration de ces animaux*, par M. *Fromage* de Feugré, renferment déjà, sur la jurisprudence vétérinaire, plusieurs mémoires intéressans auxquels j'ai cru devoir ajouter ici, comme ayant rapport au même objet, le précis d'un procès assez singulier sur une accusation d'empoisonnement d'un grand nombre de bêtes à cornes, par une substance à laquelle on n'a jamais reconnu aucune propriété malfaisante.

On y trouvera, 1.º un précis analytique des pièces de ce procès, avec des observations qui pourront aider à juger du peu de fondement de quelques-unes de ces pièces, ainsi que des notes critiques sur plusieurs rapports qui furent faits; 2.º les questions adressées à ce sujet à notre école par M. le président du dixain de Monthey, avec la réponse que l'école y a faite; 3.º le procès-verbal des expériences que nous avons faites pour éclaircir l'histoire de tout ce qui avait été avancé relativement aux dangers et à l'innocuité de la corne; 4.º le jugement rendu par le tribunal civil du département du Simplon, à l'égard de ce procès dont les fastes de l'agriculture et de la médecine vétérinaire n'offrent aucun exemple.

§. Ier *Précis analytique des pièces du procès.* Ce précis a été fait sur les procès-verbaux qu'a bien voulu me communiquer M. *Saloz*, alors artiste vétérinaire du canton de Vaud, consulté aussi plusieurs fois dans cette affaire (1).

I. Dans le mois de septembre 1805, le sieur Pierre-François Garny, meunier, en la commune de Monthey, dans la république du Valais, aujourd'hui département du Simplon, désirant améliorer un de ses prés, y répandit une certaine quantité de copeaux et de raclures de cornes, achetés chez un fabriquant de peignes ; il était loin, sans doute, de prévoir l'affaire très-grave dans laquelle cet engrais allait le jeter.

II. Le 25 du même mois, le procureur du village de Collombay, et deux autres citoyens de cette commune, dont les bestiaux avaient droit de parcourt sur ce pré, en portèrent plainte au châtelain de Monthey, et protestèrent qu'il pourrait en résulter des *dommages pour les bestiaux de leur paroisse* (2). Celui

______

(1) J'ai cru devoir conserver exactement les mêmes phrases et les mêmes expressions dont on s'est servi dans les procès-verbaux que j'ai analysés ; on les trouvera écrites par-tout en lettres italiques.

(2) Aucune des bêtes appartenant au sieur Garny, de Monthey , n'allait pâturer sur ce pré soumis au droit de parcourt, et situé sur le territoire de Collombay. , ce qui probablement avait accrédité dans l'esprit des personnes crédules, le soupçon d'un empoisonnement prémédité,

qui avait semé cette corne comparut, et pro-
testa qu'il ne l'avait fait que dans l'intention
d'engraisser son pré, et il consentit à l'enlever.
Cependant il ne le fit pas, comme il paraît
par les pièces dont je donnerai connaissance.

III. Le 12 novembre, le procureur de Collombay et deux de ses conseillers exposèrent
au châtelain de cette commune, en cour extraordinaire, qu'une maladie se manifestait
parmi le bétail d'une écurie de cette paroisse;
que s'étant trouvés à l'ouverture de deux bêtes, ils avaient remarqué dans la première
*un des lobes du poumon en partie pourri, et
en partie attaqué de ladre* (1) ; dans la seconde, le poumon *entièrement cuit, et dans
la panse et les feuillets une matière que l'on
présuma être de la corne.* On fut, ajoute-t-on
dans le procès-verbal dressé à cette occasion,
d'autant plus fondé à croire que c'en était,
que ces deux bêtes avaient pâturé sur le
champ où il en avait été répandu. On voit
que ce n'était encore là qu'une simple présomption qu'il eut été facile de changer de
suite en certitude, en examinant bien cette
substance, ou en en jetant quelques portions
sur des charbons allumés.

---

(1) J'ignore ce que l'on a voulu désigner ici par l'expression
ladre, qui, dans la médecine humaine, sert à désigner un homme
affecté de lèpre, et dans la médecine des animaux, un cochon
atteint de ladrerie.

Le même jour comparut pardevant le châtelain de Collombay, un *habitant guérisseur de bestiaux* (ainsi appelé dans le pays), qui déclara avoir été appelé, le 2 novembre, par le propriétaire des vaches dont on vient de parler , afin de les traiter , ainsi que deux autres qui étaient également malades ; une d'elles lui ayant paru attaquée d'une maladie incurable, qu'il dit être une fièvre inflammatoire, il la fit tuer. Il donna ses soins aux trois autres qu'il crut aussi affectées de la même maladie, et son traitement fut sans succès. Il déclara que deux veaux de cette étable étaient morts du même mal peu de tems auparavant, et qu'une vache et un veau qui restaient, n'offraient aucun espoir de guérison.

D'après ce rapport, le châtelain de Collombay, craignant le développement d'une épizootie contagieuse dans sa commune, donna ordre de faire conduire à la voirie ces deux bêtes, pour les abattre et les enterrer profondément (1). A l'ouverture qui en fut faite, en

____

(1) Cette mesure , trop souvent négligée, est très-prudente : c'est par ce moyen que MM. *Husard* et *Tessier*, arrêtèrent, à Vincennes en 1800, une maladie épizootique contagieuse, en faisant assommer de suite huit vaches qui en étaient atteintes, lesquelles venaient d'un département où régnait cette maladie.

Lancisi, *Bourgelat*, *Vicq-d'azir*, *etc.*, rapportent beaucoup d'exemples qui prouvent l'utilité d'une pareille mesure , et l'on en trouve surtout une foule de semblables dans *l'histoire raisonnée sur l'épizootie des bœufs*, *en Piémont*, **et les**

présence d'un officier et de quatre citoyens, on trouva dans chacune d'elles , *les poumons cuits, et à trois-quarts consumés, avec une quantité de copeaux de cornes dans la panse et dans les feuillets.*

Appréhendant que la mortalité ne continuât ses ravages sur les animaux de Collombay, le conseil de cette commune requit, le 19 novembre, un artiste vétérinaire, pour qu'il eût à lui faire un rapport sur le genre et la cause de la maladie qui commençait à se manifester.

Ce vétérinaire, assisté des membres du conseil et d'un inspecteur de bétail, envoyé aussi pour reconnaître le caractère de cette maladie, ayant procédé à l'ouverture de deux jeunes bœufs morts le 18, remarqua , dit-il, *une inflammation générale aux intestins grêles, compliquée d'une certaine quantité de matière noirâtre et fétide ; et dans les quatre estomacs, beaucoup de copeaux que l'on reconnut pour être de la corne, d'après l'expérience qui en fut faite par le moyen du feu. Dans la poitrine, il y avait adhérence de la plèvre aux côtes et au poumon, sans que ce viscère fût intéressé.*

---

moyens propres à y remédier, par M. *Buniva ;* et dans le tome XXX des annales de l'agriculture française, où on lit l'extrait d'un ouvrage Flamand , sur les avantages de l'assommement dans les grandes épizooties.

L'artiste conclut de cette ouverture, que
ces deux bœufs, ainsi que six autres, morts
avant son arrivée, et à l'ouverture desquels
on lui dit qu'on avait trouvé les mêmes lésions, n'étaient point morts d'une épizootie,
mais d'une maladie occasionnée par la corne
trouvée dans leurs estomacs. Il ne périt, ajoute-
t-il, que les animaux qui avaient pâturé dans
le pré où lesdits copeaux doivent avoir été
semés à dessein.

Ce rapport qui pouvait éclaircir les doutes
que l'on avait, tant sur le caractère de la
maladie que sur sa cause, contient plusieurs
inexactitudes, et des faits avancés sans aucune espèce de preuve.

1.º L'ouverture de la tête des animaux
morts, ne fut point faite ; cependant c'est
quelquefois dans la cavité cérébrale que l'on
remarque des effets bien sensibles de plusieurs
maladies. Par les procès-verbaux analysés
plus haut, on voit aussi qu'elle fut négligée ;
mais c'est probablement parce que les personnes qui étaient présentes à l'ouverture
des autres cavités, n'étant point versées dans
l'anatomie comparée, n'auraient pu reconnaître dans celle de la tête, aucune lésion, à
moins qu'elle ne fût très-prononcée.

Un artiste vétérinaire, appelé pour juger
d'une maladie qui a déjà fait des progrès, ne
doit point agir comme des magistrats et de

simples particuliers privés de connaissances anatomiques ; il ne doit rien omettre, rien négliger ;

2.º N'est-ce point une chose étrange, et même peu conforme aux règles de la médecine légale, qu'un vétérinaire avance que six bœufs qu'il n'a pas vus, et qui étaient morts quelques jours avant ceux dont il fit l'ouverture, sont péris par la même cause à laquelle il attribue la perte de ces derniers ? Il aurait fallu nécessairement, pour appuyer une pareille assertion, avoir observé les principaux symptômes de la maladie de ces six bœufs, et en avoir vu l'autopsie cadavérique ;

3.º De ce qu'il ne périssait que les bestiaux qui avaient pâturé sur le pré où l'on avait semé de la corne, ce n'est pas une raison suffisante pour croire que ces animaux moururent empoisonnés , plutôt que victimes d'une épizootie qui avait été apportée dans cette commune par des bœufs et des vaches achetés dans un endroit où elle régnait , comme le prouvèrent des recherches faites ultérieurement ;

4.º Enfin, qu'a-t-on voulu dire en avançant que les copeaux de cornes *doivent avoir été semés à dessein ?* est-ce à dessein d'engraisser le fonds sur lequel ils ont été répandus, ou à dessein de nuire aux animaux qui allaient y pâturer ? Dans cette dernière supposition qui est vraisemblablement celle que l'on a sous-entendue , celui que l'on inculpe aussi grièvement , ne pourrait-il pas dire à son tour avec autant de fondement, que le procès-verbal dressé en faveur des habitans du village de Collombay, l'a été aussi à *dessein ?* Je suis loin de supposer une telle intention à l'artiste vétérinaire dont j'analyse le rapport; mais en médecine légale, ce n'est que par des faits bien constatés que l'on doit éclairer la religion des juges. On ne doit pas oublier, comme l'a dit un médecin célèbre, qu'en pareille matière cent mille semi-preuves ne font pas une preuve, et qu'un accusé n'est pas toujours un coupable.

IV. Le 21 novembre, l'officier municipal de Collombay, qui avait assisté à l'ouverture de deux bêtes mortes le 12 novembre, fut encore requis, ainsi que deux autres propriétaires de cet endroit, pour être présens à celle de deux veaux appartenant à des particuliers de cette commune. Il déclara dans son procès-verbal, avoir remarqué dans la poitrine de ces veaux les mêmes lésions observées dans la vache et le veau tués le 12. Il ajouta *que des copeaux de cornes, et l'échauffement qu'ils avaient , leur avaient fait comme brûler le brument de la panse* (1) *et les livrets.*

____

(1) Je ne sais ce qu'on a voulu désigner par *brument* de la panse ; il est probable que c'est la membrane interne de ce viscère; par *livrets* il faut entendre les feuillets du troisième estomac.

(133)

D'après ces deux procès-verbaux, le procureur du village de Collombay et un autre citoyen, au nom des particuliers lésés de ce village, se transportèrent, le 22 novembre, chez le châtelain de Monthey, où ils firent citer celui qui avait semé la corne qui était le motif des plaintes ci-dessus : on lui demanda s'il était disposé à réparer les dommages qu'il avait occasionnés dans la commune de Collombay. *Il déclara*, est-il dit dans le procès-verbal, *que dans la croyance où il paraissait être que ce dommage était de son fait, il était prêt de faire un arrangement à l'amiable, et manifesta son intention et son consentement de bonifier la perte des animaux péris, ou qui pourraient encore périr à cause de ces copeaux de cornes, témoignant en même tems qu'il était très-fâché que cet accident fût arrivé, et priant qu'on voulût bien se contenter d'un dédommagement modéré.*

En conséquence de cette déclaration qui annonçait de la part du sieur Garny de la bonne foi et le désir d'indemniser, autant qu'il le pourrait, les parties lésées, un état général et estimatif des bêtes mortes fut dressé, et on en fit de même pour celles qui périrent par la suite : il résulte de celui qui me fut remis, que ce particulier paya, depuis le 27 novembre 1805 jusqu'au 31 décembre 1806, à différens habitans de la commune de Collombay, la somme d'environ

4500 francs. Cependant on ne s'en tint pas là : en effet , cet homme fut menacé , quelque tems après d'être pendu , comme ayant voulu empoisonner les bestiaux de la commune de Monthey.

V. Le 2 décembre suivant , le vice-président de Monthey fut également invité, par un propriétaire de Collombay, de se transporter dans cette dernière commune , pour assister , en présence du procureur dudit Collombay , et de deux de ses conseillers , à l'ouverture d'un veau que l'on présumait être péri par l'effet de la corne dont il a été question ; on déclara qu'après avoir visité scrupuleusement ses excrémens , on y avait trouvé *quelques petits morceaux de cornes.* Il n'est point fait mention de l'état des viscères de la poitrine.

VI. Les 23 et 28 du même mois, deux procès-verbaux furent faits par le vice-président et l'inspecteur de santé de Monthey, à la requête de deux propriétaires de la commune de Collombay; ils constataient la mort d'un veau et d'une vache. A l'ouverture du veau , *on trouva dans ses excrémens quelques copeaux de cornes , lesquels avaient causé une inflammation à une partie des poumons et aux intestins. On en conclut que la perte de ce veau ne pouvait être attribuée qu'à la corne.*

Dans les excrémens de la vache , on trouva

également quelques copeaux de cornes ; mais une partie des poumons , ainsi que les intestins et le livre (le feuillet) étaient noirâtres et brûlés.

VII. Le 29, un nouveau procès-verbal fut encore dressé par un inspecteur de bestiaux et un *guérisseur*, au sujet d'une vache appartenant à un propriétaire de Collombay. *On remarqua dans les estomacs une étonnante quantité de copeaux de cornes qui avaient occasionné une grande inflammation dans l'intérieur, ainsi que dans le poumon ; du reste , la vache était parfaitement saine et exempte de maladie contagieuse.*

Il est certain que l'on pouvait juger aisément si les viscères autres que ceux dont on vient de parler, étaient sains ou lésés ; mais il n'était point aussi facile de décider si cette vache se trouvait, ou non, attaquée d'une maladie contagieuse. Les hommes les plus expérimentés se trompent quelquefois à cet égard.

VIII. Il paraît que pendant le mois de janvier 1806, il ne mourut aucune bête ; du moins aucun procès-verbal n'en fait mention. Mais le 14 février, la maladie dont il s'agit s'étant renouvelée , un second artiste vétérinaire fut désigné par le bureau général de santé du canton de Vaud , pour se transporter le lendemain avec un inspecteur de bétail et un *guérisseur*, dans la commune de Collombay, afin d'y examiner un bœuf reconnu très-malade. Les symptômes remarqués sont, dit l'artiste, *le pouls faible et les pulsations fréquentes, un battement des flancs très-accéléré, la respiration gênée, l'haleine fétide, une grande chaleur dans la bouche avec copieuse salivation ; les yeux enfoncés dans leurs orbites, une toux continuelle, des plaintes suivies, les oreilles pendantes et chaudes, la fiente noire et desséchée, le cuir très-délié, l'animal chancelant et faible. Tous ces symptômes ont déterminé à l'abattre.*

L'ouverture faite en présence du vice-président de Monthey, du vice-châtelain du Collombay, et de quelques autres membres des autorités administratives dudit lieu, montra *les intestins grêles très-enflammés et en même tems gangrenés, les feuillets desséchés et farcis d'alimens, la panse très-enflammée, contenant beaucoup de copeaux de cornes, le foie à-peu près dans l'état de santé, la vessicule du fiel très-volumineuse, les reins, le pancréas, dans l'état naturel. Dans la poitrine on trouva le lobe gauche du poumon très-volumineux, de couleur blanche extérieurement, et rempli intérieurement d'une grande quantité de sérosité jaunâtre ; le tissu du poumon dur et comme cartilagineux ; d'autres parties, noires et gangrenées tendantes à la dé-*

composition ; la plèvre du côté gauche, en-
flammée, le lobe droit, la trachée-artère, à-
peu-près dans l'état naturel.

On fit l'examen d'un autre bœuf, et on remarqua sur celui-ci les mêmes symptômes
que dans le précédent ; mais on ne dit point
s'il guérit ou s'il mourut.

L'artiste vétérinaire conclut, le 16, dans
son procès-verbal dressé le 15, que les copeaux de cornes, trouvés dans les estomacs
du bœuf dont il avait fait l'ouverture, n'étaient
point la cause des symptômes, ni des lésions
qu'il avait reconnues. « L'expérience, dit-il,
m'a prouvé plusieurs fois que la corne administrée en poudre, comme remède absorbant
dans les diarrhées invétérées chez les ruminans, à une dose beaucoup plus forte que celle
que j'ai reconnue avoir été avalée, produit en
général un bon effet » (1). Il prétend aussi, et
avec assez de raison, qu'en regardant comme
dangereuse la corne prise en morceaux, ses effets seraient prompts, qu'ils ne se porteraient
que sur les estomacs et sur les intestins et nul-

---

(1) Ce que rapporte ici le vétérinaire qui a rédigé ce procès-
verbal, semble prouver, ou au moins donner lieu de présumer,
que la corne des bœufs et des vaches jouit à-peu-près des mêmes
propriétés médicinales que la corne de cerf, c'est-à-dire qu'elle
devient adoucissante étant administrée, soit en poudre, soit en
décoction. Cette dernière est aussi absorbante, est-il dit dans
la matière médicale de *Bourgelat*, mais seulement quand elle
est calcinée.

lement sur les viscères de la poitrine ;. qu'il
devrait en résulter des tranchées aiguës dont
la mort serait bientôt le terme, comme cela
a lieu lors de l'administration des poisons mé-
caniques très-irritans ; enfin, il fait observer
que de semblables morceaux de cornes ne
pourraient pas rester quatre ou cinq mois dans
les estomacs, sans produire des accidens graves , et que pendant un aussi long espace de
tems , ils auraient probablement été ramollis par la chaleur des ventricules, et sur-tout
par l'activité des sucs gastriques qui ont quelquefois décomposé des corps bien plus durs (1).

Cette cause ne pouvant pas agir sur les
poumons pour les mettre dans l'état de décomposition où on les trouva, le vétérinaire
déclare , d'après tous les symptomes, et l'ouverture du bœuf qui n'avait été malade que dix
jours, et après l'avoir visité , que c'était de
la pulmonie qu'il était affecté.

Jusque-là tout est sensé , tout est juste
dans ce procès-verbal, excepté cependant ce
qu'on vient de rapporter, qu'un bœuf mort
de la pulmonie n'a été malade que dix jours.
Il est plus vraisemblable que c'était de la péripneumonie gangreneuse. Mais on est surpris

---

(1) Cette assertion est prouvée par les expériences dont je
rendrai compte. On verra que la quantité de corne trouvée dans
les estomacs des animaux qui en avaient pris de fortes doses, a
été infiniment moindre que celle qu'on leur avait donnée.

de lire à la fin, que ce vétérinaire expert n'a pas osé *prêter serment à Collombay , dans la crainte de s'exposer à la vengeance des particuliers.* Dans une seconde conclusion, donnée le même jour que celle-ci , il ajouta :
« qu'ayant examiné avec toute l'attention
» possible, les alimens du bœuf abattu la
» veille, afin de pouvoir ramasser les co-
» peaux de cornes pour les transmettre au
» bureau général de santé de ce canton, il
» en a trouvé un demi-gros , et que s'il a
» couché sur son procès-verbal une grande
» quantité, c'était malgré lui, et par la crainte
» de s'exposer à la brutalité des habitans ;
» qu'il était porté à croire que les particuliers
» donnaient exprès de cette corne à leurs
» bestiaux, afin que s'ils venaient à perir, ils
» pussent avoir recours contre celui qui en
» avait semé dans le champ où ils avaient
» pâturé, pour en obtenir le payement ; tous
» ses biens étant, d'après un jugement rendu,
» mis sous séquestre jusqu'à la fin de la ma-
» ladie. »

On peut faire sur ce procès-verbal des ob-jections non moins fortes que sur celui dressé par le premier artiste appelé le 19 novembre, dont il a été parlé plus haut.

1.º L'ouverture du bœuf dont il est ques-tion , est incomplète, puisque la tête a été exceptée ; et le second bœuf , quoiqu'on lui supposât la même maladie , n'a point été ouvert du tout. Il semble cependant qu'il ne suffisait pas, dans une matière aussi délicate et aussi importante, de dire que l'on avait observé sur celui-ci les mêmes symptômes que sur l'autre.

2.° Mais ce qui étonne le plus, c'est la crainte que l'artiste eut de prêter serment à Collombay ; car s'il avait été requis par le bureau général de santé, et s'il était accompagné de plusieurs fonctionnaires dans sa visite, c'était pour dire la vérité et non pour la déguiser; en supposant d'ailleurs que sa conclusion pût déplaire aux habitans de Collombay, ce n'était pas après l'avoir donnée qu'il devait prêter son serment, mais bien avant de procéder à la visite dont il s'agissait. Or, il lui était impossible de prévoir alors, en faveur de qui serait le résultat de l'examen qu'il allait faire. Un rapport , quel qu'en soit l'objet , doit toujours être suivi immédiatement de sa conclusion ; sans cela il y a nullité , et dèslors il ne peut servir à rien. Au surplus, il semble qu'il n'est guère permis , sur-tout en fait de choses démonstratives , de faire un rapport dans un endroit, et d'en donner la conclusion dans un autre vingt-quatre heures après ;

3.° Ce qui rend encore ce rapport très-défectueux, c'est qu'on y dit, dans la seconde

Conclusion, *que la quantité de corne trouvée, n'est que d'un demi gros, et que si l'on a couché sur le procès-verbal qu'on en avait trouvé une grande quantité, c'était dans la crainte d'être exposé à la brutalité des paysans.* En médecine légale on ne peut pas impunément changer ainsi d'avis ; la crainte ne doit point agir sur l'homme intègre chargé de dire la vérité, dans quelque circonstance qu'il se trouve, mais sur-tout quand il est accompagné dans ses fonctions d'hommes revêtus de la confiance publique, et sur la foi et la probité desquels il peut compter ;

4.°Enfin, sur quoi est-on fondé, en avançant que l'on *est porté à croire que les particuliers donnent exprès de cette corne à leurs bestiaux, afin que, s'ils viennent à périr, ils puissent avoir leur recours contre celui qui en a semé dans son champ ?* Cette assertion paraît à-peu-près aussi peu fondée que celle par laquelle le premier vétérinaire appelé a voulu insinuer, dans un autre rapport, que la corne a été répandue *à dessein de nuire.* Pourquoi des présomptions, lorsqu'on ne demande que des faits ? pourquoi ne pas se borner uniquement à rendre compte de ce que l'on a observé et dont on est bien certain, plutôt que d'avancer des choses qui ne sont rien moins que prouvées ? qu'elle opinion les juges devaient-ils avoir de pareils rapports ?

IX. Le 17 février un nouveau procès-verbal fut dressé, d'après l'ordre du président de
Monthey, à l'occasion d'un bœuf appartenant
à un particulier de Collombay : *on remarqua,*
est-il dit, *dans les estomacs une quantité de
corne, et les poumons attaqués comme dans
les autres bêtes déjà péries, ainsi que des drou-
tres dans le foie (espèce d'insectes occasionnés
en pâturant sur les marais) (1) ; du reste, ce
bœuf était parfaitement sain et exempt de
maladie contagieuse.*

X. Depuis le 17 février jusqu'au 4 octobre,
la maladie ne paraît avoir enlevé aucun animal ; mais à cette dernière époque deux vaches appartenant à deux personnes de Collombay, périrent. A l'ouverture, on trouva
*les poumons à moitié brûlés, ainsi que les
livres ; les boyaux grêles comme dans les
autres bêtes qui étaient péries par le moyen
de la corne ; on vit dedans une petite quantité de cette matière : du reste, ces bêtes
étaient parfaitement saines.*

XI. Le 8 du même mois, deux vaches de la
commune de Collombay, appartenant à l'une
des personnes dont on vient de parler, furent
encore ouvertes en présence des autorités du

---

(1) Ce sont, sans doute, des douves. *faciola hepatica,*
dont on veut parler ; on peut en voir la description dans le traité
des maladies vermineuses dans les animaux, par M. *Chabert,*
art. XVI et XVII.

lieu. On observa *que la moitié des poumons, ainsi que les livres étaient brûlés; les boyaux grêles étaient comme dans les vaches visitées jusqu'alors, excepté qu'on n'y rencontrait point de corne. Les autres parties étaient parfaitement saines.*

Les avis différens des deux artistes vétérinaires, appelés le 19 novembre 1805 et le 14 février 1806, et l'incohérence, pour ne pas dire les absurdités sans nombre qui régnaient dans les pièces relatives à l'empoisonnement supposé dont je viens de donner sommairement l'histoire, déterminèrent le conseil d'état de la république du Valais, à requérir, le 12 novembre 1806, M. *Saloz*, artiste vétérinaire du canton de Vaud, pour *qu'il eût à émettre son opinion sur le caractère de la maladie qui régnait, et à employer un traitement propre à la combattre et à en arrêter les progrès.*

D'après plusieurs informations prises au sujet de l'origine de cette maladie, M. *Saloz* fut porté à croire qu'elle avait été introduite dans la commune de Collombay par une vache venue de Morsine en Savoie, où elle est épizootique, et où, chaque année, sur-tout en automne, elle fait des ravages considérables.

Il fait observer que les Valaisins, séduits par la modicité du prix que coûte le bétail en Savoie, y en achètent beaucoup, dans l'espérance de le refaire sur leurs montagnes, et les ramènent ensuite dans la plaine. En effet , la maladie dont il s'agit , ne s'est manifestée dans la commune de Collombay que lors de la descente des vaches en 1805. A son arrivée , le vétérinaire éclairé que je viens de citer, trouva dans le village 321 bêtes à cornes : 31 furent assommées ou périrent durant le traitement ; 286 furent guéries ou préservées (1); toutes avaient pâturé dans le même lieu où on avait semé la corne.

XII. Voici quelques autres renseignemens que je tiens également de M. *Saloz.*

A-peu-près à la même époque où cette épizootie qui était une véritable péripneumonie gangreneuse (2), se montra sur le bétail de Collombay, elle faisait des ravages sur celui de cinq étables du village de Champéri, dixain de Monthey, dernier village du côté de la Savoie : on y assomma de suite 22 bêtes , et la maladie fut arrêtée. Il résulte des recherches faites à cet égard par M. *Saloz,* qu'une vache, aussi achetée à Morsine par un

______

(1) On sait, lorsqu'on dit que tant d'animaux ont été, par un traitement quelconque, préservés d'une maladie épizootique, qu'il ne faut point prendre cette expression à la lettre, parce qu'on n'est jamais certain que tous eussent été atteints de cette maladie, si l'on n'avait employé aucun préservatif.

(2) On trouve la description de cette maladie, par M. *Chabert,* dans les *instructions et observations sur les maladies des animaux domestiques,* tome **IV,** deuxième partie.

particulier de Champéri, y apporta la contagion.

La péripneumonie gangreneuse se déclara
encore, en octobre 1806, sur le bétail de deux
étables, dans la commune de Massongex, dixain de Saint-Maurice. Les mesures qui furent
prises et les moyens qu'on employa à l'égard de
375 bêtes environ qui avaient communiqué avec
les malades, en arrêtèrent les progrès. Cette
maladie avait été introduite dans cette commune par une vache venue de Collombay.

Dans le mois de novembre suivant, la même
maladie se manifesta sur le bétail des villages
de Neyères et d'Illarse. Elle fut aussi portée
dans ces deux endroits par des animaux venant
de Collombay. Les précautions et les moyens
curatifs employés à tems, en arrêtèrent les
ravages, de même qu'à Massongex. 560 bêtes
furent préservées; 15 de celles qui avaient
été atteintes, guérirent ; 8 furent assommées
et 2 périrent pendant le traitement. Les premières avaient toutes communiqué dans les
pâturages avec celles qui étaient attaquées.

Enfin, dans les derniers jours de septembre
et au commencement d'octobre 1807, cette
épizootie se montra aussi sur les bestiaux de
la commune de Blouay, arrondissement de
Vevay, dans le canton de Vaud.

On avait cru d'abord qu'elle était due aux
grandes sécheresses de l'été, au manque

d'eau, etc. ; mais bientôt on eut la certitude qu'elle avait été apportée dans cet arrondissement par deux vaches venant de Collombay, qu'on avait frauduleusement fait entrer sur le territoire Vaudois. (1). Elle n'attaqua que les bêtes à corne de la commune de Blouay, avec lesquelles les deux vaches amenées avaient eu des communications directes.

§. II. *Questions adressées à notre école par M. le président du dixain de Monthey, avec la réponse qui y fut faite.*

M. le président du dixain de Monthey, désirant terminer les vives contestations qui existaient depuis près de deux ans entre les habitans du village de Collombay et le sieur Garny, de Monthey, députa, dans le courant de juillet 1807, à l'école impériale vétérinaire de Lyon, M. le vétérinaire *Saloz*, porteur de douze

______

(1) Cette voie de communication d'une épizootie contagieuse est beaucoup plus commune qu'on ne se l'imagine généralement. C'est par elle que de semblables fléaux se sont quelquefois propagés à de très-grandes distances, avec une rapidité étonnante. Bourgelat *dans son mémoire sur les maladies contagieuses du bétail ;* Vicq-d'Azir *dans son expose des moyens curatifs et préservatifs qui peuvent être employés contre les épizooties ;* Paulet *dans ses recherches historiques et physiques sur les maladies épizootiques ;* Robinet *dans son manuel du bouvier ;* Grignon *dans son mémoire sur l'épizootie qui régna en Champagne en* 1775 ; Buniva *dans celui qu'il publia sur celle qui désola le Piémont en* 1793, etc., etc., en citent un grand nombre d'exemples.

questions qu'il devait présenter à l'école. Onze de ces questions étaient relatives aux moyens administratifs et médicinaux à employer pour prévenir ou arrêter les progrès des épizooties contagieuses en général , et de la péripneumonie gangreneuse en particulier.

La douzième question portait : « la rapure de cornes peut-elle produire la pulmonie ? » (c'est-à-dire la péripneumonie gangreneuse.)

Le directeur et les professeurs, après avoir donné leur opinion à l'égard des onze premières questions , répondirent ainsi à cette dernière :

« Nous ne concevons pas comment la rapure de cornes peut déterminer la pulmonie ou péripneumonie gangreneuse : cette substance, prise en grande quantité par des ruminans , peut tout au plus causer des indigestions , ou irriter mécaniquement les voies digestives.

» D'après le rapport de M. *Saloz* et les pièces qu'il nous a communiquées, il paraît que la rapure de cornes répandue dans des pâturages , a été regardée comme une cause d'épizootie. On a cru que cette corne étant la dépouille d'animaux morts de la contagion, récélait des principes contagieux.

» Nous faisons observer à cet égard , que cette rapure que vendent les fabriquans de peignes , de manches de couteaux et d'autres objets faits avec de la corne, ayant été soumise à l'ébullition , il en résulte , en supposant même que des principes de contagion puissent y être cachés , que l'ébullition les aurait annullés complètement.

» Au reste, pour ne laisser aucun doute à cet égard, et pour satisfaire entièrement le magistrat qui nous fait l'honneur de nous consulter, nous nous livrerons à quelques expériences. M. le vétérinaire *Saloz* nous a promis de nous envoyer, dans le plus bref délai, une certaine quantité de la même rapure qu'on a regardée, comme la cause de l'épizootie qui règne dans le Valais ; cette substance doit nous arriver sous le cachet d'une autorité publique. Nous en ferons prendre à des vaches, et nous observerons l'effet qu'elle produira. On donnera aussi à d'autres vaches de la même corne qui sert d'engrais dans beaucoup de pays, et à laquelle on n'a jamais reconnu de propriété insalubre. Le résultat circonstancié de ces expériences comparatives, sera consigné dans un procès-verbal qui sera adressé à M. le président du dixain de Monthey.

Fait à l'école impériale vétérinaire de Lyon, le 24 juillet 1807. »

Ont signé, le directeur et les professeurs.

M. *Saloz* remit à M. le président du dixain de Monthey les réponses aux questions soumises à l'école, et il fut aussitôt expédié de

Monthey un sac cacheté, contenant environ deux kilogrammes (4 livres) de corne pour faire une partie des essais qu'on avait projeté. On procéda aussitôt à ces expériences dont je rendrai compte plus loin.

Il semblait, d'après la réponse ci-dessus, et en attendant le résultat des expériences que l'on se proposait de faire, que toutes poursuites contre le sieur Garny, de Monthey, devaient cesser.

Le 26 août 1807, comparurent néanmoins, pardevant le lieutenant du grand châtelain du dixain de Monthey, les sieurs Christian Riondet, vice-châtelain, et Joseph Carraud, procureur du village de Collombay, demandant de nouveau contre le sieur Pierre-François Garny, de Monthey, *les fins d'un mandat du 27 juillet précédent*. Celui-ci refusa de payer toute somme quelconque, faisant observer que sa soumission du 22 novembre était fondée sur ce qu'il croyait que la corne semée par lui avait réellement occasionné la perte d'une partie des vaches de la commune de Collombay ; mais que le raisonnement et l'expérience l'avaient depuis pleinement détrompé à cet égard. Il allégua les raisons données par l'école vétérinaire de Lyon, sur les préparations capables de dénaturer toute espèce de virus, en supposant que cette matière animale en eût été imprégnée, et l'usage

que l'on peut faire de la corne intérieurement , dans le cas de diarrhée, ainsi que
l'avait avancé l'artiste vétérinaire appelé le
14 février 1806.

Il ajouta que la corne, par sa forme ne
peut point blesser l'estomac ni les intestins (1),
et que le tems qui s'est écoulé depuis la mort
des premières bêtes qui appartenaient à M.
le lieutenant Riondet , et celles dont on
réclamait le payement , prouvent assez que
la corne n'en peut être la cause; enfin, il termina par réclamer la remise des sommes qu'on
avait injustement exigées de lui, avec tous les
autres dommages et intérêts.

Mais le 16 septembre même année, en conséquence de cette dernière déclaration, comparut encore , pardevant le lieutenant du
grand châtelain du dixain de Monthey, le
vice-châtelain de Collombay, *tant pour lui
qu'au nom de ses consorts , soutenant en ré-
plique contre le sieur Garny, défendeur, que
les motifs sur lesquels celui-ci fonde son
refus à exécuter sa soumission du 22 novembre 1805, sont illusoires. Il regarde comme
des probabilités éloignées et hasardées , les
raisons alléguées par le vétérinaire requis le
14 février 1806, et par l'école vétérinaire de*

***

(1) C'est en effet ce qui a été prouvé par les expériences faites
depuis.

(151)

Lyon. Pour en tirer des conséquences certaines, il faudrait, ajoute-t-il, que ces raisons fussent assises sur des faits également certains, appuyés d'une expérience soutenue (1) *qui prouvât que la mort du bétail dont on réclame le paiement, n'a pas été occasionnée, d'une manière même éloignée, par les copeaux de cornes que le défendeur avait semé sur la terre.*

Le citoyen Garny, dit-on, *a bien pu impregner les copeaux en question, d'ingrédiens qui auraient suppléé au vice de malignité dont il ne les croit pas susceptibles. Il résulte donc de la soumission du 22 novembre 1805, que le défendeur est tenu de payer toutes les pièces de bétail dans lesquelles il a été trouvé des copeaux de cornes, aussi long-tems qu'il n'établira pas par des preuves physiques, 1.° que ces copeaux n'ont pu procurer d'eux-mêmes la mort aux bestiaux ; 2.° que ces corps déjà nuisibles, n'ont pas été, comme on l'a dit, accompagnés ou imprégnés de matières qui aient concouru avec la corne à procurer la mort aux bestiaux des demandeurs* (2).

---

(1) Les expériences faites depuis, et dont il va être parlé, ont pleinement justifié les raisons que le directeur et les professeurs de cette école ne pouvaient alors donner que comme de fortes probabilités.

(2) Il paraît que c'était au contraire à ces derniers à prouver l'existence des matières qu'ils supposaient avoir été mêlées à la corne.

La première preuve que l'on exige paraît
découler naturellement des expériences dont
je vais présenter les détails; quant à la seconde, elle paraît beaucoup plus difficile à
donner.

Mais, en supposant que l'on eût répandu
sur la corne, avant de la semer, du sublimé
corrosif (muriate-suroxigéné de mercure),
ou de l'arsénic (acide-arsénieux) qui sont les
poisons minéraux les plus actifs, ou qu'on
l'eût fait macérer ou bouillir dans des disso-
lutions de ces substances corrosives, les poumons ne seraient pas les premiers viscères
qui en auraient éprouvé les effets; et ces poisons n'y auraient pas produit des abcès ni la
gangrène, comme cela a été observé à l'ouverture de plusieurs animaux.

Nous nous sommes convaincus d'ailleurs,
que les vaches ne mangent la corne, quelque
petits qu'en soient les morceaux, qu'acci-
dentellement, c'est-à-dire lorsqu'ils sont cachés par l'herbe, et encore en voit-on qui rejètent ou dédaignent toutes les herbes sur
lesquelles ou dans lesquelles il s'en trouve.
Or, dans la supposition que l'on vient de
faire, ils semble qu'il aurait fallu, 1.º que
l'herbe du pré du sieur Garny, de Monthey,
fût très-grande pour cacher la corne répandue dessus; 2.º que cette corne eût été fortement imprégnée de matières délétères;

3.º que les vaches en eussent mangé une grande quantité, pour qu'elles eussent pu en éprouver des effets fâcheux. Rien de tout cela n'est démontré.

Une autre circonstance qui semble venir encore à la décharge du sieur Garny, c'est que, outre tout ce qui a été dit plus haut sur l'origine de la maladie dont il s'agit, la mortalité sur les vaches de la commune de Collombay, n'a pas commencé immédiatement après qu'elles eurent pâturé sur le lieu en question, et qu'elle n'a cessé que long-tems après (1) : mais comme de plus longs raisonnemens à cet égard seraient inutiles, je vais passer aux expériences qui ont été faites, et je résumerai ensuite le contenu des pièces de ce procès.

§. III. *Procès-verbal des expériences faites à l'école impériale vétérinaire de Lyon, en septembre et octobre 1807, sur deux vaches, avec des raclures et des morceaux de cornes, dans l'intention de savoir si cette substance produirait quelques maladies (2).*

---

(1) On peut faire observer aussi que dans beaucoup d'endroits la corne est employée comme un très-bon engrais, et que, jusqu'à présent, on ne lui a rien reconnu de vénéneux.

(2) Professant alors la jurisprudence vétérinaire, je fus particulièrement chargé de suivre ces expériences auxquelles j'ai donné toute l'attention dont je suis capable et que l'importance de l'objet réclamait.

M. le président du dixain de Monthey ayant, sur la demande qui lui en avait été faite, envoyé dans les premiers jours de septembre 1807, à M. Bredin, directeur de l'école, deux kilogrammes (4 livres) de raclures et de morceaux de cornes dans un sac de toile ficelé, et portant le cachet de la république du Valais, il fut quelques jours après procédé avec cette matière animale aux expériences suivantes, sur une vache âgée de 14 à 15 ans, en assez bon état, mais ne donnant que très-peu de lait.

Le 19 septembre, à dix heures du matin, cette vache dont le pouls battait 46 ou 47 fois par minute, fut conduite dans un endroit du parc de l'école où l'herbe était très-abondante, et sur laquelle on venait de semer, sur un espace de trois mètres huit décimètres (deux toises) carrés, un kilogramme (2 livres) de raclures et morceaux de la corne dont on vient de parler. La plus grande partie resta sur l'herbe, et devait par conséquent être mangée avec elle.

Cette vache qui fut toujours exactement surveillée, resta à pâturer ce même jour depuis dix heures jusqu'à midi ; on la ramena alors aux infirmeries jusqu'à deux heures, après lequel tems elle fut reconduite au pré où on la laissa jusqu'à cinq heures du soir. Mais l'herbe ayant été presqu'entièrement mangée le matin, on

(155)

changea de place la corne qu'elle avait laissée,
et on la répandit sur un espace de terrain
semblable au premier , où cette vache de-
meura jusqu'à cinq heures du soir.

Toute la corne qui restait fut de nouveau
ramassée le soir du même jour avec beaucoup
de soin, et pesée : il ne s'en trouva plus que
trois hectogrammes trois décagrammes six
grammes (11 onces).

Le lendemain ces onze onces de raclures
furent éparpillées sur un autre endroit du
parc, où la vache pâtura depuis midi jusqu'à
trois heures ; elle en mangea ce jour-là environ deux hectogrammes un gramme quatre
décigrammes (7 onces).

Le 21, on répandit sur une autre place ce
qui restait de la veille : le soir on n'en trouva
plus que trois décagrammes (une once), en
morceaux assez gros et assez longs : ces morceaux furent mis de côté pour être donnés
d'une autre manière.

On peut estimer à trois décagrammes (une
once) les petites parcelles de corne qui furent
perdues pendant ces trois jours, malgré le
soin que l'on prit de ramasser tout ce qui
était visible.

Ainsi, cette vache mangea, depuis le 19
jusqu'au 21 septembre inclusivement, à-peu-
près neuf hectogrammes un décagramme huit
grammes (une livre 14 onces) de corne, sa

voir : le premier jour, six hectogrammes quatre décagrammes un gramme (une livre cinq
onces); le second jour, un hectogramme huit
décagrammes trois grammes (7 onces); et le
troisième, neuf décagrammes un gramme
(3 onces).

Mais , comme on le présume bien , elle
n'avalait cette corne qu'involontairement, et
loin de la rechercher, elle la repoussait au
contraire de la touffe d'herbes qu'elle voulait
prendre.

Le 21 au soir, cherchant dans ses excrémens, on y trouva un petit morceau de corne
de deux centimètres soixante-dix millimètres
(un pouce) de longueur, sur quatre-vingt-dix
millimètres (4 lignes) de largeur , et vingt-
trois millimètres (une ligne) d'épaisseur. Il
n'était que légèrement ramolli; on trouva
encore les jours suivans quelques morceaux
semblables à ceux-ci.

Du reste, il ne parut aucune altération
dans le pouls de cette vache. Cependant, le
21 au soir et le 22 au matin , on la vit un
peu triste; elle avait les oreilles, la partie
inférieure des membres et les extrémités des
cornes froides ; mais ces légers signes mala-
difs disparurent bientôt et ne se montrèrent
plus. Je crus qu'on pouvait les attribuer à
quelques morceaux de corne, qui probablement s'étaient arrêtés contre les parois d'un

des estomacs, ou dans une portion des intestins, et y avaient excité un peu d'inflammation en agissant comme corps irritans.

Le 22, je pris neuf hectogrammes huit décagrammes (2 livres) de corne qui restaient, pour les semer également sur de l'herbe ; mais, comme sur cette dernière quantité il se trouvait beaucoup de gros morceaux que la vache n'aurait pu avaler, on en retira deux hectogrammes quatre décagrammes quatre grammes (une demi-livre) que l'on remplaça par une égale quantité de raclures beaucoup plus minces, apportées par M. *Saloz*, lorsqu'il vint consulter l'école, de la part de M. le président du dixain de Monthey.

Cette vache, conduite le même jour au bout d'une des allées du parc où l'on venait de répandre ces deux livres de cornes, y mangea avec beaucoup d'appétit, et avala avec l'herbe à-peu-près cinq hectogrammes cinq décagrammes (une livre 2 onces) de cette corne.

Les quatre hectogrammes deux décagrammes huit grammes (14 onces) qui restaient, furent ramassées et semées le 23, toujours sur un espace de terrain égal à celui fixé le premier jour de ces expériences.

Le soir je n'en trouvai qu'un hectogramme huit décagrammes trois grammes (6 onces). Ce reste fut éparpillé sur d'autre herbe, et mangé le 24 , depuis midi jusqu'à cinq heures.

Comme le vent fut un peu plus fort pen-dant ces trois derniers jours que pendant les trois premiers , et que dans cette corne il y avait beaucoup de raclures extrêmement min-ces, on a estimé que sur les deux livres il s'en était perdu environ six décagrammes un gramme (2 onces). La vache a par consé-quent mangé encore pendant ces trois jours neuf hectogrammes un décagramme huit grammes (une livre 14 onces) de cornes , dont cinq hectogrammes huit grammes (17 onces) , le 22 ; deux hectogrammes quatre décagrammes quatre grammes (8 onces) , le 23 ; et un hectogramme cinq décagrammes deux grammes (5 onces), le 24 ; ce qui fait en totalité un kilogramme huit hectogrammes huit décagrammes (3 livres 13 onces).

Ce ne sont pas seulement des morceaux minces et flexibles que cette vache mangea : on l'a vue en avaler qui avaient au moins quatre centimètres (un pouce et demi) de longueur sur soixante-huit à quatre-vingt-dix millimètres (3 à 4 lignes) de diamètre. Il n'était pas d'ailleurs très-difficile de tromper à cet égard son instinct, en mettant de pa-reils morceaux dans de grosses poignées d'her-bes qu'elle avalait très-promptement , sur-tout le matin , en arrivant au lieu du pâturage.

(159)

La rumination s'effectua pendant tout ce tems comme de coutume ; les excrémens n'avaient aucune odeur particulière à la corne.

Environ une verrée de lait fut tirée le 24 ; on n'y remarqua non plus aucune odeur ni aucun goût de corne.

Le 25, on donna à cette vache, comme le 24, de la nourriture sèche ; on n'observa dans ses fonctions rien de remarquable.

Le 26 au matin, on lui présenta à jeun deux hectogrammes quatre décagrammes quatre grammes (une demi-livre) de morceaux de corne brisée avec un marteau et mêlée avec deux jointées de son et autant d'avoine : elle mangea le son et l'avoine avec environ six décagrammes un gramme (2 onces) de corne ; on lui fit prendre le reste le même jour après midi : on l'avait mélangé avec du miel et du son pour en former des bols.

Le 27, la même quantité de corne lui fut donnée dans du son et de l'avoine : elle en laissa encore, de même que la veille, à-peu-près deux onces qu'on lui fit avaler en bols comme le jour précédent.

Cette dernière quantité, quoique composée de morceaux assez gros, et pour la plupart pointus ou anguleux, ne produisit pas plus d'effet que celle semée sur l'herbe : la vache n'en parut aucunement incommodée.

Depuis le 27 septembre jusqu'au 4 octobre suivant, on ne donna rien à cette vache ; on continua à la nourrir entièrement au sec ; elle mangeait par jour environ huit kilogrammes (de 15 à 16 livres) de foin, et elle était abreuvée avec la même eau que l'on donne aux chevaux de l'infirmerie.

Une jeune vache, achetée aussi pour les mêmes expériences, ayant refusé de manger l'herbe d'un endroit où on avait semé, le 2 octobre, un kilogramme quatre hectogrammes six décagrammes (3 livres) de raclures et de morceaux de cornes assez minces, achetés à Lyon, on y conduisit le 5 la première vache : beaucoup moins délicate que l'autre, elle mangea ce jour-là, et le jour suivant, l'herbe et presque toute la corne qui avait été répandue dessus. On peut estimer à un kilogramme (2 livres) environ la quantité de cette substance qu'elle avala le 5 et le 6. Le surplus, en raclures très-minces, fut emporté par le vent.

Le 7, on présenta, à la jeune vache dont on vient de parler un demi-kylogramme (une livre) de rapures de cette même corne, mêlée dans deux jointées de son et une d'avoine ; elle flaira ce mélange, et n'en voulut pas : après l'avoir laissé devant elle environ trois heures , sans qu'elle cherchât à y toucher, on l'offrit à la première qui le mangea aussitôt avec beaucoup

d'avidité. On ne remarqua ce jour-là ni le lendemain aucun dérangement dans ses fonctions.

Le sieur Garny, de Monthey, étant, comme
on l'a vu, accusé, d'après le procès-verbal dressé
le 16 septembre 1807, d'avoir pu imprégner
la corne qu'il avait semée sur son champ, de
matières capables de procurer la mort aux
bestiaux qui devaient y pâturer, il restait à
l'école d'autres expériences à faire, afin d'é-
claircir les doutes que l'on avait à cet égard:
on choisit pour cela un des poisons minéraux
que l'on connaît pour être extrêmement énergiques sur tous les animaux ; c'est le sublimé
corrosif (muriate suroxigéné de mercure).

Le 9 octobre, à dix heures du matin, on
donna à la première vache dont il a été parlé,
quatre bols composés en totalité de six grammes sept décigrammes (2 gros) de sublimé
corrosif ; six décagrammes un gramme (2
onces) de morceaux de cornes, et un hectogramme deux décagrammes deux grammes
(4 onces) de miel, avec autant de son ou
à-peu-près (1).

A midi et demi on s'aperçut que cette va-

____

(1) On lit dans le rapport des travaux de l'école impériale
vétérinaire d'Alfort, de 1806 à 1807, fait par M. *Dupuis*, professeur, que le miel, l'eau commune, la poudre de reglisse,
et même les matières végétales qui se trouvent dans l'estomac
et les intestins, décomposent le muriate suroxigéné de mercure.
Mais cette assertion est-elle appuyée d'un assez grand nombre
de preuves, pour qu'on puisse la regarder comme suffisamment
prouvée ! Un pharmacien très-éclairé de cette ville, M. *Dé-*

che était un peu triste; elle avait la tête
basse, les yeux larmoyans, les cornes et les
oreilles froides, le mufle moins humecté que
de coutume; son pouls était augmenté de
cinq pulsations par minute; une petite quantité de salive coulait de la bouche. La sensibilité sur le garrot, sur le dos, et sur-tout au
flanc gauche, était considérable. Cette dernière partie était tendue, et la portion de la
vesie conique gauche de la panse qui y répond,
était très-dure.

A une heure on conduisit cette bête dans
le parc et on l'attacha à un arbre, afin de
mieux l'examiner. Sa démarche était lourde :
quoiqu'il y eût de l'herbe sur son passage, et
à l'endroit même où elle était, elle ne chercha
point à en manger; on entendait de tems à
autre une espèce de gargouillement dans l'œ-
sophage, occasionné par des liquides qui remontaient jusqu'aux pharynx.

A trois heures, elle vomit environ un demi-
litre d'alimens assez liquides, ce qui parut la
soulager (1). Deux heures après, elle toussa

---

champs aîné, s'est assuré que le sublimé corrosif n'est nullement décomposé ni par l'une ni par l'autre de ces substances.
Il a lu à cet égard une note fort intéressante à la Société d'agriculture de Lyon, en 1808.

(1) M. le médecin *Dufau* a vu le tabac, administré à une vache à la dose de cinq décagrammes deux grammes (2 onces),
lui faire rendre aussi quelques pelottes mal digérées. (Vicq-
d'azir, ouvrage cité, page 270.

plusieurs fois, et rejeta en même tems beaucoup de salive. En se promenant autour de
l'arbre auquel elle était attachée, elle se prit
dans sa corde, tomba, se releva aussitôt et
se mit à manger. Les symptômes énumérés
plus haut disparurent alors successivement.
A six heures, on la fit rentrer à l'écurie; à
huit heures, elle était fort tranquille.

En examinant ce même jour ses excrémens,
on y trouva deux petits morceaux de cornes
d'environ deux centimètres dix millimètres
(1 pouce) de longueur , sur quatre-vingt-dix
millimètres (4 lignes) de largeur et onze
millimètres (une demi-ligne) d'épaisseur ; ils
étaient à-peu-près tels qu'on les avait administrés, c'est-à-dire fort peu ramollis.

Le 10 et le 11, on laissa cette vache à l'é-
curie sans lui rien faire prendre; elle parut
aussi gaie et avait aussi bon appétit qu'à
l'ordinaire. Le flanc gauche était seulement
encore un peu sensible, mais la rumination
s'effectuait bien.

Le 12, à dix heures du matin, on réitéra
l'administration des mêmes substances données le 9; mais cette fois, on mit, avec six
décagrammes un gramme (2 onces) de corne,
un décagramme un gramme (3 gros) de sublimé corrosif. Un quart d'heure après, la salivation commença, et bientôt se montrèrent
tous les symptômes observés le 9; mais ils

n'étaient pas plus violens, quoique la dose de
sublimé fût un peu plus forte : il n'y eut point
de vomissement. Cette vache ne voulut manger ce jour-là ni herbe ni foin ; elle prit bien
peu de boisson, mais elle urina et fienta comme de coutume (1).

Le lendemain elle fut triste, et ne voulut
encore ni boire ni manger ; le ventre était
avalé, et les flancs, très-creux ; le pouls battait, comme la veille, cinquante-cinq fois par
minute.

Le 14, même état que le jour précédent ;
mais le pouls était augmenté de cinq pulsations : on trouva dans les excrémens deux
petits morceaux de corne et trois lambeaux
que l'on aurait pu prendre pour des portions
de la membrane interne des estomacs ou des
intestins, mais qui n'étaient que des sucs intestinaux épaissis, comme l'a prouvé l'ouverture du cadavre. La couleur de ces lambeaux était d'un rouge noirâtre, comme celle
des parties gangrenées. Leur longueur était
de six centimètres soixante-et-seize milli-

---

(1) On peut voir le précis de quelques autres expériences
faites aussi avec le sublimé corrosif donné à des moutons,
dans le tome IV *des instructions et observations sur les
maladies des animaux domestiques*, page 83, seconde édition ; et à des chevaux, dans un mémoire que je publiai en 1807 ;
il a pour titre : *Observations et expériences faites à l'école
impériale vétérinaire de Lyon, sur le pain moisi, sur quelques poisons minéraux et végétaux*, etc.

mètres (2 pouces et demi), sur deux centimètres soixante-et-dix millimètres (1 pouce)
de largeur, et leur épaisseur de vingt-trois à
quarante-six millimètres (de 1 à 2 lignes) (1).

Le 15 au matin, cette vache mangea quelques poignées de foin et but un peu. On
comptait encore soixante pulsations par minute. L'après-midi, on la mena dans le parc,
mais elle ne voulut point toucher à l'herbe ;
elle paraissait toujours fort triste.

Le 16, son état fut le même ; on remarqua
dans ses excrémens pendant ces deux jours,
comme le 14, de longs morceaux de sucs intestinaux concrétés.

Les 17, 18 et 19, les symptômes ne changèrent point ; même tristesse et même abattement ; refus de toute espèce d'alimens soit
solides soit liquides ; prostration des forces
au point que cette bête ne pouvait plus se
lever.

Le 20, à sept heures du matin, elle fut
tuée. On s'attendait à trouver à l'ouverture
des estomacs et du tube intestinal des désor-
dres très-grands occasionnés par le sublimé
corrosif, et une certaine quantité de corne

---

(1) Durant l'épizootie de 1775, on a vu aussi quelquefois
sur les excrémens des espèces de lambeaux que l'on croyait
provenir de la membrane interne des intestins, mais qui n'étaient
non plus que des portions de sucs gastriques et intestinaux
très-épaissis. (Vicq-d'agir, ouvrage cité). J'ai eu occasion de
faire plusieurs fois la même remarque sur des chevaux.

amassée dans quelques portions de ces organes ; on fut très-surpris de n'y rencontrer aucune altération bien sensible , et que fort peu de corne.

La panse , le bonnet et le feuillet étaient intacts , et la caillette légèrement enflammée : ces trois derniers viscères ne contenaient point d'alimens ; mais la panse en renfermait encore , malgré huit jours de jeûne , vingt-deux kilogrammes (environ 46 livres) (1), et beaucoup de liquides. Il y avait dedans deux épingles , et seulement cinq décagrammes deux grammes (une once et demi) de morceaux de cornes assez gros et un peu ramollis. Les intestins grêles, et les gros étaient dans le même état que les trois premiers estomacs, mais ils se déchiraient plus facilement. Les autres viscères étaient sains ; la vésicule du fiel renfermait une grande quantité de bile noirâtre et fort épaisse.

Le milieu du lobe droit du poumon offrait une tumeur presque squirrheuse qui avait huit centimètres douze millimètres (3 pouces) de diamètre ; elle adhérait d'un côté au péricarde et elle paraissait déjà ancienne. La surface

______

(1) Ceci vient à l'appui de ce qu'a dit dans plusieurs mémoires, le savant *Gilbert*, pour prouver que les médicamens ne peuvent produire aucun effet sur les animaux ruminans. Mais on ne peut s'empêcher de croire que cet habile et infortuné professeur n'ait à cet égard un peu exagéré.

de cette tumeur était noirâtre , et son intérieur, d'un gris cendré ; en l'ouvrant , elle répandit une petite quantité d'humeur très-
fétide. Le lobe gauche était sain, et le cœur,
dans son état naturel. Le cerveau ne présenta
rien de particulier.

Quoique ces expériences eussent pleinement confirmé l'opinion émise par le directeur
et les professeurs de l'école , relativement à
l'innocuité de la corne, néanmoins il parut encore nécessaire , afin de ne laisser aucune incertitude à cet égard , de les répéter sur une
autre vache , en laissant séjourner les raclures de cornes sur l'herbe pendant quelques
jours , comme il paraît qu'avaient séjourné
celles qu'on avait présumé avoir empoisonné ,
à Monthey , tant de bêtes à cornes.

En conséquence, le 2 octobre, à midi, on
répandit de nouveau, dans un endroit du
clos de l'école où l'herbe était assez grande
et de bonne qualité, un kilogramme quatre
hectogrammes six décigrammes (3 livres) de
raclures de morceaux de cornes qu'on avait
achetés chez un fabriquant de peignes à Lyon;
on conduisit aussitôt sur ce lieu une génisse,
âgée de trois ans, la même à laquelle on
avait déjà essayé de faire manger de la corne;
elle commença par choisir avec soin l'herbe
sous laquelle il en était tombé peu ou presque point , et elle ne toucha pas à celle sur

laquelle il y en avait : son pouls donnait ce jour-là de 58 à 60 pulsations par minute ; elle jetait par les naseaux une matière assez claire qui prit une teinte légèrement verdâtre quand elle eut mangé un peu d'herbe.

Le lendemain à midi, cette génisse fut reconduite au même endroit que la veille ; bien qu'on ne lui eut donné à manger le matin qu'un kilogramme environ (2 livres) de foin, elle ne mangea cependant guère plus que le jour précédent.

De tems à autre on entendait dans son œsophage un gargouillement occasionné aussi, comme dans l'autre vache, par des liquides qui remontaient de la panse jusqu'au pharynx, et qui redescendaient aussitôt. La petite quantité de ces liquides qui, dans cette ascension, pénétrait jusque dans les naseaux, est probablement ce qui donnait au léger flux dont elle était affectée , une teinte verdâtre.

Le 4, cette génisse fut encore menée sur le lieu où avait été semée la corne ; on l'y laissa pendant environ 3 heures sans qu'elle voulût manger plus qu'elle ne l'avait fait les deux autres jours. Outre le flux nasal et le gargouillement dont on vient de faire mention, on observa ce jour-là et les jours suivans, une toux rauque, à-peu-près comme dans le cas de pommelière ou phtisie pulmonaire des bêtes à cornes (1). Le pouls était toujours le même, quant au nombre de pulsations, mais il était fort petit.

Le 5 et le 6, on la laissa à l'écurie.

Le 7, on lui présenta, ainsi que je l'ai déjà dit ailleurs, une livre de rapure de cornes très-fine mêlée dans deux jointées de son et une d'avoine, le tout légèrement mouillé : elle flaira à plusieurs reprises ce mélange, et refusa d'en manger : on le laissa pendant trois heures devant elle sans qu'elle y touchât.

Le 8, on lui fit prendre environ deux litres (2 bouteilles) d'une forte décoction, de deux hectogrammes quatre décagrammes quatre grammes (une demi-livre) de raclure de cornes : l'odeur de cette décoction, préparée la veille, était extrêmement désagréable ; la bête n'en parut nullement incommodée.

Le 9 , on lui donna quatre bols composés en totalité de six décagrammes un gramme (2 onces) de petits morceaux de cornes ; de trois hectogrammes six décagrammes sept grammes (12 onces) de miel, et d'une poignée de son ; elle ne les avala qu'avec la plus grande difficulté ; quoiqu'on les portât jusque sur la base de la langue, elle cherchait toujours à les rejeter.

_____

(1) Voyez : *Mémoire sur la péripneumonie chronique, ou phtisie pulmonaire qui affecte les vaches laitières de Paris et des environs*, par M. Huzard, page 25.

Les 12, 14 et 16, on lui fit prendre des bols pareils à ceux administrés le 9.

Le 19, il lui en fut donné de semblables; mais dans ceux-ci on fit entrer trois onces de morceaux de cornes. Tous ces bols ne produisirent aucun effet.

Cette jeune vache ne fit apercevoir pendant environ un mois, aucun dérangement dans ses fonctions, et son embonpoint fut constamment le même. On la sacrifia ensuite pour les travaux anatomiques de l'école. L'autopsie cadavérique ne montra rien de particulier.

RÉSUMÉ général du procès et des expériences qui ont été faites à ce sujet.

Il résulte de toutes les pièces du procès que je viens d'analyser,

1.° Que des morceaux et des raclures de cornes, provenans de fabriques de peignes, ont été semés dans un pré dans l'intention, à ce qu'il paraît, d'en bonifier le fonds, et que des animaux qui ont pâturé sur ce pré en ont avalé une petite quantité;

2.° Qu'une maladie épizootique et contagieuse s'étant déclarée presque en même tems sur ces animaux, quelques personnes se crurent fondées à en attribuer la cause à cette petite quantité de corne avalée involontairement avec l'herbe;

3.º Que le nombre des bœufs, vaches et veaux, morts de cette maladie depuis le 12 novembre 1805, époque où elle se manifesta, jusqu'à la fin de janvier 1806, est, d'après les procès-verbaux qui m'ont été remis , de seize dont deux bœufs, neuf vaches et cinq veaux ; que le nombre de ceux qui périrent pendant les mois de février et d'octobre 1806, est de 7 dont trois bœufs et quatre vaches ; ce qui fait un total de vingt-trois bêtes (1) ;

4.º Que dans presque tous ces animaux, on trouva , à l'ouverture des estomacs et des intestins, quelques morceaux de cornes qui avaient, dit-on , un peu enflammé et même quelquesfois gangrené ces viscères ;

5.º Que la poitrine de ces animaux parut toujours en très-mauvais état, le poumon et la plèvre étant constamment plus ou moins infiltrés, gangrenés, et le premier de ces organes rempli d'abcès ;

6.º Que la même maladie dont ces animaux sont morts, s'est propagée, en 1805, 1806 et 1807, dans plusieurs villages et cantons environnans, après que le premier endroit eut été

––––––––––––––––––––

(1) Ce nombre ne pouvant faire élever la perte à la somme de 4500 francs que le sieur Garny a payée d'après une pièce qui était annexée aux procès - verbaux, j'écrivis à M. *Saloz* pour lui demander à ce sujet quelques éclaircissemens. Il me répondit que cela tenait à ce qu'il y avait beaucoup d'autres procès-verbaux qu'on n'avait pu se procurer, parce qu'ils étaient entre les mains des parties intéressées qui n'avaient pas voulu s'en dessaisir ni en donner copie.

infecté, et qu'elle y a fait aussi des ravages assez considérables ;

7.° Que diverses expériences ayant été faites, afin de savoir si la corne répandue dans le pré dont il a été parlé, avait pu occasionner la mort de ces animaux, il n'en est rien résulté qui puisse confirmer ce soupçon ;

8.° Que les symptômes et l'ouverture des cadavres donnent lieu de croire que cette maladie n'est autre chose, à quelques complications près observées sur plusieurs animaux, que la péripneumonie gangreneuse des bêtes à corne, décrite par M. *Chabert* dans l'ouvrage cité plus haut.

Ainsi, des observations et des expériences dont il vient d'être rendu compte, on peut conclure,

1.° Que la corne, soit en copeaux, soit en rapure, n'est pas une matière appetée par les vaches ;

2.° Que quelques-uns la refusent absolument ;

3.° Que celles qui en avalent avec de l'herbe, ou à qui l'on en donne avec d'autres alimens, même en grande quantité, n'en sont point incommodées ;

4.° Que des morceaux assez gros, administrés en bols avec du miel et du son, ne produisent non plus sur elles aucun effet dangereux ;

5.º Que la décoction de cette matière n'occasionne non plus aucun dérangement dans leur santé ;

6.º Enfin, que la corne est attaquable par les sucs gastriques, et se digère, puisqu'à l'ouverture d'une vache qui en avait avalé quatre kilogrammes (environ 8 livres), on n'en trouva plus, un mois après, que cinq décagrammes deux grammes (une once et demi) ; et c'étaient les plus gros morceaux

La corne ne peut donc être considérée en aucune manière, ni comme poison mécanique, ni comme poison chimique ; c'est en conséquence, à tort et sans fondement que l'on a intenté au sieur Garny, de Monthey, le procès dont je viens de donner le précis.

On peut ajouter que dans beaucoup d'endroits la corne est regardée comme un engrais précieux pour les prés et les vignes, (1) mais sur-tout pour les vignes, et que jamais on ne s'est plaint qu'elle ait donné lieu à quelque maladie.

Chacun sait d'ailleurs , qu'il est permis à tout propriétaire d'engraisser son fonds avec les matières qu'il juge les meilleures et les

____

(1) Voyez le *nouveau cours complet d'agriculture*, tome IV , au mot *corne*. On peut voir aussi à cet égard les réflexions de la Société d'agriculture du département de la Seine, dans sa *notice sur les pièces envoyées au concours ouvert pour l'année* 1808 , page 31.

plus économiques, et que personne ne peut le rendre responsable des événemens auxquels cet engrais peut donner lieu , à moins que ses propriétés délétères n'aient été bien constatées, ou que l'usage d'un pareil engrais n'ait été défendu.

Rien de plus aisé que de bâtir des systèmes sur ce qui a occasionné une maladie épizootique ; mais rien n'est quelquefois plus difficile, même pour les gens de l'art les plus expérimentés, que d'en découvrir la véritable cause. Il paraît bien évident que l'épizootie qui a régné à Collombay et dans plusieurs communes circonvoisines , y a été apportée par des vaches , et que la corne en question n'y a eu aucune part.

§. IV. *Jugement rendu par le tribunal civil du département du Simplon, le 21 mai 1812,*

« ENTRE les sieurs Jean-Claude Deleuvais, Christian Riondet , Joseph Carreaux et Jean Bordeux , tous propriétaires cultivateurs, domiciliés à Collombay , demandeurs , par exploit du 28 février dernier, Donnet, huissier, enregistré le lendemain au bureau de Saint-Maurice, comparans par l'avoué Communau, d'une part ;

» ET le sieur Garny , meunier, demeurant à

Monthey, assigné aux fins du susdit exploit, comparant par l'avoué Clerc, assisté de M. Janot, avocat au tribunal civil du Leyman, autorisé par Son Excellence le grand juge ministre de la justice, d'autre part.

» La cause appelée par l'huissier de service, ouï l'avoué des demandeurs qui a conclu à ce que le défendeur soit condamné à payer aux demandeurs le dédommagement qui leur est dû pour la perte des bestiaux, occasionnée par l'usage des copeaux de cornes semés par ledit Garny dans un champ situé à la scie de l'épine de Collombay, et sujet au droit de parcours en faveur des communes dudit Collombay, suivant la fixation qui en sera faite par experts, amiablement convenus, et, à défaut, nommés d'office, et d'après la déclaration que feront lesdits demandeurs, du nombre et de la qualité des bêtes mortes pour avoir mangé de cette cornaille ; aussi à tous dépens actif et passif ;

» Ouï l'avoué du défendeur qui a conclu, 1.º à ce que sans avoir égard à la soumission du 22 novembre 1805, attendu qu'elle repose sur l'erreur et sur une cause fausse, qu'elle est par-là radicalement nulle, ledit Garny soit renvoyé de l'instance dirigée contre lui avec dépens ; 2.º à ce que faisant droit sur la demande récocidente faite par ledit Garny, les demandeurs soient solidairement condamnés à lui rembourser la somme de 4500 francs qu'il a indûment payée, toutefois sans préjudice de plus ou de moins, selon la liquidation qui en sera faite par le juge qui sera connu à ces fins, avec intérêt et dépens; 3.º à ce que les imputations et les injures graves répandues dans les écritures employées au procès par les demandeurs, soient déclarées fausses et calomnieuses, attentatoires à la réputation et à l'honneur du défendeur ; que, comme telles, elles soient bâtonnées et supprimées par l'huissier de service, séance tenante; que le jugement qui interviendra sur ce chef soit imprimé et affiché où besoin sera, au nombre de 100 exemplaires, avec dépens; 4.º à ce que les demandeurs soient solidairement condamnés à payer au défendeur à titre de dommages et intérêts, pour les torts et outrages faits à sa réputation, et les vexations, molestes, frais et perte de tems de tout genre qu'il éprouve depuis près de 7 ans, la somme de 4000 francs; ou telle qu'elle sera liquidée en plus ou en moins par le tribunal, avec dépens. » . . . .

Suit un exposé succint des faits qu'il a paru inutile de rapporter ici, d'après tout ce qui est dit plus haut : il est terminé par plusieurs questions , suivies des considérans sur lesquels le jugement est motivé.

(177)

Q U E S T I O N S.

« Adjugera-t-on aux demandeurs leurs con-clusions ?

» La convention passée entre les fondés de pouvoir du village de Collombay et ledit Garny, sera-t-elle déclarée exécutoire et va-lide dans tous ses points ?

» Les animaux péris sont-ils morts par le fait de la coupure de cornes semée par Garny ?

» Le tribunal, vu l'exploit du 28 février, à la requête des demandeurs ;

» Vu la convention passée entre les fondés de pouvoir du village de Collombay et ledit Pierre-François Garny, en présence du juge de première instance de la commune de Mon-they, en date du 22 novembre 1805 ;

» Considérant que , d'après cette conven-tion, le sieur Garny a consenti à bonifier, par un dédommagement modéré, la perte des ani-maux péris, ou qui pourraient encore périr à cause de la coupure de cornes ;

» Considérant que , d'après ce consente-ment , les demandeurs avaient obligation de prouver qu'en effet les animaux dont ils récla-ment le paiement , étaient péris par suite de la semure de cornes ;

» Considérant que, d'après tous les rapports des experts-visiteurs, il conste que tous les

12

animaux péris étaient atteints d'une maladie
pulmonique qui a dégénéré en épizootie ;

» Considérant que, d'après l'avis de l'école
impériale vétérinaire de Lyon et la déclaration des médecins et chimistes de Genève , il
est constant que les cornes mangées par des
animaux, ne peuvent dans aucun cas, causer
une maladie pulmonique et épidemique ;

» Considérant que les sommes payées par
suite de la convention passée le 22 novembre de
la part du sieur Garny , défendeur, ne l'ont été
qu'en vertu d'une erreur primitive dans laquelle se trouvait le sieur Garny qui suppo-
sait lui-même, ainsi que les demandeurs, que
cette maladie épizootique avait été causée par
des copeaux de cornes semés ;

» Considérant cependant que dans l'état où
se trouvait cette cause dans son commencement, les demandeurs étaient en quelque
façon autorisés à traiter le défendeur comme
empoisonneur, et qu'ainsi ils ne pouvaient pas
être envisagés comme calomniateurs , mal-in-
tentionnés et repréhensibles ;

» Considérant enfin que cette cause a été ins-
truite et continuée sous l'empire des lois Va-
laisanes qui n'admettent point de dommages
et intérêts en pareils cas ,

Dit et Ordonne,

«1.º Le sieur Pierre-François Garny est li-béré de l'instance dirigée contre lui;

» 2.º En faisant droit à la demande recon-ventionnelle faite par ledit Garny, celui-ci est en droit de demander le remboursement de toutes les sommes qu'il aura déjà payées en vertu de la convention du 22 novembre, lequel remboursement lui est adjugé;

» 3.º Rejetant les conclusions des défendeurs, tendantes à faire bâtonner les écrits prétendus calomnieux et injurieux, ainsi que toutes au-tres demandes dérivant du même principe, et enfin, en rejetant encore la demande en dom-mages et intérêts, condamne les défendeurs aux dépens de l'instance, liquidés à six cent vingt-quatre francs quatre-vingt-dix centimes, non compris le coût du présent jugement.

Fait et prononcé à l'audience du 21 mai 1812, où étaient Messieurs Lang, juge, rem-plaçant M. Pittier, président absent ; d'Au-gustini, de Réeducatten, juges; Achard-James, procureur impérial, et Bertholet, greffier.

» Signé à la minute, Lang, premier juge, et Bertholet, greffier. »

OBSERVATIONS

Sur les effets des sucs gastriques viciés, et sur quelques cas d'empoisonnement difficiles à juger.

Il est démontré, comme on le sait, par les belles expériences de l'abbé Spallanzani (1), que le suc gastrique possède à un degré très-éminent, la qualité anti-putride ; et c'est ce qui est évidemment prouvé par les substances animales corrompues et putréfiées, remises dans leur état presque primitif par l'action de ce suc. Voilà, sans doute, pourquoi beaucoup d'animaux et certaines hordes sauvages peuvent manger impunément de semblables viandes, et même quelquefois celles d'individus morts de maladies contagieuses, pourvu qu'ils ne touchent point aux endroits gangrenés ou sphacélés. Ce suc est aussi un dissolvant très-actif, puisque dans la classe nombreuse des zoophites (2), il suffit seul, à ce que l'on assure, à la décomposition des alimens, décomposition toujours plus prompte quand elle est favo-

______

(1) Opuscules de physique animale et végétale, tome II, page 715 et suivantes, édition de 1787.

(2) Nom que les naturalistes donnent à une classe d'animaux dont les mœurs et l'organisation sont encore faiblement connues; tels sont les polypes, les madrépores, les coraux, etc.

risée par la chaleur de l'atmosphère. Dans les actinies (1), dans les holothuries (2), il détruit jusqu'aux coquilles des moules qu'elles avalent ; les os les plus durs ne résistent point à son action dans l'estomac des carnivores : il agit sur eux comme un véritable menstrue, ou dissolvant chimique, et s'unit à tout ce qu'ils contiennent d'organisé et de gélatineux.

Cependant le suc gastrique n'est , au rapport des physiologistes modernes (3), ni acide, ni alcalin dans l'état naturel ; il ne rougit ni ne verdit les couleurs bleues végétales ; appliqué sur une ulcère de mauvaise nature, il a les mêmes propriétés anti-septiques dont il jouit dans l'intérieur du viscère où il est secrété.

En considérant l'activité singulière de la force dissolvante du suc gastrique, on ne sera peut-être point surpris, si dans quelques cas la nature étant troublée, et cette force se dirigeant spécialement contre les membranes de l'estomac, celles-ci s'en trouvent enflammées et même quelquefois ulcérées et rongées comme elles le seraient par un poison corrosif, ou un poison mécanique très-irritant.

---

(1) Genre de zoophytes , vulgairement connus sous le nom d'*anémones de mer*, ou *d'orties de mer fixes*.

(2) Espèce de zoophytes, ou d'animaux marins , semblables à des masses informes , et dont quelques-unes ont la peau parsemée de petits trous.

(3) Nouveaux élémens de physiologie, par *Richerand*, troisième édition, tome premier, page 184.

Au rapport du docteur *Leclerc* (1), *Sabatier* a reconnu et prouvé que les sucs digestifs, devenus plus actifs par la vacuité de l'estomac, agissent sur la membrane interne de ce viscère, et y laissent souvent des taches qu'un examen superficiel pourrait faire prendre pour l'effet d'un poison corrosif.

Hunter (2) assure que le suc gastrique peut, dans certaines circonstances, dissoudre après la mort les organes mêmes qui l'ont sécrété. Cet auteur fit d'abord cette importante remarque sur le cadavre de deux hommes morts par accident. Il la fit ensuite sur un malfaiteur qui venait d'être pendu dans l'état de la plus parfaite santé , et qui pour une somme d'argent avait observé une abstinence très-sévère.

Frédéric Hoffmann remarque que des matières bilieuses accumulées dans l'estomac et dans le duodenum, produisent souvent chez l'homme , et en peu de tems , des ravages effrayants , semblables à ceux d'un poison très-irritant par le degré d'acrimonie qu'elles acquièrent ; que de là naissent ces maladies violentes, connues sous le nom de coliques bilieuses , de passion iliaque, et sur-tout de

____

(1) Essai médico-légal sur l'empoisonnement, et sur les moyens qu'on doit employer pour le constater , page 32.

(2) Observations publiées dans le dernier volume des transactions philosophiques.

cholera-morbus dont les effets destructeurs sont si rapides.

Morgagni pense que des animaux peuvent être empoisonnés par ces humeurs ainsi viciées : en voici un exemple remarquable. Un enfant, dit-il, mourut d'une fièvre tierce qui après l'avoir exténué, le conduisit à la mort au milieu des plus terribles convulsions; on trouva dans son estomac beaucoup de bile verte qui teignait le scapel en couleur violette ; ayant trempé la pointe d'un scapel dans cette bile, on en blessa deux pigeons, qui périrent presque à l'instant dans de violentes convulsions : on mêla cette bile avec du pain, et on en donna à un coq qui périt aussi promptement que les pigeons, avec les mêmes symptômes et un tremblement universel.

Cette observation dont deux médecins légistes très-éclairés (1) n'ont pas manqué de faire mention dans leurs ouvrages, prouve, comme dit le premier, que l'on ne peut absolument tirer aucune conséquence certaine des symptômes produits chez les animaux à qui l'on a fait avaler des matières rejetées par le vomissement, ou trouvées dans l'estomac de l'homme.

____

(1) Mahon, *médecine légale et police médicale*, tome 2, page 3o3. -- Fodéré, *les lois éclairées par les sciences physiques ; ou traité de médecine légale et d'hygienne publique*, tome 2, page 227, première édition.

au surplus, la facilité avec laquelle certains animaux peuvent rendre ces matières, les différentes manières d'agir des poisons sur les divers animaux auxquels on peut en administrer, viennent encore à l'appui de ce qu'ont écrit à cet égard les docteurs *Mahon* et *Leclerc*, contre l'opinion de *Zachias* et de *Valentin*.

On me pardonnera sans doute de m'être appuyé ici du sentiment des auteurs que je viens de citer, sur ce qui peut arriver dans les organes digestifs de l'homme, lors de la viciation des sucs gastriques par une cause quelquefois inconnue, pour hasarder quelques conjectures sur de semblables lésions dans les individus confiés à nos soins.

De tous les animaux domestiques, les carnivores sont ceux chez lesquels le suc gastrique a le plus d'activité ; se nourissant presque toujours de matières animales très-dures, et avalant même fréquemment des cartilages et des os assez volumineux, si leur sucs gastriques n'avaient pas plus de force que n'en ont ceux des herbivores, il est à présumer que leurs digestions seraient lentes, et toujours pénibles. Par la même raison, quand une cause quelconque vient à les altérer, comme une affection psorique repercutée, un manque d'alimens soit solides soit liquides, la colère, une tristesse profonde, etc.

ne peut-il pas arriver qu'ils agissent alors sur les membranes de l'estomac, absolument de la même manière qu'agirait un poison corrosif ? Voici du moins quelques observations qui semblent le démontrer.

Ire OBSERVATION. En 1806, je fis l'ouverture d'un chien qui mourut presque subitement, après avoir été traité d'une affection dartreuse. Tous les viscères, à l'exception de l'estomac, étaient dans leur état naturel ; mais celui-ci était très-enflammé dans toute son étendue, et on remarquait près du pylore, quelques érosions à sa membrane interne. Je m'informai du traitement qui avait été mis en usage, et j'appris qu'il avait consisté en grande partie dans des frictions répercussives. Ce chien, quelques jours avant sa mort, devint triste, et ne mangeait presque pas : on m'assura qu'il ne pouvait pas avoir pris de poison, puisqu'il était ordinairement à l'attache, et qu'il n'était pas présumable que personne lui en eut donné.

IIe OBSERVATION. Quelque tems après, on amena à notre école un chien de chasse dont on avait toujours eu le plus grand soin, et qui, depuis une vingtaine de jours, ne sortait pas d'un cabinet qui était à côté de la chambre de son maître.

Ce chien était triste, il ne voulait ni boire, ni manger, se plaignait et aboyait même quelquefois en témoignant de la douleur. Le ventre, sur-tout près du cartilage xiphoïde, était sensible : ces symptômes me firent présumer qu'il avait des vers peut-être en grande quantité dans les intestins, comme cela se voit assez souvent. J'administrai en conséquence l'huile empiréumatique pendant trois jours, à la dose de 8 grammes environ (deux gros), dans une infusion de sariette, mais les symptômes ne diminuèrent pas. Le quatrième jour, le chien mourut sans avoir rendu ni vers ni aucune matière qui put faire présumer qu'il en avait réellement.

A l'ouverture, je fus surpris de trouver l'estomac percé dans un point, et très-enflammé dans le reste de son étendue. Les autres viscères étaient sains.

Je crus ne pouvoir attribuer ces lésions qu'à un poison corrosif, ou à un poison mécanique, tel que du verre pilé (1). Cependant le maître de ce chien m'assura que cet animal ne le quittait presque pas : il me fit observer qu'il l'avait vu quelquefois très-triste, sur-tout lorsqu'il restait long-tems sans sortir, mais qu'il reprenait bientôt sa gaieté ordinaire , après une ou deux promenades.

---

(1) Je me suis convaincu , par beaucoup d'expériences faites depuis sur différens animaux, que le verre pilé est un poison infiniment moins actif que bien des personnes se l'imaginent.

III.ᵉ OBSERVATION. Le 1.ᵉʳ juillet 1808, un propriétaire des environs de Lyon, fit amener dans les infirmeries de notre école, vers six heures du soir, un chien de cour, malade, à ce que l'on nous dit, depuis environ trente-six heures : ce chien n'avait pas quitté la maison de son maître depuis une huitaine de jours.

Il présentait les symptômes suivans : tristesse, abattement, membranes apparentes , un peu plus rouges que dans l'état naturel, pouls petit , mais concentré ; il chancelait par momens, ou tournait comme s'il eût eu des attaques de vertige , et il cherchait à mordre , sur-tout quand on le touchait : ces symptômes me firent porter un pronostic fâcheux sur son état. Cependant je lui fis faire quelques injections dans la gueule avec une décoction mucilagineuse, acidulée et miélée ; je lui fis donner aussi plusieurs lavemens émolliens, en attendant que je pusse observer d'autres symptômes propres à m'éclairer sur la véritable nature de cette maladie.

Le lendemain, à cinq heures du matin, ce chien vomit un peu de matière jaunâtre, avec un petit tampon d'étoupes, et la moitié d'une cosse de pois : demi-heure après il mourut.

A l'ouverture je trouvai l'estomac vide et percé dans deux endroits ; le trou le plus considérable était à peu de distance du pylore ; il avait environ deux centimètres 70 millimètres

(1 pouce) de diamètre, et il était presque rond. Un autre trou beaucoup plus petit et plus allongé se remarquait dans le milieu de la grande courbure de ce viscère ; le reste de l'estomac était un peu enflammé, mais on ne voyait ni érosion ni tache de gangrène. Les bords des deux ouvertures dont il vient d'être question, étaient un peu irréguliers, et amincis de dedans en dehors. Les autres viscères ne présentaient rien de remarquable.

L'analyse chimique qui fut faite du peu de matière glaireuse que l'on trouva dans l'estomac, ne montra aucune trace de sublimé corrosif (muriate suroxigéné de mercure) ni d'arsenic (acide arsenieux), substances qui sont le plus communément employées par ceux qui veulent empoisonner des animaux, lesquelles peuvent perforer l'estomac ou le tube intestinal.

Si, comme il paraît, les deux trous dont j'ai parlé, n'ont pas été occasionnés par un poison corrosif, ils dépendent vraisemblablement ou d'une impression très-forte des sucs gastriques viciés depuis quelque tems, ou d'une gastrite suivie de gangrène. Mais laquelle de ces deux causes doit-on regarder comme véritable ? Il paraît qu'il sera impossible de résoudre la question, jusqu'à ce que d'autres faits semblables viennent nous éclairer sur un pareil cas pathologique.

(189)

IV.ᵉ OBSERVATION. A l'ouverture d'une jument, âgée de seize à dix-huit ans, sacrifiée en juillet 1812 pour l'instruction des élèves, on trouva l'estomac absolument vide ; mais la moitié de la face interne du côté du pylore était couverte d'érosions dont quelques-unes étaient longues de deux centimètres soixante-dix millimètres (1 pouce) , et avaient environ vingt-cinq millimètres (2 lignes) de profondeur ; les intestins et les autres viscères étaient comme dans leur état naturel. Il n'avait été administré à cette jument ni médicamens ni poison.

J'ai eu occasion d'observer de pareilles lésions sur d'autres animaux monodactyles , sur des chiens, des lapins et des poulets, sans qu'il m'ait été possible d'en découvrir la cause. Ces faits m'ont paru avoir beaucoup d'analogie avec ceux que j'ai rapportés plus haut, et c'est ce qui m'a engagé à les recueillir, persuadé qu'ils sont bien propres à rendre plus circonspects des hommes toujours empressés de prononcer affirmativement dans le cas d'empoisonnement présumé, dès qu'ils aperçoivent dans l'estomac des dérangemens semblables à ceux que produisent ordinairement les poisons.

Dans aucun des cas énoncés ci-dessus , on ne pouvait déclarer qu'il y avait empoisonnement , puisqu'on n'avait reconnu à l'autopsie cadavérique aucune substance qui pût être jugée vénéneuse.

Ces substances, quand il en existe, ne sont pas, il est vrai, toujours très-faciles à reconnaître. La chimie nous offre à cet égard plusieurs moyens; mais ces moyens ne sont pas toujours très-certains, et il serait quelquefois imprudent de baser entièrement sur eux sa décision.

On sait, en effet, que la scélératesse a inventé des poisons qui, quoique très-actifs dans leurs effets, ne peuvent nullement s'apercevoir dans les matières contenues dans l'estomac et le tube intestinal, et qui ne laissent même après que de faibles traces de leur action; telle est l'eau dite *toffana*, ainsi nommée, parce qu'elle a été composée par une femme italienne appelée *Toffana;* telle est l'eau dite *trufania* qui, après avoir fait son effet, ne laissait aucune impression à l'aide de laquelle on pût discerner le venin; telle est encore la *poudre de succession*, ou le poison de la marquise de *Brinvilliers*, qui fut, au commencement de l'avant-dernier siècle, l'instrument qui lui servit à commettre le plus grand de tous les crimes, l'empoisonnement de son père et de deux de ses frères. On l'a essayé sur des pigeons, des poulets, des dindes, des chiens et des chats. L'ouverture de ces animaux n'a montré aucune partie altérée, quoiqu'ils fussent tous morts très-promptement.

Mais heureusement on ne connaît plus guère ces funestes poisons avec lesquels on a commis tant de crimes dont plusieurs sont restés impunis, et il n'est point du tout probable qu'il en ait été donné de pareils aux animaux dont j'ai parlé.

J'ai dit que les moyens que nous offre la chimie, quoique en grand nombre, ne sont cependant pas toujours suffisans pour baser notre jugement : on peut ajouter qu'ils peuvent quelquefois même nous induire en erreur. Cette opinion pourra paraître un paradoxe à des hommes à demi instruits des lois de cette science qui, depuis un petit nombre d'années, a fait tant de progrès ; mais ceux qui la connaissent mieux ne la contesteront pas.

La place que j'occupe me met fréquemment dans le cas de faire l'ouverture d'animaux empoisonnés, ou soupçonnés l'avoir été, et d'analyser ou de faire analyser les matières trouvées dans le tube digestif. Je ne me rappèle pas avoir pu encore constater par ces analyses la nature du poison, de manière à être autorisé à prononcer, sans aucune espèce de doute, que l'empoisonnement avait eu lieu.

Les élèves vétérinaires qui se livrent pour la première fois à de pareilles analyses, ne doivent point oublier que certains réactifs font quelquefois découvrir en apparence les traces d'un poison métallique, comme l'arse-

nic ou le sublinié corrosif ; mais en opérant
de la même manière sur des matières provenant d'animaux de la même espèce, et que
l'on est sûr qu'ils n'ont pris aucune substance
délétère, on découvre bientôt l'erreur dans
laquelle on était prêt de tomber.

Au reste, quand on considère avec quelle
facilité les animaux carnivores rendent les
substances qui leur sont nuisibles, la grande
quantité de matière alimentaire que contient
presque toujours le tube digestif des herbivores, et dans laquelle le poison peut être
noyé, on reste facilement convaincu que dans
plusieurs cas d'empoisonnement, la chimie
ne peut nous donner que des soupçons , et
non la certitude du crime.

Remarques.

Le défaut de boisson occasionne presque
toujours, sur le chien, une très-forte gastrite,
ou inflammation de l'estomac, que l'on pourrait quelquefois prendre pour l'effet d'un empoisonnement. En voici un exemple : « Nous
avons fait, dit *Bourgelat* (1), une épreuve
sur trois chiens ; nous avons voulu voir si le
défaut de boisson occasionnerait en eux la
rage, conformément à l'idée assez générale

----

(1) Matière médicale raisonnée, etc., tome 1, quatrième édition , page 246.

qu'on en a : l'un d'eux a vécu six jours sans boire, l'autre huit, et le troisième neuf. Nous leur présentions de l'eau sur le déclin de leur vie : aucun n'a donné le moindre signe d'hydrophobie ; tous s'approchaient également pour lapper une ou deux fois ; on leur retirait aussitôt le vase. Nous avons trouvé dans les uns et dans les autres le ventricule fort enflammé, la vessie fortement racornie et resserrée sur elle-même. Une bile très-âcre, et dans les vaisseaux, des concrétions résultant de la viscosité du sang. »

Ne serait-ce point aussi l'altération qu'éprouvent les sucs gastriques des chiens dans certaines maladies, par exemple dans la rage désignée vulgairement sous le nom de rage mue, ou esquinancie maligne, qui porterait ces animaux à manger du chanvre, de la bourre, du linge, de la corne, et autres corps étrangers semblables que l'on trouve ordinairement dans leur estomac ? Ce viscère est d'ailleurs, dans ce cas, presque toujours plus ou moins enflammé.

Les animaux carnivores ne sont pas les seuls dont les sucs gastriques ou intestinaux puissent changer de nature, et enflammer ou corroder les organes qui les fournissent.

Lafosse (1) dit avoir toujours vu, en exa-

____

(1) Dictionnaire d'hippiatrique, au mot *épilepsie.*

13

minant l'estomac des chevaux épileptiques, une très-grande quantité de suc gastrique noirâtre qui annonçait plutôt une saburre qu'une secrétion parfaite, ce qu'il n'a jamais trouvé dans les chevaux attaqués d'autres maladies.

MM. *Huzard* et *Desplas* (1) ont observé, lors de l'épizootie qui attaqua les bêtes à cornes des départemens de l'Est, et d'une partie de l'Allemagne en 1797, outre des taches noires répandues sur les intestins, leur membrane interne très-enflammée, et en partie corrodée par l'âcreté du flux bilieux. *Vicq-d'Azir*, a vu la même chose sur plusieurs animaux, dans l'épizootie de 1775.

D'après ce petit nombre de faits, il est évident que l'empoisonnement est, dans certains cas, au moins aussi difficile à constater dans les animaux que dans l'homme. Ainsi, on s'exposerait à commettre des erreurs grossières, et quelquefois funestes, si l'on prenait toujours pour l'effet d'un poison les inflammations et les érosions de l'estomac et du tube intestinal des animaux domestiques.

Le seul signe qui puisse nous prouver d'une manière incontestable que l'empoisonnement a eu lieu, est pour nous comme pour le mé-

----

(1) Instructions sur les maladies inflammatoires épizootiques déjà citées, page 8.

decin de l'espèce humaine , la présence dans les voies de la digestion, ou dans les matières rejetées par les vomissemens , ou dans les excrémens, d'une ou de plusieurs substances reconnues pour être vénéneuses ; sans cette circonstance essentielle , on ne peut rien conclure de positif sur une matière aussi délicate, et de laquelle dépendent quelquefois la fortune , la liberté, et même la vie de plusieurs personnes. J'en ai cité dans le mémoire qui précède, un exemple bien frappant.

VI.

POLICE MÉDICALE.

Réflexions et expériences sur le caractère contagieux de la morve.

La morve est-elle une maladie contagieuse ? Si elle est contagieuse , comme on le croit généralement , par quelles voies sur-tout paraît-elle se communiquer ? quels sont les procédés les plus économiques , et en même tems les plus certains pour désinfecter , soit les écuries qui ont récélé des animaux morveux , soit les harnais et les ustensiles qu'on a pu employer à leur usage ?

Telles sont les questions qu'il est permis de

se faire aujourd'hui, lorsque l'on considère là diversité des opinions des différens auteurs qui ont parlé de la morve, maladie la plus redoutable de toutes celles qui peuvent affecter les animaux monodactyles ou solipèdes.

Des essais faits avec la plus grande exactitude et de différentes manières sur plusieurs animaux, joints à une série d'observations recueillies avec soin et un esprit impartial, sont sans doute propres à donner la solution de toutes ces questions qui sont de la plus haute importance tant pour l'intérêt public que pour l'intérêt particulier, ou au moins permettent-ils d'approcher de plus près de la vérité qui est le but auquel on tend (1).

Si, comme on l'a cru pendant long-tems, et comme beaucoup de personnes le croient encore aujourd'hui, la morve est très-contagieuse, il faut continuer de prendre, à l'égard de tout ce qui peut la communiquer, les précautions les plus sévères et même les plus

(1) La Société royale des sciences de Gottingue proposa, pour le prix de 1775, le sujet suivant : *L'opinion commune met la morve des chevaux au nombre des maladies épizootiques contagieuses. Cette opinion est aujourd'hui combattue par plusieurs médecins vétérinaires ; on demande des preuves certaines et fondées sur l'expérience, de la solidité de l'un ou de l'autre sentiment, et, dans le cas de l'affirmative, jusqu'à quel point la contagion peut être dangereuse.* La société renouvela cette question pour 1778, et elle ne put adjuger le prix qui était une médaille d'or de cinquante ducats.

minutieuses. Si au contraire elle ne l'est pas, ces mêmes précautions, soit de la part des autorités administratives, soit de la part des propriétaires, sont non-seulement inutiles, mais propres à ajouter une nouvelle perte à la première, puisqu'elles consistent dans la destruction, ou au moins dans la désinfection la plus rigoureuse de tout ce qui a pu servir aux chevaux morveux ; enfin, si la morve peut se communiquer par telle voie et non par telle autre, c'est sur la première qu'il importe de fixer particulièrement son attention, afin de prévenir le développement de la maladie dont il s'agit.

C'est dans la vue de concourir à répandre sur ce sujet de police médicale quelques lumières, que j'ai commencé, il y a plusieurs années, sur des chevaux, des ânes et des mulets, diverses expériences que la Société d'agriculture du département de la Seine, à laquelle j'eus l'honneur de les adresser, n'a pas jugées indignes de son attention (1) ; mais avant de rendre compte ici du résultat de ces expériences, j'ai cru qu'il convenait de faire de nouveaux essais, et de les varier de différentes manières. J'ai cru aussi, avant de les faire connaître, devoir exposer en peu de mots l'opinion des auteurs les plus connus qui

____

(1) Rapport déjà cité, fait à cette Société le 21 juillet 1811 par M. *Girard*.

ont parlé de la morve. Je ne fouillerai pas pour cet objet dans les ouvrages anciens ; mes recherches commenceront seulement à *Solleysel.* Je ne suivrai pas tous ceux qui ont écrit après lui , le nombre en serait beaucoup trop grand. Je n'arrêterai mon attention dans ce court exposé, que sur les écrits de quelques-uns des écuyers et des médecins qui se sont attachés à bien connaître le cheval , et sur ceux des vétérinaires modernes dont les connaissances pratiques ne sont point équivoques.

I.° *La more est-elle une maladie contagieuse ?* Parmi les auteurs qui ont écrit sur l'hippiatrique, les uns ont négligé de parler de la maladie dont il est question, ou se sont bornés à donner une foule de recettes, la plupart aussi singulières qu'absurdes, pour la guérir ou la prévenir ; d'autres l'ont décrite d'une manière plus ou moins exacte, mais sans être d'accord entr'eux sur son caractère contagieux ; plusieurs, après l'avoir regardée comme une affection extrêmement contagieuse, la mettent aujourd'hui au nombre de celles qui ne sont point du tout susceptibles de se communiquer (1).

____

(1) On peut voir un exposé succint de quelques-uns des ouvrages dont il vient d'être parlé dans la *Notice historique et critique des principaux écrits qui ont été publiés sur la*

Il en est donc de cette maladie comme de beaucoup d'autres dont la contagion avouée par ceux-ci, contestée ou niée par ceux-là, est encore un problème pour ceux qui savent douter, et qui, avant d'adopter une opinion, exigent qu'elle soit appuyée sur beaucoup de faits authentiques.

Obligé, plus que personne, de savoir à quoi m'en tenir sur cet objet important, afin de ne pas induire en erreur une foule d'élèves, soit en leur inspirant, au sujet du caractère contagieux de cette affection, des craintes dénuées de fondement, soit en ne les mettant pas assez en garde contr'elle, et persuadé d'ailleurs que c'est spécialement aux écoles vétérinaires qu'il appartient d'éclaircir cette matière sur laquelle on est journellement consulté, j'ai fait quelques recherches et quelques expériences dont je vais donner le précis.

§. I.ᵉʳ *Opinions de plusieurs auteurs relativement au caractère contagieux de la morve.*

Il serait difficile sans doute de savoir à quelle époque on a commencé à considérer la

morve des chevaux, par M. *Huzard.* Cette *Notice*, qui est insérée dans le second volume des *Instructions et observations sur les maladies des animaux domestiques*, quatrième partie, commence par le premier ouvrage de *Lafosse* le père, imprimé en 1749, et comprend tous ceux qui furent publiés depuis cette époque, sur la morve, jusqu'en 1791.

morve des animaux solipèdes comme une affection contagieuse (1). Il paraît que les anciens hippiatres ne lui avaient pas reconnu
ce caractère ; du moins il en est un grand
nombre qui ont gardé sur ce point un profond silence.

Mais parmi les vétérinaires modernes, il en
est peu qui ne l'aient pas envisagée comme une
maladie éminemment contagieuse. On voit
cependant aujourd'hui des personnes dont l'autorité est d'un grand poids qui, comme je l'ai
dit, après avoir entièrement embrassé cette
opinion, et avoir même ordonné des mesures
très-minutieuses pour prévenir la morve, en
adoptent une toute opposée. Il résulte de là
que l'homme qui n'a par-devers soi aucun fait
positif, et qui dès-lors doit s'en rapporter sur
ce point au jugement et à l'expérience des
autres, ne sait à laquelle de ces opinions il
doit préférablement s'attacher.

1.° *Solleysel* (2) considère la morve comme
une maladie qui se communique très-facile-

(1) L'origine de la morve est d'ailleurs inconnue. Si on en
croit *Lafosse* le père, cette maladie ne parut en Europe que
vers l'an 1494, au siége de Naples, et *Parazzez* qui était à ce
siége, est le premier qui en a parlé. Mais *Lafosse* n'était pas
fondé à avancer que la morve a été inconnue des Grecs et des
Romains, car, comme l'observe M. *Huzard*, dans la *Notice*
citée plus haut, non-seulement *Apsyrte*, mais encore d'autres
auteurs Grecs, tels que *Théomneste* et *Hippocrate* l'hippiatre,
ont parlé de cette maladie.

(2) Le parfait maréchal déjà cité, édition de 1754, première
partie, page 50.

(201)

ment, même par l'air d'une écurie où il y a des animaux qui en sont atteints. Il pense que quoique toutes les espèces de morve ne soient pas également contagieuses, la contagion est néanmoins toujours à craindre.

2.º *Gaspard Saunier* (1), regarde cette affection comme extrêmement contagieuse, et prescrit les mesures les plus minutieuses pour désinfecter les lieux où des animaux morveux ont séjourné, puisqu'il veut qu'on change les mangeoires, les rateliers, qu'on dépave l'écurie, etc.

3.º *De Garsault* (2) est à-peu-près du même avis, et il croit que cette maladie peut en même tems se déclarer sur une très-grande quantité de chevaux qui auraient léché la matière d'un cheval morveux.

4.º *De la Guérinière* (3) pense, comme Solleysel, que la morve peut se communiquer aisément dans une écurie, même par l'air que les chevaux y respirent.

5.º *Lafosse* le fils, qui s'est particulièrement occupé de la morve, a beaucoup varié d'opinion relativement à son caractère contagieux. Dans une dissertation sur cette maladie présentée au mois d'avril 1761, à l'aca-

_____

(1) La parfaite connaissance des chevaux, 1734, page 21.

(2) Le nouveau parfait maréchal déjà cité, édition 1770; page 37.

(3) École de cavalerie, contenant la connaissance, l'iustruction et la conservation du cheval, 1769, page 53.

démie royale des sciences, on lit, page 5o : *il n'y a que la morve proprement dite* (1) *qui soit contagieuse, les autres ne le sont pas.* Brasier a adopté cette opinion (2).

Quelque tems après, il publia des *Observations et instructions sur les ravages qu'occasionnent aux chevaux les différentes espèces de morve, et la manière de les distinguer, avec un tableau des différens écoulemens qui se font par les narines des chevaux, désignés sous le nom de morve.* Elles sont consignées dans une feuille in-folio. On y lit plusieurs fois que *la vraie morve, la morve proprement dite, ne se communique jamais… ; qu'elle n'est jamais contagieuse , quoiqu'elle soit la plus commune… , et que c'est celle qui détruit les régimens , les postes , les messageries , etc.*

Dans la *clavicule du cheval*, publiée par le même auteur en 1776, en deux feuilles grand-in-folio, il est dit : que la *morve de cause externe ne se communique pas; que les autres espèces se communiquent rarement, etc. Dans l'Encyclopédie, dans le Guide du maréchal,*

(1) *Lafosse* a divisé la morve dans la plupart de ses ouvrages, 1.° en morve proprement dite et en morve improprement dite ; 2.° en morve contagieuse et en morve non contagieuse. Il a subdivisé la morve proprement dite , 1.° en morve simple et en morve composée ; 2.° en morve primitive et en morve secondaire ; 3.° en morve commençante , en morve confirmée et en morve invétérée. On ne peut s'empêcher de regarder ces divisions et subdivisions comme extrêmement compliquées, et d'une application bien difficile dans la pratique.

(2) Cours complet d'agriculture de l'abbé Rozier, tome IV.

(203)

dans le *Cours d'hippiatrique et dans le Dic-*
tionnaire d'hippiatrique, l'auteur répète constamment qu'il n'y a que la morve proprement
dite qui se communique. Enfin, dans le *Cours*
complet d'agriculture pratique , déjà cité ,
Lafosse se résume en disant que la morve ne
se communique pas , et qu'il a vu des chevaux
attaqués de cette maladie guérir sans traitement. A laquelle s'en rapporter de toutes ces
opinions ?

6.º *Bourgelat*, qui avait proposé un projet
très-sage d'expériences, à l'égard de l'électuaire
prôné par le baron de *Sind* , pour préserver de
la morve , avait une opinion évidemment contraire à celle de *Lafosse ;* mais il croyait, avec
raison, que cette affection ne se déclare pas
toujours, quoique les animaux soient exposés
à la contracter; aussi dit-il, dans sa *matière*
médicale (1), en parlant des *anti-morveux :*
« selon l'âcreté du virus de cette maladie, et
selon le plus ou le moins de disposition des
chevaux sains à la contracter, ses effets sont
plus ou moins contagieux , et quelquefois ne
se manifestent point. » Cette opinion du créa-
teur des écoles vétérinaires , est conforme à
ce que l'on observe chaque jour.

7.º *Vitet* dont la *médecine vétérinaire* renferme beaucoup d'erreurs , mais dans laquelle
ou trouve aussi quelques principes très-justes,

____

(1) Tome second , quatrième édition, page 262.

quelques expériences bien faites dont il semble qu'on ne lui a pas assez tenu compte, dit que la morve se communique non-seulement par la cohabitation, mais encore par le contact des hommes, des animaux, et même par l'air. Il ajoute, que si l'on inocule la morve d'un cheval à un autre cheval dans une plaie faite aux tégumens, celui-ci ne devient pas morveux, mais que s'il mange des herbes infectées de morve, il la prend par cette voie ; qu'un cheval sain qui habite avec un cheval morveux au dernier degré, en est plutôt infecté que dans tout autre cas, et plus facilement encore s'il est jeune, et si l'on se trouve dans une saison chaude (1).

8.º M. *Coleman*, vétérinaire Anglais, qui a, dit-on, communiqué la morve à un âne par la transfusion, pense néanmoins que cette maladie s'engendre plus souvent qu'elle ne se gagne (2).

9.º *Delabère-blaine*, après avoir rapporté l'opinion de *Coleman*, et de quelques autres auteurs de sa nation sur la morve, dit qu'il est porté à croire que l'on a jugé cette affection contagieuse, lorsqu'elle n'était qu'épizootique (3). *Dutz* (4) dit aussi que cette con-

---

(1) Médecine vétérinaire, tome 3, page 822.

(2) Notions fondamentales de l'art vétérinaire, etc., tome III, page 218.

(3) Ouvrage qui vient d'être cité, tome III, page 218.

(4) L'anti-maréchal, ou le vrai miroir des maladies internes des chevaux, etc., page 277.

tagion lui paraît encore assez problématique.

10.º M. *Desplas*, vétérinaire distingué de la capitale, croit, avec quelques autres auteurs, que la morve et toutes les maladies qu'accompagne le flux par les naseaux, sont contagieuses (1).

II.º MM. *Chabert* et *Huzard*, auxquels nous sommes redevables d'une excellente *Instruction sur les moyens de s'assurer de l'existence de la morve*, ainsi que d'une foule d'autres écrits non moins utiles, s'expriment ainsi dans cette *instruction*, article III (2), en parlant des causes de cette maladie : « Les causes les plus ordinaires de la morve sont, 1.º la communication des chevaux sains avec des chevaux morveux, ou l'usage de quelques-uns des objets qui leur ont servi, comme brides, selles, harnois, couvertures, seaux, étrilles, éponges, brosses, époussettes, etc. Cette cause est plus ou moins active, suivant le caractère du virus et les dispositions des sujets exposés à ses effets » .....

A l'article V de la même *instruction*, où il s'agit de l'*examen et de la séparation des chevaux affectés ou suspects*, on lit : « La morve et toutes les maladies qu'accompagne le flux par les naseaux, étant contagieuses, la pre-

---

(1) Nouveau cours complet d'agriculture, déjà cité au mot morve.

(2) Page 14, quatrième édition.

mière indication qui se présente à remplir, est
la séparation de tous les chevaux sains, d'avec
ceux atteints de quelques-unes de ces maladies ; la seconde, la désinfection des chevaux qui
ont communiqué avec les chevaux morveux ;
la troisième, l'assainissement des écuries ; la
quatrième, la purification des harnais. »

Mais dans le *Cours complet d'agriculture* (1)
M. *Chabert* dit : « J'ai cru autrefois , avec le
public, à la contagion de la morve, et même
j'ai prescrit des moyens pour s'en préserver ;
aujourd'hui, d'après une multitude de faits
que j'ai observés personnellement , je pense
que la morve n'est pas contagieuse ; elle vient
dans un seul cheval , comme dans un grand
nombre , par la disposition individuelle , par
le vice des alimens , du travail , de l'habi-
tation , etc. ». . .

12.º M. *Fromage* de Feugré et M. *Chaumontel* , sont du même avis que le respectable
directeur que je viens de citer. Ils rapportent ,
dans l'ouvrage dont il vient d'être parlé (2) ,
plusieurs faits qui viennent à l'appui de
leur opinion. Peut-être , dit M. *Fromage* ,
la morve était-elle autrefois plus violente
qu'elle ne l'est aujourd'hui ; peut-être a-t-
elle perdu de son intensité , soit par le laps
de tems , soit parce qu'on la combat par

____

(1) Tome IV , au mot *morve*, page 532.
(2) Tome IV , page 541 et suivantes.

des traitemens moins irritans. Ce pourrait être une raison pour croire, ajoute-t-il, qu'elle est moins contagieuse aujourd'hui qu'elle ne l'a été autrefois, si jamais elle l'a été.

En résumant les opinions qui viennent d'être exposées, on voit, 1.º que *Solleysel*, *Gaspard Saunier*, *De Garsault*, *De la Guérinière*, *Bourgelat*, *Vitet*, MM. *Huzard* et *Desplas*, etc. jugent la morve très-contagieuse ;

2.º Que *Coleman*, *Delabère-blaine*, *Dutz*, etc. pensent qu'elle est bien peu susceptible de se communiquer ;

3.º Que MM. *Lafosse*, *Chabert*, *Fromage* et *Chaumontel*, la regardent comme n'étant nullement transmissible (1). Il y a donc main-

______

(1) « Ce qui a pu, dit un auteur moderne, donner lieu à la fausse idée de non-contagion de la morve, c'est la diversité des écoulemens par les naseaux, parmi lesquels il y en a, sans doute, qui ne sont pas contagieux, et qui n'appartiennent point à cette maladie; c'est la difficulté de les distinguer souvent autrement que par les résultats qu'ils produisent ; c'est la nature même de quelques individus privilégiés qui communiquent aussi difficilement la contagion dont ils sont infectés, que d'autres également invulnérables ont de la peine à la prendre. C'est ainsi qu'on voit dans l'espèce humaine des personnes résister à la peste, à la petite vérole, à la contagion vénérienne, coucher avec des galeux sans contracter cette maladie, et des animaux rester parfaitement intacts au milieu des épizooties pestilentielles, charbonneuses, varioliques, farcineuses, morveuses, galeuses, etc.

» C'est qu'enfin on ignore véritablement encore ce que c'est que la contagion, et quels sont tous les modes que la nature

tenant sur cet objet , trois opinions bien différentes.

Voyons si les expériences que je vais rapporter pourront nous déterminer à adopter l'une de ces opinions préférablement aux autres, et si on ne pourrait pas , jusqu'à un certain point , les concilier presque toutes , en examinant successivement les différentes voies par lesquelles le virus morveux peut être introduit dans le corps des animaux.

§. II. *Expériences faites avec le virus morveux.*

Ces expériences ont été faites de diverses manières , afin de s'assurer si , comme l'ont avancé plusieurs auteurs, la morve peut se communiquer par plusieurs voies différentes.

Sur quelques animaux le virus morveux a été déposé sur la membrane muqueuse du nez, ou dans des plaies faites sur le corps ; sur d'autres, on a inséré dans des plaies faites au milieu de l'espace intermaxillaire , les glandes lymphatiques sous-linguales de chevaux affectés de la morve au dernier degré, ou on a fait passer dans leurs veines le sang

emploie pour mettre les individus en état de lui résister, ou ceux qui peuvent en faciliter la communication. »

Extrait d'un article qui a pour titre : *quelques idées sur la morve* , inséré dans les annales de l'agriculture française, tome 48 , page 216.

de ceux-ci ; quelques-uns ont été seulement mis en communication avec des chevaux morveux ; sur d'autres enfin, on a placé pendant un certain tems , des objets qui avaient servi à l'usage de chevaux infectés.

I.

Insertion du virus morveux sur la membrane muqueuse du nez.

Si la morve est contagieuse , ce doit être sur-tout par cette voie , puisque le virus est déposé sur la membrane qui en est toujours le siége. C'est par conséquent de cette manière qu'il a paru convenable de commencer les diverses expériences qu'on va lire ; car , si cette maladie ne se développe pas dans un cheval sur la membrane pituitaire duquel il a été déposé de la matière d'un cheval morveux , on peut rigoureusement en conclure qu'elle n'est jamais contagieuse.

I.re EXPÉRIENCE. Le 22 juillet 1809, j'injectai dans les naseaux d'un ânon , sous poil gris souris , âgé d'environ quatre mois , en bon état , destiné à être sacrifié pour l'instruction des élèves , une demi-verrée de pus recueilli des naseaux d'un cheval morveux au troisième degré.

Le 1.er jour et le 2.e , rien de remarquable,

Le 3.e, les glandes lymphatiques de l'auge, engorgées, sur-tout du côté gauche ; léger flux nasal de ce même côté.

Le 4.e, les glandes, un peu plus grosses que la veille.

Le 5.e, même état que le jour précédent ; mais l'aile interne de la narine 'gauche, fort tuméfiée et douloureuse.

Le 6.e, flux considérable, principalement du côté gauche ; la narine du même côté presque fermée.

Le 7.e, flux aussi considérable par les deux naseaux.

Le 8.e, point de changement dans les glandes ; mais le flux, plus abondant et la joue gauche, très-engorgée.

Le 9.e, les os du nez, boursouflés à leur partie inférieur ; quelques chancres sur la membrane pituitaire du côté gauche.

Le 10.e, les glandes plus douloureuses, traînées de sang dans la matière de la narine gauche ; faiblesse et refus des alimens.

Le 11.e, faiblesse augmentée ; l'animal peut à peine se tenir sur ses membres, plusieurs petits boutons sur le nez ressemblant à du farcin (1) ; les chancres observés le 9,

____

(1) Cette dernière circonstance semblerait venir à l'appui de l'opinion de ceux qui pensent que la morve et le farcin sont la même maladie ; mais, malgré ce fait et plusieurs autres à-peu-près semblables, cette assertion n'est pas encore assez suffisamment prouvée pour qu'on doive l'admettre sans restriction.

plus multipliés et plus larges; pouls presque effacé ; mort dans la journée.

OUVERTURE. *Tête.* Le cerveau, dans l'état naturel; le plexus choroïde, blafard et infiltré; toute la membrane muqueuse du nez du côté gauche, couverte de chancres, et seulement très-enflammée du côté droit; beaucoup de matière purulente assez claire dans les sinus maxillaires.

Poitrine. Matière écumeuse en grande quantité dans les bronches ; les poumons, sains, mais très-mous , ainsi que le cœur.

Abdomen. Les glandes mésentériques fort engorgées ; quelques taches d'inflammation sur les gros intestins.

II.ᵉ EXPÉRIENCE. Le 30 du même mois j'introduisis avec les barbes d'une plume dans les naseaux d'une jument noir mal teint , âgée de douze ans environ , une petite quantité de matière provenant des naseaux d'un cheval morveux.

Le 2.ᵉ jour et le 3.ᵉ , rien de remarquable.

Le 4.ᵉ, léger engorgement des glandes lymphatiques de l'auge du côté droit.

Le 5.ᵉ, pareil engorgement du côté gauche.

Le 6.ᵉ, le 7.ᵉ et le 8.ᵉ , augmentation très-sensible des glandes.

Le 9.ᵉ, deux chancres assez larges sur la membrane pituitaire du côté gauche.

Le 10.ᵉ, même état des glandes et des chancres ; mais léger flux nasal ; la matière tombe par flocons , sur-tout quand l'animal tousse.

Le 14.ᵉ Les glandes un peu moins grosses ; point de changement dans les chancres qui diminuèrent un peu le 16.ᵉ et le 17.ᵉ

Du 18.ᵉ jour au 28.ᵉ, point d'autres symptômes ; mais diminution des forces et de la gaieté.

Le 29.ᵉ, la jument tombe tout-à-coup sans pouvoir se relever : on la tue, en plongeant un scapel dans la moëlle épinière.

Ouverture. Elle n'offre rien de particulier, si l'on en excepte les chancres et la tuméfaction des glandes dont il a été parlé.

III.ᵉ Expérience. Le 31 juillet, je déposai sur la membrane muqueuse du nez d'un cheval bai brun, âgé de dix ans, une certaine quantité de matière, recueillie des naseaux de l'ânon dont il est parlé dans la première expérience ; on avait fait à ce cheval, quelques jours auparavant, l'opération de la queue à l'anglaise, en incisant seulement les muscles sacro-coccigiens inférieurs.

Le 3.ᵉ jour, petites glandes très-mobiles du côté droit de la cavité glossienne.

Le 4.ᵉ Les plaies de la queue qui jusque-là avaient été d'une couleur vermeille, noirâtres et fongueuses.

Le 5.ᵉ, les glandes du côté droit plus grosses, ulcère fistuleux, profond dans l'une des incisions faites à la queue. Enlèvement des fongosités qui la recouvraient, et cautérisation.

Le 6.ᵉ jour, le 7.ᵉ et le 8.ᵉ, point de changement notable.

Le 9.ᵉ, les glandes encore plus engorgées; deux petits chancres du côté gauche.

Le 13.ᵉ, les chancres très-agrandis, et l'engorgement des glandes, croissant toujours ; les plaies de la queue assez belles.

Cet état se maintint jusqu'au 26.ᵉ jour qu'un dépôt assez considérable se forma tout-à-coup à la partie supérieure de la queue : le pus qu'il contenait était de bonne nature.

Le 31.ᵉ au matin, les glandes et les chancres, comme le 26; mais le tétanos se montra d'abord dans les parties postérieures du corps, et dans la journée il devint général. L'animal marchait en écartant beaucoup les membres abdominaux qui étaient très-roides ; les paupières étaient rapprochées au point de couvrir presque totalement les yeux; l'artère maxillaire, pleine et tendue; une carie profonde existait dans l'une des plaies de la queue.

A cette maladie j'opposai la saignée, de fortes décoctions de pomme épineuse (datura stramonium) et de raisin d'amérique (phytolacca americana) (1). L'œsophagotomie fut

____

(1) En employant ces deux plantes qui ne sont pas rares à trouver, sur-tout la première ; mon intention était de m'assurer

faite afin d'administrer ces médicamens avec plus de facilité ; mais l'animal mourut le 34.e jour de l'inoculation de la morve, trois jours. après que le tétanos se fut déclaré.

Ouverture. *Tête.* Le cerveau, dans un état sain ; sur la membrane pituitaire du côté gauche étaient les deux chancres dont on a parlé.

Poitrine. Beaucoup de mucosité dans la trachée-artère ; la face interne de ce tube, de couleur légèrement verdâtre.

Abdomen. Rien de particulier, si ce n'est un peu d'inflammation dans le rein gauche.

IV.e Expérience. Le 17 août suivant, j'introduisis dans les naseaux d'un ânon, sous poil gris cendré, âgé de cinq ans, un peu de matière prise dans les naseaux d'un cheval morveux au dernier degré.

Le 2.e jours, le 3.e et le 4.e, rien de remarquable.

Le 5.e, une glande de la grosseur d'une très-petite noix, du côté gauche de la cavité glossienne.

Le 6.e, la glande dans le même état que la veille, un peu de flux du côté gauche et un chancre.

---

si, en pareil cas, elles ne pourraient pas remplacer jusqu'à un certain point l'opium et le camphre. Je n'en ai remarqué aucun effet sensible, quoique administrées en décoction à des doses assez fortes.

(215)

Le 7.e, la membrane pituitaire, plus pâle que les jours précédens ; le chancre, un peu agrandi, le flux et la glande, comme la veille.

Le 8.e, la glande un peu moins grosse ; du reste, même état.

Le 9.e, flux par les deux naseaux, la membrane pituitaire, couverte de chancres ; la glande, comme la veille.

Le 10.e, la glande et les chancres, comme le jour précédent ; mais le flux plus abondant, la respiration, très-gênée, grande faiblesse mort la nuit suivante.

OUVERTURE. *Tete.* Le cerveau, comme dans l'état sain ; la membrane nasale des deux côtés, couverte de chancres dans sa partie inférieure et dans sa partie supérieure. Point de pus dans les sinus.

Poitrine. Une très-grande quantité d'écume blanchâtre dans les bronches et la tranchée-artère.

Abdomen. Tous les viscères, dans un état d'intégrité parfaite.

Ve EXPÉRIENCE. La promptitude avec laquelle la morve se déclara sur les sujets de la première et de la quatrième expérience m'engagea à en tenter encore une semblable sur un ânon auquel j'avais communiqué la gourme de la même manière un mois auparavant.

Le 29 avril 1813, on introduisit, au moyen d'un tampon d'étoupe, dans les naseaux de cet

(216)

ânon noir mal teint , âgé d'environ six mois ;
de la matière d'un cheval morveux : cette
inoculation fut répétée les trois jours suivans.

Le 5.ᵉ jour, les glandes lymphatiques de
l'auge , un peu engorgées , et la membrane
muqueuse du nez , légèrement enflammée.

Le 6.ᵉ, l'engorgement des glandes, beaucoup augmenté.

Le 7.ᵉ, écoulement par les deux naseaux
d'une petite quantité d'humeur blanchâtre ,
ayant peu de consistance.

Le 8.ᵉ, l'écoulement , plus copieux, les glandes , plus volumineuses ; apparition de plusieurs chancres sur la membrane nasale des
deux côtés , air expiré , fétide , respiration
gênée ; pouls , assez fort et vîte.

Le 9.ᵉ, boursouflement des larmiers ; les
yeux , chassieux ; tous les symptômes énumérés plus haut , aggravés.

Le 10ᵉ, refus absolu d'alimens tant solides
que liquides ; air expiré, infect ; excision des
glandes engorgées (1).

Le 11.ᵉ, flux beaucoup plus abondant que
les jours précédens.

Le 12.ᵉ, claudication du membre postérieur
gauche qui est engorgé depuis la partie supérieure du jarret jusqu'à la couronne; l'animal

____

(1) Ces glandes , comme je le dirai plus loin, furent insérées
dans l'espace intermaxillaire d'un mulet.

(217)

presque toujours couché. La plaie de l'auge
donne un pus d'une mauvaise odeur.

Le 13.ᵉ et le 14.ᵉ, l'écoulement, bien plus
considérable ; la matière, plus consistante ;
fétidité plus grande de l'air expiré , gêne
dans la respiration par le boursouflement des
parties environnantes des naseaux ; l'animal
constamment couché et refusant tous les alimens.

Le 15.ᵉ, augmentation des symptômes énumérés plus haut ; mort ce même jour.

OUVERTURE. *Tête.* Le cerveau, dans l'état
naturel ; la membrane pituitaire, couverte de
chancres dans toute son étendue , mais principalement à sa partie inférieure , précisément à l'endroit où le virus morveux avait
été déposé ; les cornets du nez, noirâtres, ainsi
que l'os ethmoïde. Les sinus frontaux et
maxillaire , remplis de mucus de même nature que celui qui sortait par les naseaux.

Les glandes parotides , en partie gangrenées, ainsi que la membrane muqueuse de la
trachée-artère ; le moindre effort suffisait pour
séparer les cerceaux de ce tube.

Poitrine. Le poumon, légèrement enflammé.

Abdomen. L'estomac et les intestins, exactement vides ; le premier de ces viscères, racorni , et sa membrane interne, légèrement
enflammée.

VI.ᵉ EXPÉRIENCE. Le 25 mai suivant, on

déposa avec les barbes d'une plume, sur la membrane nasale d'un cheval entier , alzan doré, âgé de seize à dix-huit ans, un peu maigre, qui avait une ancienne fistule sur le garrot, de la matière des naseaux d'un cheval affecté d'une morve confirmée. Cette opération fut répétée le 26, le 27, le 28 et le 29 du même mois.

Le 4.ᵉ jour, les glandes lymphatiques de la cavité glossienne, engorgées du côté droit.

Le 5.ᵉ jour et le 6.ᵉ, engorgement plus considérable, et léger flux nasal de ce côté.

Depuis le 7.ᵉ jusqu'au 12.ᵉ, les glandes dans le même état, ainsi que le flux.

Du 13.ᵉ au 17.ᵉ jour, on remit de nouveau tous les matins, et de la même manière, du pus des naseaux d'un cheval morveux, sur la membràne muqueuse du nez des deux côtés. Pendant ces cinq jours, les glandes et le flux ne changèrent pas ; l'animal, quoiqu'assez bien nourri, maigrit néanmoins ; ses forces s'affaiblirent au point qu'on était souvent obligé le matin de l'aider à se relever.

Le 18.ᵉ, une grande partie de la membrane nasale du côté gauche, couverte de chancres ; le flux, un peu plus abondant et les glandes , plus engorgées.

Le 20.ᵉ, l'animal tombé dans une grande faiblesse fut sacrifié.

OUVERTURE. *Tête.* Beaucoup de sérosité

dans le grand ventricule gauche du cerveau;
la membrane nasale de ce côté, couverte de
chancres jusqu'à l'os ethmoïde.

Poitrine. Rien de remarquable.

Abdomen. La membrane muqueuse du sac
droit de l'estomac, et celle du principe de
l'intestin grêle, très-enflammées.

I I.

Communication d'animaux sains avec des animaux morveux.

On trouve dans le cours complet d'agriculture (1) plusieurs faits rapportés par des
vétérinaires éclairés, d'après lesquels on est
en droit de douter de la communication de
la morve par la cohabitation. Cependant,
des maîtres de postes, des entrepreneurs de
messageries, des rouliers (2), etc., disent
avoir éprouvé plus d'une fois de très-grandes
pertes, parce qu'un cheval morveux avait été
laissé imprudemment dans leurs équipages,

---

(1) Tome IV, page 441 et suivantes.

(2) Il y a peu de tems que je fus appelé pour voir un équi-
page de roulier, composé de quatre chevaux qui tous
étaient morveux. J'appris que l'un de ces chevaux avait
été acheté ayant des symptômes de morve, et que un mois
environ après, cette maladie s'était déclarée sur les trois autres.
Tous ces chevaux qui furent à l'instant abattus, avaient déjà
fait plusieurs fois dans cet état le voyage de Lyon à Paris, et
de Paris à Orléans.

ou parce qu'on n'avait pas eu le soin de
bien nétoyer l'endroit de l'écurie où il avait
séjourné. On assure avoir fait aussi la même
observation dans plusieurs corps de cavalerie.

Sur ce point, comme à l'égard de celui qui
précède, et de la plupart de ceux qui suivent, on ne voit jamais que des opinions
tout opposées et aussi plausibles en apparence les unes que les autres. Il faut donc
encore que des expériences viennent ici à notre secours, afin de pouvoir juger des faits
par des faits, et opposer, s'il le faut, les uns
aux autres.

I.re EXPÉRIENCE. Le 11 septembre 1809,
je plaçai à côté d'un cheval morveux, un
âne gris souris, âgé d'environ vingt ans, mais
en bon état.

Pendant les quinze premiers jours on ne
vit rien de remarquable.

Le 16.e, j'inoculai le farcin (1) à cet âne
par trois incisions dans lesquelles je mis
une très-petite partie d'étoupe, imbibée de
la matière d'ulcères farcineux. De ces trois
incisions deux furent faites à l'encolure,
une de chaque côté ; et l'autre, sur la cuisse
droite.

____

(1) Cette inoculation fut faite pour savoir si la morve et le
farcin se déclareraient en même tems ; c'est en effet ce qui eut
lieu, avec cette différence pourtant que la première de ces
maladies se montra la dernière.

(221)

Les jours suivans, une légère suppuration s'établit dans ces petites plaies, mais sans qu'il parut aucun caractère farcineux.

Le 25.e jour de la communication avec le cheval morveux, les environs de l'incision faite sur la cuisse, devinrent très-durs. Les autres présentèrent le même état deux jours après.

Le 28.e, un engorgement farcineux avec de très-petits ulcères, se manifesta autour des naseaux. Cet état fut le même jusqu'au 37.e jour.

Le 38.e, un peu de difficulté dans la respiration, les glandes lymphatiques intermaxillaires, tuméfiées, léger flux par les naseaux.

Le 40.e jour, flux nasal, très-abondant, l'engorgement des environs des naseaux, fort augmenté, et les fermant en partie; le bouton de la cuisse, fort dur; les autres, dissipés; tristesse et refus des alimens.

Le 41.e jour, respiration plus gênée; pouls très-petit et accéléré; mort dans la journée.

OUVERTURE. *Tête.* Le cerveau, dans l'état le plus sain; les cornets du nez, engorgés et noirâtres; la partie supérieure du cornet droit antérieur, couverte de chancres, ainsi que la membrane pituitaire de ce même côté.

Poitrine. La face interne des ventricules du cœur, légèrement enflammée; les poumons, dans l'état naturel.

Abdomen. La face interne de l'estomac, du côté du pylore, un peu flogosée, ainsi que les reins ; rien de particulier dans les autres viscères.

II.ᵉ EXPÉRIENCE. Dans les premiers jours de février 1813, un petit cheval entier, noir mal teint, âgé de six ans, fut mis avec des chevaux morveux dans l'écurie destinée à ces animaux. Le farcin lui avait été inoculé par trois piqûres de chaque côté de l'encolure et du garrot, un mois auparavant.

Sur la fin du même mois, on lui fit la castration par ratissure des cordons spermatiques (1), et on le laissa dans la même écurie. Deux mois s'écoulèrent sans qu'on vît paraître aucun symptôme de morve. Les petits ulcères résultant de l'inoculation du farcin, suppurèrent pendant quelque tems, se dessechèrent ensuite, puis se remontrèrent,

____

(1) M. *Beugnot*, ex-vétérinaire d'un corps de cavalerie, de qui je tiens ce procédé que l'on paraît suivre aux Indes orientales, nous a rapporté qu'il lui avait été communiqué par des maréchaux Anglais faits prisonniers. Ce procédé qui était déjà connu dans quelques parties de la France depuis long-tems, consiste à ratisser les cordons avec un rasoir, ou un bistouri bien tranchant, jusqu'à ce qu'ils soient entièrement coupés. Les vaisseaux plus ou moins tiraillés se retirent alors sur eux-mêmes, et il n'y a presque pas d'hémorragie. M. *Beugnot* dit avoir lui-même coupé ainsi beaucoup de chevaux avec le plus grand succès ; j'ai aussi fait la castration de cette manière à plusieurs, sans qu'il en soit résulté le moindre accident.

(223)

mais sans s'aggrandir beaucoup. On le sacrifia au commencement d'avril, pour le cours d'opérations.

III.ᵉ Expérience. Le 25 mai suivant, une jument alzan doré, âgée de dix ans, affectée de farcin sur les côtes et à un membre postérieur, fut mise, n'ayant aucune apparence de morve, avec des chevaux morveux. Elle y resta huit jours, sans que l'on remarquât d'autres symptômes que ceux du farcin.

Le 9, les glandes lymphatiques sous-lingales s'engorgèrent du côté droit qui était celui qui correspondait à un des chevaux morveux, cette jument se trouvant placée dans un des coins de l'écurie.

Le 12, elle commença à jeter de ce même côté une matière assez épaisse.

Le 13 et le 14, l'écoulement fut plus abondant, et plusieurs chancres se montrèrent du côté droit. Le farcin commença alors à aller un peu mieux.

Le 17, l'écoulement s'établit des deux côtés, les chancres devinrent plus grands et plus multipliés, les glandes plus grosses, et la jument commença à maigrir sensiblement.

Du 17 au 24, tous ces symptômes augmentèrent encore, et l'air expiré devint infecte.

Le 25, cette bête fut sacrifiée, vu le mauvais état dans lequel elle se trouvait.

Ouverture. *Tête.* La plus grande partie des sinus de la tête, remplie de pus. La membrane muqueuse du nez, couverte de chancres des deux côtés ; deux de ces ulcères se remarquaient dans le larynx (1).

Poitrine et abdomen. Les viscères contenus dans ces deux cavités ne présentaient rien de particulier.

IV.ᵉ Expérience. Le 12 juin, je fis mettre entre deux chevaux morveux, dans une écurie destinée depuis long-tems à ces animaux, une jument aveugle, sous poil bai brun, âgée d'environ 15 ans.

Le 8.ᵉ jour de la cohabitation, les glandes de l'auge commencèrent à s'engorger du côté gauche.

Le 10.ᵉ , l'engorgement des glandes devint plus considérable et plus douloureux, et il parut un léger flux par la narine du côté par lequel il avait lieu.

______

(1) La trachée-artère de cette jument présentait une particularité assez remarquable. Avant de la sacrifier, on voyait, le long de la partie moyenne de ce tube, une sorte de crête très-prononcée, formée par une des extrémités de dix à douze de ses cerceaux cartilagineux. L'ouverture fit voir que l'autre extrémité des mêmes cerceaux était éloignée de cette crête d'environ deux pouces ; la membrane qui les unissait était rejetée en dedans de la trachée dont elle diminuait beaucoup le diamètre, et en dehors elle formait une gouttière profonde qui logeait l'œsophage. Un corps étranger de moyenne grosseur, arrêté dans ce dernier conduit, aurait pu, par l'effet de ce défaut de conformation, suffoquer promptement l'animal.

(225)

Du 11.ᵉ au 14.ᵉ jour, le volume de ces glandes augmenta encore; elles furent toujours dures, douloureuses et adhérentes à la face interne de l'os maxillaire. Le flux continua d'être très-léger.

Du 15.ᵉ au 22.ᵉ jour, elles diminuèrent sensiblement, devinrent moins adhérentes et sur-tout bien moins douloureuses; mais quelques petits ulcères farcineux qui étaient aux lèvres de cette jument, quand elle fut mise avec des chevaux morveux, s'aggrandirent d'une manière très-marquée, et d'autres se montrèrent aussi bientôt.

Depuis ce moment jusqu'au 32.ᵉ jour, le volume des glandes augmenta et diminua alternativement : il en fut de même de leur sensibilité; mais le farcin fit des progrès rapides, et les ulcères dont les lèvres étaient couvertes, eurent bientôt le plus mauvais caractère.

Le 33.ᵉ jour, on sacrifia cette jument devenue extrêmement maigre. Son ouverture n'offrit rien de remarquable.

V.ᵉ Expérience. Le 23 du même mois, un cheval gris argenté, âgé de seize à dix-huit ans, un peu maigre, mais n'ayant aucune maladie, fut mis dans la même écurie que la jument dont il vient d'être parlé, et placé aussi entre deux chevaux morveux.

Pendant les 14 premiers jours, il ne parut dans son état rien de particulier.

Le 15.ᵉ, je l'opérai d'une cataracte laiteuse qui existait à l'œil droit (1).

Ce cheval resta dans la même écurie jusqu'au 23 juillet, sans présenter aucun signe de morve. Comme il était alors très-faible, on le sacrifia pour le cours d'opérations.

Peut-être l'opération faite sur un œil, a-t-elle empêché le virus morveux de manifester ses effets. Au reste, ce ne serait pas la première fois que l'on aurait vu une opération chirurgicale même légère , pratiquée sur un individu exposé à la contagion, ou qui en portait le germe , empêcher ce virus de se montrer avec son caractère propre.

VI.ᵉ Expérience. Le 18 juillet , un âne entier, noir franc , âgé d'environ quinze ans, et en assez bon état , fut mis dans la même écurie que les animaux dont je viens de faire mention. Depuis ce jour jusqu'au 18 août , il ne reparut en lui aucun symptôme de morve.

____

(1) Le cristallin de ce côté était déplacé et passé dans la chambre antérieure. Dès que j'eus percé avec la lance sa capsule , il s'écoula au milieu de l'humeur acqueuse beaucoup de matière blanchâtre ; l'ouverture de la cornée un peu aggrandie , j'enlevai aisément toute la membrane cristalline qui était opâque. La résolution de cette humeur laiteuse eut lieu en partie les jours suivans , et tout annonçait que l'opération aurait du succès ; mais bientôt la cornée lucide devint d'un blanc mat ; la plaie qui d'abord avait commencé à se cicatriser , s'aggrandit sensiblement , le globe s'affaissa un peu et tomba presqu'entièrement en suppuration. Lorsqu'on sacrifia l'animal, toutes les parties internes de cet œil étaient presqu'entièrement désorganisées.

Le 19, on le sacrifia pour le cours d'opérations. Son ouverture fit voir à la face interne du cœcum, près de la pointe de cet intestin, un polype du volume d'une poire de moyenne grosseur.

I I I.

Objets qui avaient servi à des animaux mor-
veux, placés pendant quelque tems sur des
animaux sains.

Après la communication d'animaux sains
avec des animaux morveux, ou après le séjour
des premiers dans des endroits qui avaient été
habités par les seconds, une des causes que
l'on soupçonne occasionner le plus fréquemment la morve, ce sont des objets provenant
d'animaux qui en étaient atteints, qu'on a fait
servir pour d'autres sans avoir été auparavant
désinfectés, ou ne l'avoir été qu'imparfaitement.

Aussi est-ce une coutume assez généralement suivie depuis long-tems dans la plupart
des corps de cavalerie , dans certains relais
etc. , de brûler tout ce qui a servi à des chevaux affectés, ou même suspectés de morve,
comme selles , brides , colliers , licous , couvertures , etc. (1) , dans la crainte qu'ils ne

______

(1) On a même été quelquefois jusqu'à faire brûler les habits
des hommes qui avaient pansé des chevaux morveux. Cette
dernière mesure est au moins superflue : c'est une perte inutilement ajoutée à une autre perte. En supposant même, comme l'ont

communiquent à d'autres les germes de la maladie dangereuse dont ils sont imbus.

Il ne paraît pas que jusqu'à présent , on ait encore fait aucune expérience qui puisse donner la conviction que l'emploi de ces mêmes objets peut réellement communiquer la morve. On n'a que des présomptions à cet égard , fondées sur l'observation de quelques faits , ce qui certainement est une grande autorité ; mais on ne doit pas se dissimuler que plusieurs causes peuvent concourir à la fois à la production d'une maladie , et que la principale est quelquefois difficile à découvrir. Ainsi , de ce qu'un cheval auquel on aura mis , par exemple , une selle ou une bride d'un cheval morveux , est quelque tems après attaqué de morve , on ne peut pas toujours rigoureusement en conclure que c'est cette selle ou cette bride lui a communiqué cette maladie : cette circonstance établit seulement une présomption en faveur de cette cause.

Voici le résultat du petit nombre d'expériences que j'ai faites à ce sujet.

---

avancé y il a peu de tems quelques hommes très-instruits , que la morve puisse être communiquée, de même que beaucoup d'autres affections contagieuses, par des animaux microscopiques particuliers à chaque maladie , il ne s'ensuivrait pas qu'il fût nécessaire de brûler les habits des hommes qui ont pansé des animaux qui étaient attaqués de celle dont il est question. Il y a des moyens économiques et certains pour les désinfecter ; tels sont une forte lessive , les fumigations de gaz sulphureux , ou de gaz acide muriatique , et quelques autres.

(229)

Ire EXPÉRIENCE. Le 24 juin 1813, je fis mettre à une ânesse gris cendré, âgée d'environ quinze ans, qui avait sur le corps beaucoup de gale, un licou d'une mule affectée de morve au troisième degré. On mit en même tems sur cette ânesse une couverture de laine qui avait servi à des chevaux atteints de la même maladie, et on la plaça dans un lieu où il n'y avait pas encore eu d'animaux morveux.

Le 3.e jour, l'ânesse devint triste, dégoûtée; la membrane muqueuse du nez était très-enflammée du côté droit, et il y avait de ce même côté un écoulement de matière blanche assez épaisse.

Le 4.e, aux symptômes ci-dessus, se joignit la fétidité de l'air expiré, et un boursouflement assez marqué de toute la face du côté par lequel le flux s'était déclaré la veille, mais sans qu'il y eut le moindre engorgement des glandes lymphatiques sous-linguales. Le flux était bien plus abondant.

Le 5.e, la tristesse parut plus grande, les orifices des cavités nasales furent presque fermés par la tuméfaction qui y existait ; la pituitaire était chancrée des deux côtés, la la matière qui coulait très-épaisse, et le pouls très-petit et vîte.

Le 6.e jour au matin, cette ânesse fut trouvée morte.

OUVERTURE. Il n'y eut de remarquable

(230)

qu'un grand nombre de chancres sur la membrane pituitaire.

IIe Expérience. Quelques jours après, je
mis sur âne, gris tourdille, âgé de seize à
dix-huit ans, les mêmes objets qui avaient été
placés sur celui mentionné ci-dessus. La couverture et le licol restèrent sur lui pendant huit
jours sans qu'il se montrat aucun symptôme
de morve. Le 9.e au matin, on le trouva mort.

L'autopsie cadavérique ne fit rien découvrir :
tous les viscères étaient seulement dans un
état de pâleur et de flaccidité considérables.

IIIe Expérience. Le 30 juillet, on mit sur
un cheval bai marron, assez maigre, âgé de
quinze à seize ans, un licou et une couverture
qui avaient servi depuis quelques tems à un
cheval morveux. Ils restèrent sur ce cheval
jusqu'au 10 août suivant, époque à laquelle
ce cheval tomba sans pouvoir se relever : il
n'avait encore aucun des symptômes qui caractérisent la morve. L'ouverture de ce cheval
n'offrit non plus rien qui fut digne de remarque.

IV. Expérience. Le 5 septembre, je fis
mettre à un mulet bai brun, très-âgé, un
licou qui, un mois auparavant, avait servi
à un cheval morveux. Ce mulet qui n'était
pas très-fort, vécut jusqu'au 18 de ce mois,
mais il était presque toujours couché.

Le 11, on remarqua un léger flux nasal,

et un peu d'engorgement des glandes lymphatiques de l'auge du côté droit. Du 12 au 17,
le flux augmenta d'une manière assez sensible, mais non l'engorgement des glandes.

Le 18, voyant qu'il ne pouvait plus se relever, on le sacrifia pour le cours d'opérations.

L'ouverture de la tête ne fit rien voir de particulier ; la membrane pituitaire était seulement un peu enflammée. Mais la moitié à-peu-
près des poumons était convertie en une masse
de concrétions de la grosseur d'un petit pois ;
on n'y remarquait aucune trace de ramifica-
tions des bronches ; ils ressemblaient beaucoup
à ceux de certaines vaches affectées de la pommelière , ou phtisie tuberculeuse. On voyait
quelques-unes de ces concrétions sur le foie et
sur différentes parties du tube intestinal.

V.ᵉ Expérience. Le 6 septembre, je fis
aussi placer à la tête d'une ânesse gris souris,
âgée d'environ vingt ans, pleine de six mois,
un licou que je venais de faire ôter de la tête
d'un cheval morveux au troisième degré.

On n'observa rien sur cette bête jusqu'au
20 du même mois qu'elle fut sacrifiée.

VI.ᵉ Expérience. Le 14 septembre, on mit
à la tête d'un cheval noir jayet, âgé d'environ
douze ans, légèrement glandé, un licou qui
depuis huit jours servait à un cheval morveux au dernier degré. On plaça également

sur son corps une couverture de laine qui était depuis quatre jours sur ce dernier cheval.

Depuis le premier jour de cette expérience jusqu'au vingt du même mois, on ne vit paraître aucun symptôme de morve, mais les glandes s'engorgèrent un peu plus. On sacrifia ce cheval le 21 pour le cours d'opérations, attendu qu'il était très-faible.

IV.

Insertion du virus morveux dans des plaies faites sur différentes parties du corps.

Suivant M. *Wolstein*, vétérinaire allemand, la matière de la morve n'a aucune influence quand elle est avalée, tandis qu'elle communique cette maladie si on l'introduit dans une plaie (1).

Vitet semble avancer au contraire qu'un cheval peut gagner la morve en mangeant des plantes infectées de l'humeur morveuse, et il dit que si l'on introduit cette matière dans une plaie faite aux tégumens d'un cheval sain, ce cheval n'en devient point morveux (2).

Les expériences suivantes ont été faites dans l'intention de savoir à laquelle de ces deux opinions tout-à-fait contradictoires, il convient de s'arrêter.

____

(1) Cours complet d'agriculture, tome IV, page 544.
(2) Médecine vétérinaire, tome III, page 825.

I.ᵉ **EXPÉRIENCE.** Le 5 juin 1813 , je fis deux plaies de trois centimètres (environ un pouce et demi) de longueur , de chaque côté de l'encolure d'un mulet bai brun , âgé d'environ vingt ans , et en assez bon état , et je plaçai dans chacune un petit tampon d'étoupe , bien imbibé de la matière des naseaux d'un cheval morveux. Ces tampons furent maintenus par deux points de suture , et les plaies recouvertes de la même matière déposée dans leur centre.

Le 2.ᵉ jour et le 3.ᵉ , les plaies se tuméfièrent un peu , et la suppuration s'y établit.

Le 4.ᵉ et le 5.ᵉ, on remarqua un léger engorgement des glandes lymphatiques de l'auge du côté gauche. Les points de fil et les tampons d'étoupe ne tenaient presque plus, vu l'abondante suppuration ; on les retira , on nétoya ensuite les plaies , et on les recouvrit d'étoupes sèches, coupées.

Le 6.ᵉ et le 7.ᵉ, même état.

Le 8.ᵉ , ce mulet tomba sans pouvoir se relever , et on le sacrifia.

Son ouverture ne démontra rien qu'on pût attribuer à l'insertion du virus morveux.

II.ᵉ **EXPÉRIENCE.** Le 6 août suivant , on fit avec la lancette cinq petites piqûres aux parties inférieures des joues d'une jument sous poil noir malteint , âgée de treize à quatorze ans, et on déposa, dans chacune de ces piqûres, un peu de matière prise aux naseaux d'un cheval morveux (1).

Le 2.ᵉ jour, il n'y eut rien de particulier.

Le 3.ᵉ, et sur-tout le 4.ᵉ, il parut une tuméfaction très considérable à l'endroit où ces piqûres avaient été faites; les glandes lymphatiques de l'auge étaient sensiblement engorgées et douloureuses.

Le 5.ᵉ, même état.

Le 6.ᵉ, la tuméfaction de la partie inferieure de la tête, un peu diminuée; légère suppuration établie dans toutes les piqûres, les glandes de l'auge, moins douloureuses; flux, toujours peu abondant, faiblesse de l'animal.

Le 7.ᵉ jour, plusieurs petites portions de la peau dans les endroits où avaient été faites les piqûres, commencèrent à tomber en gangrène et à se détacher; le flux, comme la veille; mais claudication, très-forte du membre gauche antérieur, avec un fort engorgement de la couronne de ce même membre du côté externe.

Le 8.ᵉ, toute la peau comprise entre les différentes piqûres faites à la face du côté gauche, tomba en gangrène, et il en résulta un vaste ulcère qui fournit un pus de mau-

____

(1) Ce genre d'inoculation doit être le meilleur, puisqu'il paraît prouvé qu'il faut que tous les virus quelconques soient déposés dans le tissu muqueux de la peau où ils doivent séjourner plus ou moins long-tems avant d'être délayés, pour produire leur effet.

(235)

vaise nature. Quelques coups de lancette donnés à l'engorgement de la couronne observée la veille, laissèrent sortir beaucoup de matière très-fluide et jaunâtre ; le pouls était petit et vîte ; l'animal, plus triste ; il refusait ses alimens et restait presque toujours couché.

Le 9.ᵉ au matin, on le trouva mort.

Son ouverture n'offrit rien de remarquable.

III.ᵉ Expérience. Le 26 du même mois, je déposai aussi par cinq piqûres faites avec la lancette aux environs des naseaux d'un cheval bai brun, âgé de douze à quatorze ans (1), une certaine quantité de matière extraite des naseaux d'un autre cheval affecté de morve au dernier degré. La même opération fut répétée dans les mêmes endroits les deux jours suivans.

Le 2.ᵉ jour et le 3.ᵉ, les glandes lymphatiques sous-linguales du côté droit étaient

____

(1) Ce cheval avait au-dessus du menton, près de la réunion des deux branches de la mâchoire postérieure, un assez large ulcère dont la cause me fut inconnue. Il fut nétoyé tous les jours et recouvert d'étoupes sèches coupées. On a dit et répété dans une foule d'ouvrages, tant de médecine humaine que de médecine vétérinaire, que les ulcères préservaient presque toujours de la contagion. L'animal dont il s'agit, quoiqu'il en eut un très-grand aux environs de l'endroit où le virus morveux fut inoculé, n'en fut pas moins très-apte à gagner la morve. J'ai eu occasion de faire bien souvent dans d'autres cas à-peu-près semblables, la même observation, ce qui me porte à croire que les ulcères ne sont pas un aussi grand préservatif de la contagion qu'on l'a écrit.

déjà engorgées d'une manière très-sensible et
assez douloureuses.

Le 4.ᵉ et le 5.ᵉ, l'engorgement de ces glandes était plus considérable , et l'animal commençait à jeter par les deux naseaux. La
partie inférieure de la joue gauche , était
assez engorgée et douloureuse , et il y avait
un peu de suppuration dans les piqûres
de ce côté. En enlevant les croûtes qui les
couvraient , on apercevait des ulcères à-peu-
près semblables à ceux du farcin.

Le 6.ᵉ et le 7.ᵉ, les glandes dont il vient
d'être question, s'engorgèrent encore, et elles
restèrent très-sensibles. Le flux continua à
augmenter un peu.

Le 8.ᵉ jour, l'engorgement des joues diminua, les autres symptômes étaient les mêmes;
mais l'animal était faible, et il refusait une
partie de sa nourriture.

Le 9.ᵉ, il tomba sans pouvoir se relever, et
on le sacrifia.

L'ouverture montra toute la membrane
muqueuse du nez très-enflammée et couverte
dans quelques endroits, de matière blanchâtre
et assez épaisse. On y remarquait aussi quelques petits chancres.

IV.ᵉ Expérience. Le 10 septembre, on inocula également à un âne entier gris souris, âgé de

huit ans (1), le virus d'un cheval morveux au troisième degré. On lui fit cinq piqûres de chaque côté de l'encolure; après avoir inséré un peu de matière dans chacune, on en recouvrit encore la peau où elles avaient été faites.

Le 4.ᵉ jour, on voyait à chacune de ces piqûres un bouton de la grosseur d'une fève de marais.

Le 5.ᵉ, ces boutons étaient un peu plus volumineux, et leur centre, fort dur.

Le 6.ᵉ, leur état était le même, mais l'animal était triste et refusait les alimens.

Le 7.ᵉ au matin, on le trouva mort.

L'autopsie cadavérique ne montra qu'une assez forte inflammation à la membrane interne de l'estomac.

V.ᵉ EXPÉRIENCE. Le 11 septembre, je fis, aux environs de chaque orifice des naseaux d'un cheval gris argenté, âgé d'environ 15 ans, qui jetait un peu du côté gauche, mais sans être glandé, cinq piqûres dans lesquelles je déposai un peu de pus provenant des cavités nasales d'un cheval morveux; on recouvrit ensuite toutes ces piqûres, de la même matière qui avait été déposée dedans.

---

(1) Cet âne avait été abandonné à l'école deux mois auparavant à cause d'une fracture de la partie supérieure d'un canon postérieur; il en était complètement guéri; mais son peu de valeur engagea à le soumettre aussi à l'expérience dont il s'agit.

Le 3.ᵉ jour et le 4.ᵉ, le flux qui existait avant l'inoculation était un peu augmenté.

Le 5.ᵉ et le 6.ᵉ, il parut un engorgement assez marqué au-dessus de la narine gauche, et les glandes lymphatiques de l'auge se tuméfièrent un peu.

Le 7.ᵉ et le 8.ᵉ, l'engorgement augmenta légèrement.

Du 9.ᵉ au 12.ᵉ jour, l'état de ce cheval fut le même ; on le sacrifia alors pour le cours d'opérations. A l'ouverture on n'aperçut rien de remarquable.

V.

Insertion des glandes lymphatiques de la cavité glossienne d'animaux morveux , dans l'espace inter-maxillaire de plusieurs animaux sains.

Plusieurs observations m'ont presque convaincu qu'en enlevant les glandes lymphatiques de la cavité glossienne dans la première période ou le premier degré de la morve, on parvient, si cette opération est suivie de l'administration de médicamens diaphorétiques, diurétiques ou purgatifs , donnés à des doses convenables , à arrêter les progrès de cette dangereuse maladie.

Je sais que plusieurs vétérinaires instruits ont décrié l'opération dont il s'agit : ils ont dit que l'on ne fait par-là qu'enlever un des principaux effets du virus morveux, et que d'ailleurs de nouveaux engorgemens glanduleux se remontrent bientôt dans le même endroit. Ils ont eu raison, sans doute, s'ils ont entendu parler de cette excision, lorsque la morve est parvenue au deuxième, et surtout au troisième degré ; mais il est certain qu'elle n'est pas aussi infructueuse dans son premier degré, comme j'aurai occasion de le démontrer ailleurs. Pour m'assurer si l'inoculation de ces glandes pourrait communiquer la morve, je fis les expériences suivantes.

Ire EXPÉRIENCE. Le 10 mai 1813, j'enlevai les glandes lymphatiques de la cavité glossienne d'un petit ânon complètement morveux, et je les plaçai dans une incision faite au milieu de l'espace inter-maxillaire d'une mule sous poil noir malteint, âgée de seize à dix-huit ans, maigre et faible ; elles y furent maintenues par deux points de suture.

Le 2.e jour, il y eut engorgement assez considérable et commencement de suppuration.

Le 3.e, on vit couler par la narine gauche un peu de sang ; on retira les glandes et on pansa la plaie avec des étoupes sèches.

Le 4.e, le sang ne sortait plus par la narine gauche, mais il en tombait un peu par l'autre.

(240)

Le 5.ᵉ et le 6.ᵉ, rien de particulier, la suppuration de dessous la ganache continua à
être abondante ; on pansa la plaie comme
les jours précédens.

Le 7.ᵉ jour, cette mule tomba et ne put
se relever : on la sacrifia pour l'instruction.

II.ᵉ EXPÉRIENCE. Le 15 juin suivant, la
même expérience dont il vient d'être parlé,
fut faite sur un âne gris souris, âgé de seize
à dix-huit ans ; les glandes avaient été prises
sur un cheval morveux au dernier degré.

Les six premiers jours il y eut gonflement
assez fort sous la ganache, et une suppuration
abondante dans la plaie qui avait été faite.

Le 7.ᵉ, on enleva les glandes, attendu
qu'elles étaient décomposées, et que les fils
ne les tenaient plus. La plaie fut pansée avec
des étoupes sèches.

Cet âne fut gardé jusqu'au 30 du même
mois, mais sans qu'il se montrat le moindre
symptôme de morve. On le sacrifia alors pour
le cours d'opérations.

L'ouverture de cet âne et celle de la mule
sur laquelle fut faite la première expérience,
ne présentèrent rien de particulier.

III.ᵉ EXPÉRIENCE. Le 31 août, on inséra
encore dans l'espace inter-maxillaire d'un âne
gris tisonné, âgé d'environ dix-huit ans, deux
glandes lymphatiques sous-linguales, extraites d'un mulet morveux à la dernière période.

Les jours suivans, il s'établit un peu de suppuration dans la plaie.

Le 6.e, les glandes étaient en putréfaction et elles tombèrent avec le fil qui les retenait. La plaie fut nétoyée et recouverte d'étoupes sèches.

On ne remarqua sur l'âne dont il s'agit, rien de particulier jusqu'au 7 septembre qu'il parut faible et triste. Il mourut la nuit suivante. Son ouverture ne montra aucune lésion.

IVe EXPÉRIENCE. Le 9 septembre, la même inoculation fut faite sur un ânon, gris souris, âgé d'environ dix-huit mois. Les glandes avaient été prises sur un jeune cheval, morveux au troisième degré.

Le 2.e jour, et sur-tout le 3.e, tout l'espace inter-maxillaire, la gorge et les joues étaient fortement engorgées et douloureuses, et la mastication, difficile.

Le 4.e et le 5.e, l'engorgement était à-peu-près le même, mais la respiration paraissait un peu plus gênée ; la suppuration était considérable ; la plaie répandait une odeur infecte, et elle avait le plus vilain aspect : elle ressemblait beaucoup à un large ulcère chancreux.

Le 6.e, tous les symptômes observés la veille étaient encore augmentés. L'animal mourut le soir du même jour

Son ouverture fit voir une très-forte infiltration sous la gorge, à la tête et à la partie

16

supérieure de l'encolure. On ne vit dans la poitrine et l'abdomen rien de particulier, à part quelques érosions assez grandes à la face interne de la membrane muqueuse de l'estomac du côté du pylore.

V.ᵉ Expérience. Le 21 septembre, on mit encore dans l'espace inter-maxillaire d'un âne gris cendré, âgé de douze à quatorze ans, deux glandes lymphatiques, extraites de dessous la ganache d'un cheval morveux. Le résultat de cette expérience fut le même que celui des trois premières expériences dont il vient d'être parlé.

V I.

Transfusion du sang de quelques chevaux morveux à des chevaux sains.

Cette opération que quelques témoignages prouvent avoir été pratiquée dans la plus haute antiquité, tems où elle était regardée comme absurde et chimérique, renouvelée, il y a plusieurs siècles, par des esprits entreprenans (1), mais condamnée par l'autorité publique, et défendu sous les peines les plus

---

(1) Croirait-on que Louis XI espérait, dans sa dernière maladie, reprendre une nouvelle vie en buvant du sang qu'on tirait à des enfans, dans la fausse croyance de corriger par-là l'âcreté du sien ! C'était un des excès de la médecine introduite par les juifs, de faire boire du sang d'un enfant aux vieillards apoplectiques, aux lépreux, aux épileptiques. (Ephémérides politiques, littéraires et religieuses).

sévères, fut faite, au rapport de *Delabère-blaine*, par M. *Coleman*, vétérinaire Anglais, dans l'intention de s'assurer si le sang d'un cheval morveux pouvait communiquer la morve.

Ce vétérinaire saigna un âne à la veine jugulaire, et laissa couler le sang jusqu'à ce que cet animal tomba en défaillance ; il remplaça ensuite ce sang par celui de l'artère carotide d'un cheval affecté de morve ; l'âne donna en peu de jours des signes non équivoques de cette maladie. On prit du pus de ses naseaux pour inoculer un autre âne qui fut également infecté.

Cette expérience, comme l'observe *Delabère-blaine* (1), peut jeter une grande lumière sur la nature de la morve et sur toute la pathologie. Mais pour avoir une plus grande conviction sur des résultats si importans, il m'a paru utile de la répéter, un seul fait ne suffisant pas pour faire admettre un principe général.

I.re EXPÉRIENCE. Le 12 juin 1813, je tirai de la veine jugulaire d'une mule, bai brun, âgée de six ans, mais dont les membres étaient déjà usés, trois kilogrammes (six livres) de sang que je remplaçai aussitôt après par une quantité à-peu-près égale de sang de la carotide d'un cheval vigoureux, affecté d'une morve invé-

______

(1) Notions fondamentales, etc., tome III, page 217.

térée (1). Je plaçai ensuite sur l'ouverture de chaque vaisseau, un tube de plomb d'une longueur de trois travers de doigt, et les plaies furent fermées au moyen d'un point de suture.

Pendant toute la matinée la mule resta triste et refusa les alimens ; elle se coucha et se releva plusieurs fois ; son pouls devint petit et vîte ; sur le soir, elle reprit un peu de sa gaieté et commença à manger.

Le 2.ᵉ jour, elle but et mangea comme à l'ordinaire, et ne parut point malade.

Le 3.ᵉ, je voulus m'assurer si le calibre du vaisseau s'était conservé. Les points de suture coupés, j'examinai le tube que l'on avait été obligé de serrer un peu plus que ne le comportait le diamètre de la veine, afin d'empêcher le sang de couler. Son extraction fit voir que cette veine était complètement oblitérée. Elle était à moitié déchirée dans l'endroit où elle avait été ouverte, et elle se rompit par un léger tiraillement exercé dessus. Le sang ne coula cependant pas. La plaie fut garnie de plumaceaux, et fermée de nouveau

____

(1) *Coleman* ne dit pas quel procédé il suivit pour faire cette transfusion. Voici celui que j'employai : après avoir mis à nud les deux vaisseaux que je devais ouvrir, je plaçai dans l'ouverture faite à la veine, l'extrémité d'une longue sonde de gomme élastique. Le sang de la carotide fut reçu dans un entounoir placé à l'autre extrémité de cette sonde qui conduisait ainsi ce fluide dans la veine.

par quelques points de suture. On donna ensuite à la mule son déjeûné ordinaire.

Deux heures après, on vint m'avertir qu'elle
était morte d'une hémorragie assez forte qui
avait eu lieu pendant qu'elle mangeait , ce
que j'avais soupçonné , d'après ce que j'avais
vu arriver plusieurs fois dans des cas à-peu-
près semblables.

IIe EXPÉRIENCE. Le 10 août suivant , on répéta cette transfusion sur un âne gris tisonné,
âgé de quinze à seize ans environ. On lui sortit
seulement un kilogramme et demi (3 livres)
de sang qui fut à l'instant remplacé par une
quantité égale , tirée de la carotide d'un
cheval très-morveux. On fit ensuite la liga-
ture des vaisseaux qui avaient été ouverts.
Quelques heures après, cet âne parut triste,
abattu , et il pouvait à peine se soutenir
sur ses membres. Il se coucha et se releva
plusieurs fois. Son pouls devint petit et vîte,
et la nuit suivante il mourut. L'autopsie cadavérique de ces deux animaux ne montra
aucune altération dans les organes.

IIIe EXPÉRIENCE. Le 28 août, on tira à une
jument, noir maltcint, âgée de quinze ans, environ, en assez bon état , mais boîteuse d'une
piqûre faite par un clou à la fourchette d'un
pied antérieur , deux kilogrammes et demi
(5 livres) de sang que l'on remplaça immédiatement par une égale quantité, venant de

la jugulaire d'un cheval morveux au troisième
degré. A peine cette transfusion fut-elle faite,
et la jugulaire, liée, que la jument tomba.
On fit d'inutiles efforts pour la mettre debout.
Elle parut complètement paralysée, et elle
resta couchée les 29 et 30, ne mangeant que
très-peu, et ayant le pouls assez petit et vîte.

Le 31 au matin, on la trouva morte. Son
ouverture montra seulement une assez forte
inflammation dans différens endroits de l'intestin colon.

IV.ᵉ EXPÉRIENCE. Le 10 septembre, je répétai encore la transfusion sur un âne gris
cendré, âgé de dix ans. On lui tira deux kilogrammes (4 livres) de sang, que l'on remplaça par une quantité à-peu-près égale,
provenant de la jugulaire d'un cheval morveux au troisième degré.

Le 1.ᵉʳ jour et le 2.ᵉ, on n'observa rien de
particulier.

Le 3.ᵉ, il se montra un peu de tuméfaction
à la gorge.

Le 4.ᵉ, la tuméfaction remarquée la veille
était considérable, et elle s'étendait depuis
les joues jusqu'au milieu de l'encolure. Les
parotides étaient fortement soulevées, comme
si les poches gutturales eussent été pleines
d'air. L'animal fesait entendre un ralement
très-fort, et il ne pouvait boire et manger
qu'avec beaucoup de difficulté. Sur le soir du

même jour, il tomba et mourut à l'instant, comme asphyxié.

L'ouverture montra une forte inflammation à la gorge et le long de la trachée-artère; les naseaux renfermaient une matière écumeuse d'un blanc rougeâtre; il s'en trouvait aussi un peu dans les poches gutturales.

Ve Expérience. Le 14 septembre, je fis passer dans la jugulaire droite d'un cheval, gris argenté, âgé d'environ quinze ans, à-peu-près deux kilogrammes (4 livres) de sang d'un cheval morveux, après lui en avoir tiré autant ; la veine fut ensuite liée.

Le lendemain matin, on fit la même opération dans la jugulaire gauche, et on ferma l'ouverture de celle-ci au moyen d'un tube de plomb.

Le 16, le 17 et le 18, il ne parut sur ce cheval rien de particulier ; il mourut la nuit du 18 au 19.

L'ouverture fit voir presque tous les vaisseaux veineux de la tête engorgés, et un peu d'inflammation dans différens endroits du conduit intestinal; ce conduit renfermait aussi beaucoup de sable, ce que nous avons observé différentes fois sur plusieurs animaux mono-dactyles.

VIe Expérience. Le 21 septembre, on tira de la jugulaire d'un cheval bai brun, âgé de quinze à seize ans, cinq kilogrammes (10 livres) de sang, et on en fit passer à l'instant dans le même vaisseau environ trois kilogrammes (6 livres) de la jugulaire d'un cheval morveux. Lorsque cette dernière quantité eut été introduite, il tomba à l'instant, comme frappé de la foudre. On lia aussitôt la veine, et on laissa le cheval sur la litière; il y resta à-peu-près une heure, mâchonant et se debattant par moment ; il se releva ensuite, et on le fit rentrer à l'écurie.

Pendant la nuit du 22 au 23, il éprouva une forte hémorragie par la plaie qui avait été faite ; le matin du 23, on le trouva très-faible, ayant la respiration laborieuse et le pouls petit et vîte : aucun symptôme de morve ne s'était déclaré. On le sacrifia le même jour. L'autopsie cadavérique n'offrit rien de remarquable.

Résumé des Expériences qui précèdent.

Il suit des diverses expériences dont il vient d'être parlé,

1.° Que parmi les deux chevaux, la jument et les trois ânons, sur la membrane pituitaire desquels il fut déposé, à différentes reprises, de la matière provenant des naseaux d'autres animaux monodactyles morveux au deuxième ou au troisième degré, la morve s'est déclarée sur les trois ânons, du sixième au neuvième jour, et qu'ils sont morts tous les trois, l'un le dixième jour, l'autre le onzième, et le dernier le quinzième; que sur l'un des deux chevaux, il y eut engorgement des glandes lymphatiques sous-linguales le cinquième jour, et des chancres le treizième; mais qu'il ne se déclara point de flux; que sur l'autre, les mêmes glandes s'engorgèrent le quatrième jour, et que le dix-huitième, tous les symptômes de la morve confirmée existaient; enfin, que sur la jument les glandes de l'auge commencèrent à s'engorger aussi dès le quatrième jour; que le neuvième, elle eut des chancres sur la membrane muqueuse du nez, et que ces glandes et ces chancres n'augmentèrent pas jusqu'au vingt-neuvième jour, époque où on la sacrifia.

2.º Que sur deux chevaux, deux jumens et deux ânes mis en communication avec d'autres animaux solipèdes affectés de morve confirmée, cette maladie ne s'est montrée ni sur l'un ni sur l'autre des deux chevaux, quoiqu'ils eussent séjourné l'un, un mois, et l'autre, deux mois avec des animaux morveux; que des deux jumens, l'une eut des symptômes de morve le dixième jour, et l'autre, le douzième; et que cette maladie fit des progrès rapides, sur-tout sur celle-ci, tandis que sur l'autre ils furent beaucoup plus lents; que des deux ânes, l'un devint morveux le trente-

huitième jour et périt le quarante-unième ;
et que l'autre resta un mois dans l'écurie des
chevaux atteints de la morve, sans qu'il parut
en lui aucun symptôme de maladie ;

3.º Que des deux chevaux, un mulet, un
âne et deux ânesses sur lesquels on mit des
licous et des couvertures provenans d'animaux morveux, qu'ils gardèrent tous, depuis six jusqu'à quatorze jours. Une des deux
ânesses présenta des symptômesbien marqués
de morve le quatrième jour de l'expérience ,
et que le sixième, elle mourut de cette affection ; mais que les cinq autres animaux
n'éprouvèrent rien ;

4.º Que deux chevaux, une jument, un
mulet et un âne, sur lesquels on insera, soit
aux environs des naseaux, soit aux parties
latérales de l'encolure, du virus morveux, eurent presque tous aux piqûres faites autour
des naseaux, des ulcères assez étendus, précédés de beauccup d'engorgement, et accompagnés d'un peu de tuméfaction aux glandes
lymphatiques de l'auge ;

5.º Qu'un mulet, trois ânes et un ânon,
dans l'espace inter-maxillaire desquels on fit
une plaie dans laquelle on introduisit et
maintint par des points de suture des glandes
lymphatiques extraites du même endroit de
quelques animaux morveux, ne furent point
affectés de morve ; mais que l'ânon mourut le

sixième jour de cette expérience, ayant dans l'espace inter-maxillaire un vaste ulcère , et la gorge, ainsi que les parties environnantes, extrêmement tuméfiées , ce qui avait occasionné une très-grande gêne dans la respiration , et paraissait avoir asphyxié l'animal ;

6.º Que des deux chevaux , une jument , une mule et deux ânes , dans la jugulaire desquels on fit passer depuis un kilogramme et demi (3 livres) jusqu'à trois kilogrammes (6 livres) de sang, tiré de la jugulaire ou de la carotide d'animaux morveux , aucun ne fut affecté de la morve , et que ces animaux périrent du premier au cinquième jour de cette transfusion.

On objectera peut-être que la plupart des expériences dont il vient d'être question , ayant été faites sur des animaux âgés ou affaiblis par des travaux forcés , par une mauvaise nourriture , etc. , on ne peut point en déduire des conséquences aussi rigoureuses que si elles eussent été faites toutes sur des animaux jeunes , et jouissant encore de toutes leurs forces. Cette objection est fondée sans doute ; mais de pareilles expériences ne pouvaient se faire sur d'autres animaux que sur ceux achetés pour l'instruction des élèves ; et l'on sait que parmi ces animaux, il s'en trouve beaucoup qui sont affectés de morve , de farcin , de gale , d'ulcères anciens , etc. , qui n'étaient point propres à cet objet. J'ai dû choisir les plus forts parmi ceux qui n'avaient aucune maladie, et ce sont en effet ceux-là sur lesquels j'ai fait tomber mon choix. Tous ces animaux furent d'ailleurs bien nourris pendant tout le tems des essais tentés sur eux, afin de prolonger leur vie le plus qu'il serait possible.

Il ne paraît pas que la couleur des poils ait rendu les uns plus ou moins aptes que les autres à gagner la morve. La différence du sexe n'a eu non plus à cet égard aucune influence. Sur tous ceux qui sont devenus morveux, le flux a paru à-peu-près par l'une comme par l'autre narine, avec cette différence cependant qu'il s'est presque toujours montré, ainsi que les glandes et les chancres, un peu plutôt par la narine gauche que par la droite.

II. *Si la morve est contagieuse, comme on le croit généralement, par quelles voies paraît-elle sur-tout se communiquer ?*

On a vu, par les expériences qui précèdent, que la contagion de la morve n'est pas douteuse, sur-tout quand son virus est déposé sur la membrane nasale, et que cette maladie se communique beaucoup plus facilement de cette manière à certains animaux, tels que les ânes, qu'aux chevaux ; que cette communication est bien plus difficile par les autres voies, telles que la cohabitation, l'usage des objets qui ont servi à des animaux morveux, ou par l'introduction de la matière des naseaux dans des plaies faites sur différentes parties du corps; enfin, qu'elle ne paraît pas avoir du tout lieu par l'insertion des glandes lympha-tiques inter-maxillaires dans l'auge ni par la transfusion, quoique quelques vétérinaires assurent l'avoir vu naître à la suite de cette dernière opération.

1.º L'air peut-il se charger des principes contagieux de la morve? et s'il devient le vé-hicule des miasmes de cette maladie, peut-il en transporter les germes à des animaux qui seraient à une certaine distance de ceux qui en sont affectés? C'est là, comme on l'a vu plus haut, ce qu'ont avancé quelques auteurs; mais sans doute sans avoir acquis à cet égard aucune preuve bien convinquante.

Le virus morveux paraît être un virus fixe, comme le sont beaucoup d'autres, susceptible d'être transmis par le contact, soit avec l'é-piderme, soit, ce qui arrive le plus souvent, avec la membrane muqueuse qui tapisse les cavités nasales, ou la peau qui est à l'entrée de ces cavités. Il peut aussi s'attacher à quel-ques harnais et à certains instrumens dont on se sert pour le pansement de la main; mais il ne paraît pas qu'il puisse se mêler à l'air, excepté peut-être à deux ou à trois déci-

mètres (un pied environ) de la partie qui en
est en quelque sorte l'organe sécréteur.

Par exemple, si un cheval sain travaille,
mange ou séjourne pendant quelque tems
avec un cheval morveux, il est possible, en
supposant même qu'il n'y ait entr'eux aucun
contact immédiat, que le premier gagne la
maladie dont le second est atteint, par l'air
quelquefois très - infect qui sortira de ses cavités nasales, et qui pénétrera en partie dans
celles de son voisin, où les molécules contagieuses dont il s'est chargé, s'arrêteront. A une
distance beaucoup plus grande, il n'est pas probable que le même effet puisse avoir lieu, le
virus étant alors très-délayé dans l'atmosphère,
et perdant singulièrement par-là de son activité.

2.° Quant aux écuries, il est évident que
les places qui ont été occupées pendant quelque tems par des animaux morveux, peuvent
aussi communiquer la morve, le mur de face,
les mangeoires, les rateliers, les barres, les cloisons, étant presque toujours salis par le pus
provenant des naseaux. Mais le sol et les murs
sont à quelque distance de la tête des animaux peuvent-ils aussi récéler et transmettre
les germes de cette maladie ? Cela ne paraît
pas vraisemblable. Il faut en dire autant des
lits d'écuries, des coffres à avoine, des espèces
de rateliers qui servent pour l'entrepôt des

fourrages , etc. Ces objets étant toujours assez éloignés des animaux, ils ne peuvent guère être imprégnés des germes de leurs maladies , et on ne saurait avoir par conséquent des soupçons fondés qu'ils peuvent les communiquer à d'autres.

3.° De tous les harnais, ceux qui paraissent les plus capables de transmettre la morve, ce sont, sans doute, les brides , les bridons, les filets d'abreuvoirs , les licous , parce que ce sont de tous les objets que l'on met sur les animaux , ceux sur lesquels le mucus nasal se dépose plus facilement On peut dire aussi que dans les grandes chaleurs de l'été , les colliers, les selles, les couvertures, etc. peuvent aussi, plutôt que dans toute autre saison , recevoir et conserver pendant quelque tems de cette matière , les mouches portant alors les animaux à secouer fréquemment la tête , et , par conséquent, à en répandre plus ou moins sur ces harnais, suivant son abondance et sa viscosité.

4.° Les instrumens qui servent au pansement de la main peuvent également communiquer la morve; tels sont sur-tout les brosses et les éponges, parce que ces instrumens étant fréquemment portés aux environs des parties qui sont le siége de cette maladie, peuvent être plutôt que d'autres chargés de ces germes.

Il en peut être de même des vestes d'écu-

ries ; voilà pourquoi il est prudent qu'un cavalier ou un palefrenier ne soit jamais chargé
de panser des chevaux morveux et des chevaux qui ne le sont pas, en supposant même
qu'il ait des instrumens particuliers pour les
uns et pour les autres.

5.° Enfin, ceux qui visitent en même tems
des chevaux morveux et des chevaux sains,
peuvent aussi quelquefois communiquer la
morve à ceux-ci, s'ils n'ont pas la précaution
de se laver les mains aussitôt après avoir examiné les premiers. Cette communication doit
avoir lieu d'autant plus promptement que
l'on touche sur les uns et sur les autres les
parties qui en sont ou qui peuvent en devenir
le siége.

Il conviendrait donc, lorsqu'on a à examiner
beaucoup de chevaux morveux ou qu'on soupçonne l'être, s'ils sont disséminés parmi d'autres, comme cela arrive dans certains corps
de cavalerie, dans des dépôts de remonte, etc.
de commencer par faire mettre ensemble tous
les animaux qui jètent, pour examiner scrupuleusement ensuite leur état, après s'être assuré de celui des chevaux qui ne présentaient,
à la vue seulement, aucun symptôme de
morve. Dans toutes les infirmeries où il règne
de l'ordre, le pansement des chevaux galeux,
farcineux et sur-tout des chevaux morveux ,
doit aussi être toujours précédé de celui des

animaux qui n'ont aucune maladie contagieuse.

Quoique je sois aujourd'hui parfaitement
convaincu par beaucoup d'observations et d'expériences, que la morve est bien moins contagieuse qu'on ne l'a cru pendant long-tems, je
ne reconnais pas moins la nécessité, après avoir
visité les naseaux d'un cheval morveux, de se
bien laver les mains avant de visiter ceux d'un
cheval sain ; attention qui n'est que trop souvent négligée par nombre de personnes.

*L'arrêt du conseil d'état du Roi, pour pré-
venir les dangers des maladies contagieuses,
et particulièrement de la morve, du 16 juillet
1784*, contient une foule de dispositions très-
sages relativement à cette maladie , et à l'é-
gard de toutes celles qui sont de nature à se
communiquer ; mais on ne peut disconvenir
que cet arrêt ne soit aujourd'hui presque entièrement oublié , et que c'est à cet oubli qu'il
faut attribuer une partie des ravages que font
communément les maladies contagieuses.

Ne voit-on pas , par exemple , exposer journellement en vente dans les foires et les mar-
chés des animaux morveux, même à un degré
très-avancé ? ne voit-on pas plusieurs de ces animaux dans des attelages de rouliers ? n'en voit-
on pas fréquemment qui sont employés pour
le service des postes , des messageries , etc.,
à l'égard desquels on ne prend , pour ainsi

17

dire ; aucune précaution ? n'en voit-on pas
assez souvent parmi les chevaux des dépôts
de cavalerie qui sont en marche ? ne voit-on
pas tous les jours des maréchaux qui n'ont
en médecine vétérinaire d'autres connaissances que celles que donne une routine quelquefois aveugle , traiter des chevaux morveux ,
et même en avoir dans leurs infirmeries où
ils sont confondus avec des chevaux sains ?
ne voit-on pas quelquefois enfin des chevaux
morveux attachés devant les boutiques des
maréchaux, aux endroits où l'on attache les
autres pour être ferrés ? Toutes ces causes
peuvent occasionner la morve plus ou moins
promptement; et cette maladie ne se commu-
niquerait-elle qu'à un cheval sur six, ne serait-
ce pas encore une raison assez puissante pour
qu'on exécutât mieux l'arrêt que je viens de
citer ?

On ne peut que désirer, relativement à ce que
je viens de dire, la publication du *Code rural*,
où l'on trouvera sans doute une foule de mesures très-sages , tant à l'égard de la morve
qu'à l'égard des maladies contagieuses en général , mesures qui certainement recevront
par-tout une entière exécution.

Est-il , comme le pensent quelques personnes , du devoir des vétérinaires d'arrêter les
chevaux morveux qu'ils rencontrent ? de dé-
noncer les particuliers qui en ont chez eux ?

de faire tous leurs efforts, pour que ceux qui sont à leur connaissance soient abattus ? Cette opinion que quelques hommes de l'art ont entièrement adoptée, leur a fait beaucoup plus de tort qu'il n'en est résulté de véritables avantages. Il semble que les mesures qu'on doit prendre en pareil cas, doivent regarder, dans les villes, les commissaires et les agens de police, et dans les campagnes, les maires et leurs adjoints. Les fonctions des vétérinaires dans cette circonstance consistent, ce me semble, à examiner les animaux, et à constater leur état si la police présume qu'ils sont attaqués ou seulement suspectés de la morve ; chacun alors remplit les devoirs attachés à sa place.

III. *Quels sont les procédés les plus économiques, et en même tems les plus certains et le plus à la portée de tout le monde, pour désinfecter, soit les écuries qui ont récélé des animaux morveux, soit les harnais et les ustensiles qui ont pu être employés à leur usage ?*

Cette question ne mérite sans doute pas moins d'attention que les précédentes, puisqu'elle porte sur un point qui est de la plus grande importance, pour rendre moins commune la maladie dont il s'agit.

(260)

On ne peut rien ajouter à ce qu'ont dit
MM. *Chabert* et *Huzard* dans *l'instruction*
déjà citée, *relativement aux procédés à sui-*
vre pour prévenir l'invasion de la morve, en
préserver les chevaux, désinfecter les écuries
où cette maladie aura régné, et les ustensiles
qui auront servi ou qu'on soupçonne avoir servi
aux chevaux morveux (1). Mais ne pourrait-
on pas retrancher quelques-unes des mesures
prescrites dans cette *instruction*, et plusieurs
de celles qui ont été conseillées dans d'autres ouvrages, comme de décrépir et recré-
pir depuis le sol jusqu'à la hauteur de deux
mètres et même plus (7 pieds) les murs de
face dans les écuries et ceux de retour ; de
renouveler à un pied de profondeur le fond
ou le sol de ces endroits, et de remplacer
la terre enlevée par d'autre terre, ou bien
des graviers ou du mâchefer ; d'ôter la
terre qui se trouve dans les interstices des
pavés, pour y en substituer de nouvelle ;
de démonter les mangeoires, les râteliers,
les barres, les lits, les coffres à avoine, et de
les raboter ou planer à blanc avant de les
remettre en place, etc. ?

Toutes ces mesures qui n'ont presque jamais eu une entière exécution, et qui paraissaient indispensables dans un tems où on en-

---

(1) Page 56 et suivantes.

visageait la morve comme la maladie la plus dangereuse qu'il pût y avoir, ne doivent plus être regardées comme telles aujourd'hui. Mais il ne faut pas, en adoptant l'opinion de quelques autres vétérinaires dont je respecte également l'autorité, tomber dans un excès opposé, en négligeant toute espèce de désinfection, sous le faux prétexte que la morve n'est pas contagieuse.

Voici, d'après l'observation et d'après les expériences rapportées plus haut, ce qu'il conviendrait, ce me semble, de faire en pareil cas, afin de ne point faire des dépenses inutiles, et ne pas exposer néanmoins les animaux aux effets du virus morveux.

1.º Les écuries où ont séjourné des chevaux affectés de morve devraient, aussitôt après la mort de ces chevaux, ou immédiatement après leur guérison, à moins qu'elles ne servent habituellement d'infirmeries, être soigneusement nétoyées de leur fumier et de toutes les ordures qui pourraient s'y trouver ; les mangeoires et les râteliers lavés à l'eau bouillante, et bien frottés avec un balai. Ces derniers objets devraient être ensuite raclés avec une petite racloire de fer, puis frottés de nouveau avec une brosse de moyenne grosseur et à manche, trempée dans l'eau bouillante.

Ces premières opérations achevées (1), on ferait dans les écuries dont on aurait soin de fermer les portes et les fenêtres, une ou deux fumigations par l'expansion du gaz acide muriatique oxigène. Pour faire ces fumigations on prend, pour une écurie qui peut contenir par exemple huit chevaux, trente décagrammes (environ 10 onces) de sel de cuisine (muriate de soude), oxide de manganèse, six décagrammes (2 onces), acide sulphurique vingt-quatre décagrammes (8 onces). On mêle sans trituration le sel commun et l'oxide de manganèse, et on les met dans un vase de terre sur un rechaud placé au milieu de l'endroit à désinfecter ; lorsque le sel commence à décrépiter, on verse dessus l'acide sulphurique, on s'éloigne et on ferme la porte. Un gaz épais et blanchâtre se répand bientôt dans toute l'écurie, il pénètre par-tout, il décompose et dénature les portions de virus qui a pu rester dans quelques endroits.

Ce qui vient d'être dit n'empêche pas que l'on ne passe quelques torches de paille allumée sous les anneaux des mangeoires, et que les murs des écuries qui sont dégradés, tant en dedans qu'en dehors, où on attache ordinairement les chevaux, ne soient recré-

____

(1) Elles peuvent se faire presque sans frais dans les corps de cavalerie par des soldats de corvée, surveillés par des vétérinaires et quelques sous-officiers.

pis et blanchis (1) avant ou après cette fumigation qui est très-peu dispendieuse, (2) et de laquelle on n'a aucun accident à redouter.

Comme je l'ai dit dans un mémoire publié il y a plusieurs années (3), il conviendrait, pour ne pas répéter souvent cette opération dans les casernes de cavalerie, que toutes les infirmeries destinées à recevoir des chevaux galeux, farcineux et morveux, portassent en gros caractère, au-dessus de leurs portes, le nom de ces maladies, et qu'il fût expressement défendu d'en changer la destination, sous quelque prétexte que ce fut. Mais les moyens de sanification dont il vient d'être parlé, devraient y être mis en usage au moins une fois toutes les années. Ils sont aussi simples que peu coûteux, et l'expérience m'a démontré un grand nombre de fois leur efficacité.

2.° En ce qui concerne les harnais, tels que licous, brides, bridons, colliers, selles, couvertures, chabraques, etc., on devrait passer au feu, ou au moins à l'eau bouillante, tous les objets qui sont en fer, et, dans le dernier cas,

---

(1) C'est sur-tout à l'égard de la partie de mur qui se trouve entre la mangeoire et le râtelier, qu'il importe d'en agir ainsi quand elle n'est pas garnie de planches. Lorsqu'il y en a, on se borne à les laver, à les frotter et à les racler comme les autres objets qui sont en bois.

(2) Une pareille fumigation ne saurait coûter plus d'un franc.

(3) Mémoire sur les causes qui dans la cavalerie causent la perte d'une grande quantité de chevaux, page 50.

les nétoyer ensuite ou les faire étamer ; racler et laver à l'eau de chaux seconde, comme le recommandent MM. *Chabert* et *Huzard*, tous ceux qui sont en cuir, et les passer après à l'huile grasse ; lessiver ce qui est en toile ou en laine. On pourrait, à l'égard des chabraques des troupes légères, se borner à laver leur face interne avec une brosse trempée dans de l'eau chaude.

Quant à la bourre des colliers et des paneaux de selles, on peut la lessiver si elle est bonne, et, dans le cas contraire, la sacrifier, ainsi que les autres portions de harnais qui, par leur vétusté, ne vaudraient pas la peine d'être conservés. Tout ce qui vient d'être dit est appliquable aux instrumens qui servent au pansement de la main.

Tous les objets dont il s'agit, ainsi nétoyés et purifiés par une première opération, devraient être ensuite exposés à l'action désinfetante du gaz acide muriatique oxigène ; pour cet effet, on les placerait sur des perches ou sur des cordeaux, dans une écurie ou dans tout autre endroit fermé, de manière que les vapeurs pussent en toucher toutes les parties (1).

____

(1) Tout ce qui vient d'être dit est applicable à la désinfection des écuries, des étables, des bergeries, etc. où il y a eu des animaux affectés de maladies contagieuses, quelles qu'elles soient, et à celle des harnais et des ustensiles d'écuries qui ont pu être employés à leur usage.

(265)

Dans les corps de cavalerie, ces dernières opérations ne devraient jamais se faire partiellement, dans la crainte qu'on ne les fît mal. Il conviendrait, comme je l'ai fait observer dans le mémoire que j'ai cité plus haut, qu'il y eût dans chaque régiment un magasin qui serait sous la surveillance spéciale du capitaine d'habillement et du vétérinaire en chef, dans lequel on renfermerait tous les objets provenant des chevaux entrés à l'infirmerie pour cause de maladies contagieuses, en indiquant dessus par des étiquettes, les compagnies auxquelles ils appartiennent, et le nom des maladies qu'avaient les animaux.

Chaque année, à une époque qui devrait être la même pour tous les corps, ou pour tous les dépôts de cavalerie, et qui pourrait être fixée, par exemple, au printems, on ferait dans les infirmeries le nétoyement dont il a été parlé plus haut, et on procéderait en même tems à la sanification des harnachemens, après que le sellier aurait fait, en présence de l'officier chargé de cette partie et du vétérinaire en chef, la visite de tout ce qui vaudrait la peine d'être désinfecté. Cette désinfection achevée, les harnachemens rentreraient, si on le jugeait à propos, dans les compagnies auxquelles ils appartiennent, et les corps dresseraient, alors seulement, leur état de perte, pour être adressé à son Excellence le ministre de la guerre.

Les moyens que je viens de proposer, épargneraient chaque année au gouvernement des sommes considérables, employées à l'achat des harnachemens destinés à remplacer ceux que l'on brûle, ou qui sont supposés brûlés (1), par l'impossibilité présumée de pouvoir les désinfecter. Ils préviendraient aussi le développement de la morve sur une foule de chevaux dans les régimens et dans les dépôts où règne quelquefois au sujet de cette maladie une bien coupable insouciance.

Voilà ce que j'avais à dire sur la contagion de la morve; et sur les moyens que je juge les plus propres à en prévenir la propagation. Si je ne puis me flatter que tout ce que j'ai dit soit de nature à convaincre, du moins suis-je certain, et c'est à quoi ont tendu tous mes efforts, d'avoir éclairci un point très-important de police médicale; je n'ai rien avancé qui ne soit appuyé de l'observation et de l'expérience.

RÉFLEXIONS et expériences sur le caractère contagieux de la gourme.

La gourme est-elle une maladie contagieuse ? est-il absolument nécessaire de séparer les autres animaux de ceux qui la jettent ?

----

(1) Je dis qui sont *supposés brûlés*, parce que j'ai acquis la certitude que malgré les états de perte que l'on fait en pareil cas, tout n'est cependant pas perdu; il s'en faut beaucoup qu'on livre aux flammes tout ce qui est censé devoir y être livré.

faut-il désinfecter avec soin les lieux où ont séjourné ces animaux , et tout ce qu'on a pu employer à leur usage ?

On a vu plus haut que les vétérinaires qui ont écrit sur la morve , sont loin d'être d'accord entr'eux sur le caractère contagieux de cette maladie : cette diversité d'opinions est la même en ce qui concerne la gourme , maladie encore beaucoup plus fréquente que la morve , et qui affecte aussi particulièrement les animaux solipèdes (1).

La solution des questions qui viennent d'être posées , n'est indifférente sans doute , parce que si la gourme est contagieuse , et sur-tout si , comme quelques auteurs l'ont avancé , un poulin qui en est atteint peut , par la cohabitation , donner la morve à un cheval , il est indispensable d'user sur ce point de grandes précautions. Dans ce cas, il semble même que la police devrait prendre , à l'égard des animaux qui jettent leur gourme , des mesures semblables à celles qu'on prend

______

(1) Suivant *Solleysel, De Garsault, Brugnone, etc.*, la gourme est une maladie particulière aux poulins des pays froids , puisque ceux d'Espagne , d'Italie , etc. en sont rarement affectés , et que ceux , au contraire , de France , d'Allemagne et d'Angleterre, y sont généralement exposés. *Bourgelat* dit cependant que cette maladie est commune à ceux qui habitent le midi et le nord de l'Europe ; il ajoute avoir fait des recherches exactes pour s'assurer de la vérité de cette assertion qui dès-lors détruit tout ce que plusieurs auteurs ont imaginé sur les causes productives de l'affection dont il s'a git.

à l'égard de ceux qui sont affectés de la morve. La redhibition devrait peut-être aussi avoir lieu pour la première de ces maladies comme pour la seconde, quand il serait prouvé qu'un animal vendu sans aucune apparence de maladie, a séjourné quelques jours auparavant avec un autre animal chez lequel la gourme était déclarée.

Mais avant de rien statuer sur ce sujet, il est indispensable d'avoir sur le caractère de la maladie dont il s'agit, des notions plus exactes que celles qu'on a eues jusqu'à présent.

I. *La gourme est-elle une maladie contagieuse ?*

Je vais rapporter encore ici et en peu de mots, ce qu'ont dit à cet égard plusieurs auteurs bien connus, et je joindrai à cet exposé le précis des expériences que j'ai faites.

§. I.er *Opinions des auteurs sur ce sujet.* Sans remonter à une bien haute antiquité qui d'ailleurs ne nous offrirait rien de bien instructif, voyons ce que pensent sur cette matière quelques-uns des hippiatres et des vétérinaires dont chacun peut consulter les ouvrages.

1.º *Solleysel* (1) s'explique ainsi sur la

(1) Ouvrage cité, page 93.

(269)

gourme : « il est toujours très-à-propos de séparer des autres animaux le cheval qui jette,
car non-seulement ce mal se communique,
mais un cheval peut prendre la morve de celui
qui ne jette que la gourme, quand même il ne
lécherait point ce qui sort par le nez de son
compagnon ; l'odeur seule est capable de lui
communiquer ce mal, qui peut se prendre
encore en buvant dans le même seau. »

2.º *De Garsault* (1) recommande, en parlant de cette affection, « de commencer par
séparer le cheval de tous les autres, attendu
que si un cheval qui sera proche de celui qui
jette sa gourme, peut toucher à la matière
qui sortira des naseaux, il ne manquera pas
de la lécher, parce que, dit-il, elle est salée,
et que les chevaux aiment ce goût, et quoique cette matière vienne d'un poulin qui ne
fait que jeter, et qui n'est pas morveux, le
cheval qui l'aura léchée peut en gagner la
morve. »

3.º L'auteur de l'ouvrage qui a pour titre :
*La connaissance parfaite des chevaux, con-
tenant la manière de les gouverner, etc.* (2),
« veut qu'on ait soin de séparer le cheval qui
jette sa gourme de ceux qui ne la jettent pas,
parce que ceux-ci pourraient prendre la morve
à l'odeur seulement de cette gourme dont

____

(1) Ouvrage cité, page 273.
(2) Paris, 1741, page 257.

es parties sont si volatiles qu'elles se communiquent aisément. »

4.º *Bourgelat*, dont l'opinion est de quelque poids en pareille matière, dit dans l'encyclopédie, au mot *gourme :* « on doit séparer
tout cheval qui jette : la gourme se communique non-seulement de poulin à poulin, mais
de poulins à de vieux chevaux. On observe
cependant que la contagion n'est réelle qu'en
suite d'un contact immédiat, et qu'il importe
seulement d'empêcher que le cheval sain ne
lèche l'humeur qui flue des naseaux du cheval
malade ; on doit, par conséquent, avoir l'attention de ne pas faire boire ce dernier dans
le seau qui sert à abreuver les chevaux de
toute une écurie. »

5.º Dans un ouvrage anonyme intitulé :
*Essai sur les haras, ou examen méthodique,
etc.* (1), on lit : un cheval gourmeux doit
absolument être séparé de tous les autres,
car si le cheval qui l'approche vient à lécher
de cette mucosité de gourme, il peut très-
bien gagner la morve. Si l'on arrête son attention sur les régimens de cavalerie, on
voit, ajoute cet auteur, qu'après les remontes
il y a toujours quelques chevaux morveux ;
le nombre en est plus ou moins grand selon
que les maréchaux ont donné plus ou moins

____

(1) Turin, 1769, page 236.

d'attention à séparer les vieux chevaux des poulins qui jetaient.

6.º *Paulet* dit que la gourme se communique comme le claveau par l'inoculation et la déglutition. (1)

7.º M. *Brugnone*, dans son traité des haras publié en 1781, et dont une grande partie a été traduite en français par M. *Barentin-Monchal* (2), pense que la gourme est contagieuse, et que si elle vient à se déclarer dans un troupeau de poulins sur un seul de ces animaux, tous les autres ne tardent pas d'en être aussi attaqués si on ne les sépare pas à tems.

8.º *Gilbert*, dans ses *observations sur la cause de la morve des chevaux, et les moyens d'y remédier*, observations lues à la Société d'agriculture de Paris, en 1791 (3), «établit que la gourme, la fausse gourme et la morve ont, en général, les mêmes caractères, que l'on ne peut s'empêcher de regarder la morve comme une dégénération de la gourme, comme une gourme imparfaite. Il fonde son opinion sur l'identité qui existe entre ces maladies, identité qui est telle que des chevaux qui jettent

---

(1) Recherches citées, tome 2, page 356.

(2) Traité sur les haras, extrait de l'ouvrage italien de *Jean Brugnone*, etc. Paris, 1807.

(3) Ces observations sont imprimées dans le trimestre d'été des mémoires de cette Société, pour l'année 1791, pages 35-53.

leur gourme, donnent la morve à des vieux chevaux qu'on laisse auprès d'eux, et que des chevaux morveux font jeter la gourme à des poulins (1) ; »

9.° M. *Chabert*, à l'article *Gourme*, dans le *Cours complet d'agriculture*, dit « qu'on peut séparer les animaux sains de ceux qui ont la gourme. » Ce conseil n'indique point d'une manière positive si la contagion en pareil cas est à craindre ; mais il le fait présumer.

10.° M. *Bosc* qui a rédigé une partie des articles de médecine vétérinaire pour le nouveau *Cours complet d'agriculture*, s'exprime ainsi à l'article *Gourme*: « Toute écurie dans laquelle on a tenu des chevaux attaqués de gourme , même la plus bénigne , doit être exactement nétoyée de son fumier ; les râteliers et mangeoires , lavés ; et les murs, blanchis à la chaux. » Ces précautions supposent nécessairement l'idée de la contagion de cette maladie. Cependant , au mot *contagion* , dans le même ouvrage , M. *Bosc* observe qu'il n'est pas certain que la dyssenterie, les fièvres malignes , la *gourme* et les dartres soient des maladies contagieuses ; et il ajoute qu'il résulte souvent des deux dernières plus de bien que de mal ;

____

(1) Instructions et observations sur les maladies des animaux domestiques, tome 11.e page 423, troisième édition.

11.° Suivant le docteur *Sacco* (1) , « la gourme est éminemment contagieuse : cette contagion paraît , comme celle de la petite vérole, une contagion spécifique dont le même animal n'est susceptible qu'une fois : car , parmi les chevaux qui sont dans la même écurie , il n'y a que ceux qui ne l'ont point eue , auxquels elle se communique. » Voilà ce qui a fait présumer à ce grand vaccinateur , qu'elle pourrait , ainsi que le javart et la clavelée , produire la vaccine sur les hommes et sur les vaches. Il essaya en conséquence , et à plusieurs reprises, de l'inoculer dans le moment où la suppuration commençait à s'établir ; mais ce fut toujours sans succès. Cependant il s'est assuré , dit-il , par un grand nombre d'expériences, qu'on peut en garantir les poulins par la vaccination. Il rapporte qu'il en a vacciné quatre-vingt-trois, et qu'aucun d'eux n'a jamais été atteint de la gourme. Il ajoute qu'il a ensuite inoculé cette maladie à un de ces animaux , mais que cette inoculation n'a produit aucun effet ; il l'a vacciné une seconde fois , et il en a été de même. Pour vacciner les poulins, il fait deux piqûres à la partie interne des naseaux où la peau est assez délicate ; il en fait aussi deux autres dans

____

(1) Traité de la vaccination avec des observations sur le javart et la clavelée.

le voisinage des parties de la génération. Si
l'opération ne réussit pas, il la réitère jusqu'à
ce qu'il obtienne le succès qu'il en attend.
J'ai tenté sur des poulins et des ânons de
semblables expériences, mais ça été jusqu'à
présent sans succès.

12.° L'auteur anonyme d'un article intitulé:
Quelques idées sur la morve (1), pense que de
« jeunes chevaux qui jettent leur gourme, mêlés
avec des chevaux plus âgés, peuvent faire
jeter ceux-ci, qui ne guérissent qu'à la longue et difficilement, qui deviennent même
quelquefois morveux, tandis que les premiers
n'éprouvent qu'une maladie ordinaire dont ils
guérissent le plus souvent assez promptement. »

Plusieurs auteurs, tels que *Bartlet*, *De la
Guerinière*, *Lafosse*, *Dutz*, *Vitet*, *Lom-
pagieu-Lapole*, etc. , qui se sont aussi oc-
cupés de la gourme, et en ont donné des descriptions plus ou moins complètes, n'ont
rien dit de son caractère contagieux.

D'autres, comme *Lafont-Pouloti*, *Hart-
mann*, *Delabère-blaine*, etc. qui ont parlé
des moyens d'élever les chevaux et d'en améliorer les races, ou de les guérir de plusieurs
maladies auxquelles ils sont sujets, n'ont fait
aucune mention de celle dont il s'agit.

Quant à ceux qui ont voulu parler de sa

____

(1) Annales de l'agriculture française , tome 48, page 213.

cause, ils ont pour la plupart bâti hypothèses sur hypothèses : les uns l'ont attribuée
à un levain que contracte l'animal dans le
sein de sa mère ; d'autres, à un changement
de nourriture, à des humeurs crues, à une
lymphe visqueuse, etc. ; ils auraient mieux
fait peut-être d'avouer franchement notre
ignorance sur cette cause, comme nous pouvons l'avouer sur une foule d'autres qui échap-
pent également à notre faible intelligence.

On voit, d'après ce qui vient d'être dit,
1.º que *Solleysel*, *De Garsault*, *Bourgelat*,
Paulet, *Brugnone*, *Gilbert*, le docteur *Sacco*,
etc. considèrent la gourme comme une maladie éminemment contagieuse, et que plusieurs
d'entr'eux pensent qu'elle peut donner lieu à
la morve ; 2.º que M. *Chabert* et M. *Bosc*
ne paraissent pas avoir une opinion bien prononcée à cet égard, puisque le premier dit
seulement que l'on peut séparer des autres
les animaux qui jettent leur gourme, et que
le second prescrit dans un endroit des précautions qui ne semblent pas très-nécessaires,
d'après ce qu'il avance dans un autre endroit
du même ouvrage.

Quoique j'aie eu occasion de me convaincre
un grand nombre de fois que la gourme est bien
moins contagieuse qu'on ne l'a écrit, il m'a paru
néanmoins nécessaire, pour fixer mon opinion
à cet égard, de faire quelques expériences, cette

voie étant presque la seule qui , sur une pareille matière , puisse véritablement nous éclairer , de manière à n'avoir plus pour ainsi dire aucun doute.

§. II. *Expériences faites avec le virus gourmeux.*

Ces expériences ne sont ni aussi nombreuses ni aussi variées que celles qui concernent la morve , d'abord , parce que je n'ai pas cru que cela fût nécessaire , et en second lieu , parce que la gourme ne s'observe pas dans nos infirmeries à beaucoup près aussi souvent que la morve.

I.re EXPÉRIENCE. En mai 1812, j'introduisis avec les barbes d'une plume dans la narine gauche d'un âne , âgé d'environ vingt-ans , un peu de matière recueillie des naseaux d'un poulin de cinq mois qui jetait depuis environ quinze jours , mais sans engorgement des glandes de la ganache ; le flux était seulement accompagné d'une toux très-sèche et fréquente. Je crus que cette maladie dont je ne pus découvrir la cause , pouvait être considérée comme une gourme prématurée.

Le même jour , je poussai dans la narine droite du même âne un tampon d'étoupes , imbu de la matière des naseaux d'un âne , âgé de dix ans , qui venait de mourir d'une morve très-aiguë (1), accompagnée de plusieurs boutons de farcin sur le corps. Ces deux maladies n'existaient sur cet âne que depuis six jours (2).

On ne remarqua sur l'ânon rien de particulier jusqu'au 4.e jour de l'inoculation; mais ce même jour, on vit un léger flux par la narine droite.

Le 5.e, ce flux fut un peu plus considérable.

Le 6.e, il se montra aussi par la narine gauche : les environs de la narine droite

____

(1) Cette double expérience fut faite pour savoir laquelle de la morve ou de la gourme se déclarerait la première , et si le virus de ces deux affections produirait des lésions différentes dans les deux cavités nasales.

(2) Il n'est peut-être pas inutile de faire connaître ici la cause assez singulière de ces deux maladies. Cet âne avait été attaché par une personne de campagne à la porte de la salle de dissection de l'école ; il était en travers de cette porte , lorsqu'un élève qui venait de disséquer un cheval farcineux , voulut sortir. Il avait ses scapels à la main , et il piqua imprudemment , avec l'un de ces instrumens , la cuisse gauche de cet âne ; soit que le coup eut été donné un peu fort , soit que l'âne , par la douleur qu'il ressentait , se fut porté brusquement contre celui qui le piquait, le scapel très-pointu sans doute pénétra environ cinq centimètres (2 pouces) dans les muscles de la cuisse. Trois jours après , ce même âne me fut amené pour être pansé ; la plaie avait un aspect très-vilain ; le pus qui en découlait était sanieux , et on voyait autour plusieurs petits boutons de farcin accompagnés d'une très-forte tension. Le quatrième jour , les glandes lymphatiques de la cavité glossienne s'engorgèrent , et l'animal commença à jeter. Le sixième , il était déjà chancré ; on résolut alors d'en faire le sacrifice, attendu qu'il était de peu de valeur.

(278)

étaient engorgés, et les glandes lymphatiques sous-linguales, un peu tuméfiées.

Le 7.e, le flux fut très-abondant des deux côtés ; les naseaux, presqu'entièrement fermés, et le chanfrein, très-tuméfié : l'animal était fort triste.

Le 8.e, on remarqua les mêmes symptômes ; mais la faiblesse était plus grande ; la respiration, beaucoup plus difficile ; le pouls, petit et vîte : l'animal mourut dans le courant du jour.

OUVERTURE. *Tête.* Le cerveau, un peu plus mou que dans l'état naturel ; ses vaisseaux sanguins, engorgés.

La membrane pituitaire, très-enflammée sur plusieurs points de son étendue, sur-tout du côté droit : il y avoit un peu de pus dans les cornets et dans le sinus.

Poitrine. Le lobe gauche du poumon, tuberculeux, ce qui existait sans doute depuis long-tems ; le lobe droit, très-engorgé ; il se déchirait facilement ; mais l'animal était mort de ce côté sur lequel il était couché.

Abdomen. Les viscères de cette cavité ne présentaient rien de particulier, excepté une grande quantité de matière blanchâtre, visqueuse et épaisse que contenait la vessie.

IIe EXPÉRIENCE. Au commencement d'avril 1813, on déposa tous les matins pendant six jours de suite avec les barbes d'une plume, dans les naseaux d'un cheval âgé de six ans, de la matière (1) provenant des naseaux d'un poulin qui jetait sa gourme. Ce cheval fut en outre mis pendant une vingtaine de jours à la même place qu'avait occupé ce poulin. Il n'eut pas le moindre symptôme de flux nasal, ni d'engorgement des glandes lymphatiques de la cavité glossienne.

III.e Expérience. Dans le mois de mai suivant, un ânon, âgé de deux ans, qui, à ce que l'on présume, n'avait point jeté sa gourme, fut aussi mis pendant vingt jours dans le même endroit de l'écurie où avait été placé un poulin gourmeux ; on avait eu soin, comme dans l'expérience précédente, de ne nétoyer ni la mangeoire, ni le baquet, ni le râtelier. Cet ânon n'éprouva non plus rien de particulier.

IV.e Expérience. A la même époque, on introduisit tous les matins, pendant six jours, dans les naseaux d'un ânon, âgé de quatre mois, de la matière provenant des naseaux d'un poulin qui jetait sa gourme.

---

(1) On introduisit aussi plusieurs fois de cette même matière dans les naseaux de deux jeunes chiens qui, à ce que je présumai, n'avaient point encore eu le catarrhe nasal : ils n'éprouvèrent rien de particulier. Quelque tems après, on substitua à cette matière celle des naseaux d'un cheval morveux. Six semaines s'écoulèrent sans qu'il parut rien d'extraordinaire ; mais peu après ce laps de tems, il se montra sous la gorge de l'un de ces chiens une très-grosse tumeur qui se termina par induration.

Le 7.ᵉ jour, les glandes lymphatiques de la cavité glossienne commencèrent à s'engorger. Cet engorgement augmenta sensiblement les jours suivans.

Le 12.ᵉ, le flux nasal parut un peu des deux côtés ; l'animal ne paraissait point du tout malade, quoique l'engorgement des glandes fut un peu plus considérable.

Le 16.ᵉ, l'abcès de dessous la mâchoire était bien formé ; il fut alors ouvert, et il en sortit une assez grande quantité de pus de bonne nature.

Le flux nasal n'augmenta pas, et l'ânon continua de se bien porter. Vingt jours après cette expérience, le flux avait cessé. La plaie résultant de l'ouverture de l'abcès était alors entièrement cicatrisée.

V.ᵉ Expérience. Le 27 juin suivant, je répétai les expériences qui précèdent, sur une mule âgée de seize à dix-huit ans : depuis ce jour jusqu'au dix juillet, on introduisit tous les matins dans ses naseaux, à l'aide d'une mèche d'étoupes, beaucoup de matière provenant des naseaux d'un jeune cheval qui jetait sa gourme.

Cette mule n'eut aucun symptôme de gourme ni de flux nasal, et on n'observa ni dégoût ni tristesse jusqu'au 20 juillet, jour auquel elle fut sacrifiée.

VI.ᵉ Expérience. Dans le mois d'août, je

fis encore introduire tous les matins, pendant huit jours, dans les naseaux d'un cheval âgé de quinze à seize ans, du pus d'un autre cheval qui jetait sa gourme. Ces huit jours écoulés, le manque de place m'obligea de le mettre dans une écurie où il y avait des chevaux morveux. Six jours après qu'il y fut, on remarqua quelques petits chancres sur la membrane muqueuse du nez, du côte gauche. Bientôt ces chancres s'aggrandirent et se multiplièrent en assez grand nombre, mais sans qu'il y eut ni flux ni le moindre engorgement des glandes de l'auge. L'animal maigrissant alors beaucoup, on le sacrifia pour le cours d'opérations.

On voit, par cette dernière expérience, que la matière de la gourme a produit à-peu-près le même effet que produisent presque tous les virus quelconques, déposés sur une surface muqueuse, c'est-à-dire de l'irritation, de l'inflammation et quelquefois des ulcérations, mais sans être accompagnés des autres symptômes qui caractérisent la gourme (1).

---

(1) M. *Drouard*, vétérinaire, m'a instruit, étant dans un corps de cavalerie, qu'il avoit placé avec des chevaux morveux pendant plusieurs jours, un poulin de trois ans, sans qu'il sut s'il avait jeté sa gourme. Il l'observa pendant une quinzaine de jours, et il ne parut aucun signe qui put faire croire que cette maladie s'était communiquée à cet animal. Il lui introduisit ensuite dans le nez de la matière de l'un de ces deux chevaux. Deux jours après, il se montra un léger jetage très-clair du même côté, mais qui se dissipa seul peu de tems après.

RÉSUMÉ.

Des six expériences qui viennent d'être rapportées, il suit, 1.º qu'un âne âgé d'environ vingt ans, dans les naseaux duquel on introduisit d'un côté, de la matière d'un poulin de cinq mois qui jetait depuis une quinzaine de jours, et de l'autre, celle d'un âne morveux, présenta des symptômes de morve dès le quatrième jour, et que le huitième il en mourut ; 2.º qu'un cheval de six ans, qui reçut pendant plusieurs jours dans ses naseaux de la matière provenant de ceux d'un poulin qui jetait sa gourme, n'éprouva de cette inoculation aucun effet ; 3.º qu'un âne de deux ans, qui fut laissé pendant une vingtaine de jours dans la même place où avait été un poulin qui jetait sa gourme, ne contracta point non plus cette maladie ; 4.º que l'introduction dans les naseaux d'un ânon de quatre mois, d'une certaine quantité de matière d'un poulin gourmeux, détermina sur cet ânon, dès le septième jour, un engorgement des glandes lymphatiques de l'auge, suivi de flux nasal le douzième, et que le seizième l'abcès de la cavité glossienne fut complètement abcédé et ouvert ; 5.º qu'une mule, dans les naseaux de laquelle on introduisit pendant treize jours de la matière des naseaux d'un poulin qui jetait sa gourme, n'en éprouva aucun effet ; 6.º que cette même inoculation faite dans les naseaux d'un vieux cheval que l'on mit ensuite dans une écurie où il y avait des chevaux morveux , fit naître dans la narine gauche des chancres qui s'aggrandirent très-sensiblement en peu de jours.

A ces diverses expériences , j'ajouterai que pendant le printems et l'été dernier , il a été reçu dans les infirmeries de notre école beaucoup de chevaux de troupe qui jetaient leur gourme. Le défaut de place m'a obligé plus d'une fois d'en mettre avec d'autres sans qu'il en soit résulté le moindre inconvénient. J'ai ensuite mis de ceux-ci dans les mêmes lieux où avaient été placés les autres , sans que les baquets , les mangeoires et les râteliers aient été nétoyés, excepté le samedi , et aucun n'a gagné ni la gourme ni aucun flux nasal.

Mais les animaux chez lesquels la gourme se montrait avec un caractère irrégulier , et qui pouvait dégénérer en morve, ont toujours été séparés des chevaux sains.

S'il est permis de tirer de ce petit nombre d'expériences et d'observations quelques conséquences pratiques, je dirai, 1.º qu'il est évident que l'on a beaucoup exagéré le caractère contagieux de la gourme, et qu'il ne

paraît pas que ni les endroits qui ont récélé
des animaux qui étaient affectés de cette
maladie , ni les divers objets qui ont servi à
leur usage , puissent la communiquer ; 2.º que
l'inoculation dans les cavités nasales , est la
seule voie qui semble pouvoir la faire développer chez les animaux qui ne l'ont point
encore eue ; 3.º qu'à l'égard de ceux qui
en ont été atteints , cette inoculaion ne paraît
produire aucun effet , même en la répétant
plusieurs fois ; 4.º que la propriété commu-
nicative de la matière qui coule des naseaux
d'un animal qui jette sa gourme , est infiniment moins grande que celle de la matière
prise aux naseaux d'un animal morveux , et
que par conséquent les dangers de la cohabitation entre des animaux sains et des animaux malades , sont beaucoup moins grands
à l'égard de la première de ces maladies qu'à
l'égard de la seconde.

Ne doit-on pas être porté à croire , d'après
la quatrième expérience que j'ai citée , que
l'on pourrait inoculer la gourme aux jeunes
animaux solipèdes , avec le même succès
qu'on obtient de l'inoculation du claveau aux
bêtes à laine? Il est présumable que par cette
opération, faite dans des tems propices, et dans
des circonstances favorables par rapport à
l'état des animaux , on préviendrait une foule
d'accidens graves qui suivent assez souvent la

gourme, sur-tout quand elle se déclare pendant la saison rigoureuse de l'hiver, et qu'elle est négligée ou mal-traitée.

II. *Est-il absolument nécessaire de séparer des autres animaux ceux qui jettent leur gourme ?*

On vient de voir, par les expériences et les observations dont il a été parlé plus haut, que la gourme ne semble contagieuse que quand son virus est déposé sur la membrane muqueuse du nez ; encore faut-il, à ce qu'il paraît, que ce soient des animaux qui ne l'ont pas eue, et que jamais elle ne peut communiquer la morve.

Ainsi, la séparation des animaux qui jettent la gourme, n'est réellement nécessaire que quand cette maladie a un caractère de malignité tel qu'elle menace de dégénérer en morve, attendu les dangers qu'elle présente alors par rapport à la contagion.

Peut-être conviendrait-il de mettre de jeunes animaux en qui on remarque quelques symptômes d'une gourme qui se montre difficilement, parce que la nature manque de force, ou par toute autre cause, avec ceux chez lesquels cette maladie serait bien déclarée, afin qu'elle se prononçât mieux dans les premiers, à moins cependant qu'on ne préférât la leur inoculer dans les cavités nasales.

Mais il pourrait y avoir de l'imprudence de laisser ensemble dans des écuries ou dans des pâturages des poulins de tout âge, parmi lesquels il y en aurait qui jeteraient leur gourme, puisque cette maladie pourrait être communiquée à quelques-uns de ces animaux encore trop jeunes, c'est-à-dire avant l'âge ordinaire fixé par la nature, pour le développement de cette maladie.

On objectera, peut-être, qu'il en doit être de cette maladie comme de la petite vérole dans l'homme, avec laquelle elle a quelqu'analogie (1), que l'on voit se montrer dans un

____

(1) L'analogie qu'il y a entre ces deux affections, paraît en effet plus grande que celle que plusieurs personnes ont remarquée entre la morve et la maladie siphillitique. Ces deux dernières maladies ont bien, il est vrai, leur siége dans une membrane muqueuse; l'une et l'autre sont bien quelquefois précédées de catarrhe de ces membranes; leur virus corrode dans l'une et dans l'autre les parties où il exerce spécialement son action ; il occasionne l'engorgement des glandes lymphatiques les plus voisines ; il se communique par contact immédiat ; il suscite des douleurs dans les articulations ; il occasionne la maigreur, le marasme, et assez souvent la mort : mais le traitement mercuriel, avec lequel on triomphe si souvent de la siphillis, ne produit aucun effet contre la morve, et celle-ci se déclare fréquemment sans avoir été communiquée; ce qui ne me paraît pas avoir été encore remarqué à l'égard de cette autre affection, à moins que l'on ne soit parfaitement autorisé à rejeter toute contagion vérolique, à l'égard des accidens consécutifs de la siphillis, observés quelquefois à la suite de certaines blennorrhagies, ou catarrhe urétral. Cette affection a la plus grande analogie avec le catarrhe nasal des animaux monodactyles.

âge le plus tendre avec le même caractère de bénignité que dans un âge plus avancé. Cependant, je n'oserais assurer que dans un poulin âgé de six mois ou un an, auquel la gourme aurait été inoculée, elle se montrât aussi bien, et sans être suivie de plus de dangers qu'à l'âge de deux ou trois ans. Ceux qui font beaucoup d'élèves en chevaux , en ânes et en mulets, pourraient sans doute prononcer à cet égard avec plus de connaissance que je ne le puis faire moi-même.

III. *Faut-il désinfecter avec soin les lieux où ont séjourné des animaux qui jetaient leur gourme , ainsi que tous les objets qui ont pu servir à leur usage ?*

Dès qu'il est reconnu , par l'observation et par plusieurs expériences faites avec soin , que la gourme est infiniment moins contagieuse qu'on l'avait prétendu , il est évident que l'on doit être bien moins scrupuleux que ne le prescrivent certains auteurs à l'égard de la désinfection des écuries où ont séjourné des animaux affectés de gourme. On peut, et j'en ai acquis la preuve , y placer d'autres animaux , après avoir seulement mis en usage les moyens ordinaires de propreté , sans avoir à redouter les effets de la contagion. Je suis même à-peu-près certain

que quand on ne nétoyerait préalablement
ni les baquets, ni les mangeoires, ni les râteliers, la gourme ne se communiquerait pas.
Mais si elle avait dégénéré en morve, on
conçoit qu'il serait non-seulement prudent,
mais encore indispensable d'employer tous les
moyens de désinfection dont il a été parlé en
traitant de la contagion de cette dernière
maladie ; cette désinfection devrait avoir lieu
aussi à l'égard de tous les objets qui auraient
pu servir à l'usage des animaux.

Le virus de la gourme est un virus spécifique
dont l'air n'est pas plus le véhicule qu'il ne l'est
de celui de la morve. Le plus souvent il se développe spontanément (1) ; mais il peut avoir des ca-

____

(1) M. le docteur *Naquart*, qui a consigné des vues neuves et
très-sages dans le *dictionnaire des sciences médicales* au mot
contagion, pense que l'on doit demeurer d'accord qu'une contagion ne peut se développer spontanément dans un individu qui
n'aurait pas été imprégné. « Le raisonnement, dit-il, est ici
d'accord avec l'observation : l'un et l'autre se réunissent pour
nous prouver, 1.° que toute contagion a été transportée du
dehors, son importation même ayant été notée par les con-
temporains ; 2.° que si une maladie contagieuse pouvait se
développer d'elle-même en un sujet, il serait absolument inutile d'admettre un transport par voie de contact. » Peut-être
entré-je mal dans le sens de l'auteur, mais il me semble que
nous voyons très-souvent dans les animaux le contraire de ce qu'il
dit. Peut-on croire en effet que la morve, la gourme, le farcin,
le claveau, la gale, la rage, etc. aient toujours été communiqués !
ne sommes-nous pas fréquemment témoins de toutes ces affections sans qu'il nous soit possible de rien découvrir qui ait pu les
transmettre ! peut-on croire pour cela que ces maladies ne sont
pas susceptibles de donner naissance à d'autres maladies absolument semblables !

ractères un peu différens, c'est-a-dire plus ou moins à craindre, suivant l'état des animaux, leur genre de nourriture, leur tempérament, le climat, les viscissitudes des saisons, etc.

La gourme, comme le claveau, et plusieurs autres affections aiguës, est en effet susceptible de se lier aux maladies des saisons. On a observé que pendant le tems que duraient les vents d'est et du nord, la petite vérole de l'homme est inflammatoire, et qu'elle l'est aussi dans les régions élevées, tandis que sa tendance à l'adynamie est remarquable en été, et plus encore en automne (1). C'est cette complication putride qui forme la petite vérole confluente ainsi que le claveau que *Gilbert* (2) a nommé irrégulier, et la gourme que d'autres auteurs ont désignée sous le nom de gourme maligne ou de gourme gangreneuse. Dans toutes ces circonstances, la désinfection des écuries, et généralement de tous les objets qui ont servi aux animaux malades, est aussi nécessaire que dans le cas de morve.

____

(1) M. *Naquart*, dictionnaire des sciences médicales, tome VI, page 66, 2.me partie.

(2) Instruction sur le claveau des moutons, page 10.

VII.

CHIRURGIE.

PRÉCIS de plusieurs expériences faites pour s'assurer si des lambeaux de peau entièrement ou presqu'entièrement séparés du corps, peuvent y être réunis.

Les plaies avec déchirement plus ou moins considérable de la peau, ou avec perte de substance de l'organe cutané, ne sont pas plus rares dans la chirurgie des animaux que dans celle de l'homme, et la manière de les traiter est la même.

Suivant quelques auteurs, et notamment M. *Baronio*, médecin italien, ces plaies ne sont pas dangereuses, lors même que les lambeaux de peau sont entièrement séparés du corps. Ce médecin paraît être convaincu, d'après plusieurs expériences qu'il a faites, de la possibilité de réunir ces lambeaux aux parties dénudées.

Jaloux de savoir si ce qu'il a avancé à cet égard était vrai, j'ai fait sur divers animaux quelques expériences dont voici le précis.

(291)

Ire Expérience. Dans le mois d'août 1810, je fis perpendiculairement sur la fesse droite d'un cheval morveux, âgé de neuf ans, d'ailleurs en assez bon état, deux incisions en forme d'ellipse, ouverte dans sa partie supérieure. ces incisions étaient dans cet endroit éloignées l'une de l'autre d'environ deux centimètres, soixante-dix millimètres (un pouce). Je détachai ensuite de bas en haut le lambeau qui avait, avant de s'être rétréci, neuf centimètres (3 pouces et demi) de largeur dans son milieu, après quoi je l'appliquai de nouveau, et le maintins par de larges bandelettes dont les unes étaient de diachilon gommé, et les autres, de taffetasd'Angleterre: un bandage de toile fut ajusté par dessus, pour garantir cette plaie du contact de l'air.

Le lambeau de peau, comme cela arrive toujours, s'était considérablement rétréci et raccourci, et la plaie, un peu aggrandie, de sorte qu'il ne put en recouvrir que le milieu.

Les jours suivans, ce lambeau, et les environs de la plaie se tuméfièrent légèrement; mais il n'y eut presque pas de suppuration ni de réunion : on vit cependant se réunir un peu la partie supérieure du lambeau où j'avais laissé une adhérence : le reste tomba le cinquième jour en gangrène, et le sixième l'animal fut sacrifié pour le cours d'opérations.

IIe Expérience. A la même époque, je

détachai, à l'un des côtés du garrot d'un âne un peu maigre, âgé d'environ douze ans, un lambeau de peau de la même dimension qu'avait celui dont il est parlé dans l'expérience qui précède, mais il fut disséqué dans toute son étendue : sa longueur et sa largeur diminuèrent aussi beaucoup : j'appliquai encore ce lambeau sur la partie d'où il avait été détaché, et je le fixai de la même manière que l'autre : il n'y eut aucune espèce de coadaptation, et il tomba, dès le troisième jour, dans une mortification complète. L'âne fut trouvé mort le quatrième jour au matin, sans que l'on put connaître la véritable cause de sa mort.

III.ᵉ Expérience. Le 17 octobre suivant, je renouvelai ces expériences, mais en procédant différemment, sur un mouton en assez bon état, âgé de six ans : j'enlevai, derrière l'épaule gauche, un lambeau de peau de figure elliptique, de huit centimètres (3 pouces) de longueur, sur cinq centimètres quarante-un millimètres (2 pouces) de largeur ; je le réappliquai aussitôt, et le fixai par la suture du pelletier, faite dans toute sa circonférence, ce qui permit moins à cette portion de la peau de se retirer sur elle-même, par l'effet de son élasticité propre. Cette suture achevée, je recouvris la partie

d'une couche de terre allumineuse (1) , dé-
layée dans l'eau, et on mit par-dessus un
bandage afin de mieux assurer cette espèce
d'emplâtre que l'animal aurait pu faire tomber en se frottant.

Le deuxième jour , la terre était très-sèche
et fendue en différens endroits , mais elle tenait bien : le mouton était aussi gai qu'avant
l'opération.

Le 3.ᵉ jour , le 4.ᵉ , le 5.ᵉ et le 6.ᵉ , on ne remarqua rien de particulier , excepté un peu de
suppuration entre les fentes de la terre glaise
alors très-desséchée.

Le 7.ᵉ jour , la couche de terre ne tenant
presque plus, je l'enlevai : l'épiderme , garni
d'un peu de laine , y était adhérent, mais le
derme était converti en une espèce de bouillie blanchâtre : le fond de la plaie était de
même couleur : les fils seulement existaient
dans toute sa circonférence. Cette plaie fut
nettoyée avec une infusion aromatique , et
recouverte d'étoupes sèches.

Le 8.ᵉ jour, ce mouton fut faible, et mangea peu.

Le 9.ᵉ au matin, il fut trouvé mort : on l'ouvrit , mais comme dans l'âne dont il est parlé
dans la seconde expérience, on n'observa rien

____

(1) Je fus déterminé à employer ce moyen , d'après l'essai
qu'en avait fait M. *Baronio*, pour guérir des plaies dont les lambeaux de peau s'étaient putréfiés : il n'en est résulté ni bien ni mal.

de particulier. Les viscères étaient seulement un peu décolorés.

IV.ᵉ Expérience. Le même jour, je répétai cette expérience sur un chien âgé d'environ un an, avec cette seule différence que le lambeau de peau fut détaché de la partie supérieure de la tête, et que je le laissai adhérent vers les oreilles par une pointe d'environ deux centimètres soixante-dix millimètres (un pouce) de longueur : il y eut un peu d'hémorragie que je crus pouvoir arrêter facilement par la suture du lambeau disséqué, et par l'application de la terre glaise ; mais elle augmenta dans la journée : on se borna à faire souvent sur la tête des lotions avec de l'eau froide ; cette hémorragie continua néanmoins, et sur le soir l'animal était triste et abattu ; le lendemain au matin, on le trouva mort.

L'ouverture n'offrait de remarquable qu'un peu de sérosité sanguinolente dans le péricarde ; l'estomac était plein de viande que l'animal avait mangée la veille ; le lambeau de peau était noirâtre, et il y avait entre ce lambeau et le crâne, un peu de sang de même couleur.

V.ᵉ Expérience. Le 20 octobre, j'abattis une jument morveuse, âgée d'environ douze ans, mais en assez bon état, et j'enlevai de la partie postérieure et inférieure du garrot du côté gauche, et dans une direction trans-

(295)

versale au corps, un lambeau de peau de
figure triangulaire, de quatre décimètres (5
pouces) de longueur, sur huit centimètres (3
pouces) de largeur ; je le réappliquai de suite,
et le maintins par la suture du pelletier. Je
mis par-dessus, comme j'avais fait dans les
deux dernières expériences, une couche de
terre glaise et un bandage.

Le 2.ᵉ jour et le 3.ᵉ, l'espèce d'emplâtre de
terre se fendit et laissa paraître un peu de
suppuration.

Le 4.ᵉ, la suppuration étant très-abondante, j'enlevai avec précaution toute la terre
qui recouvrait la plaie : le lambeau de peau
était, comme dans la troisième expérience,
converti en matière purulente ; l'épiderme
seulement existait encore dans quelques
points. Cette plaie fut nettoyée aussi avec
une infusion aromatique, et pansée avec des
étoupes sèches : ce pansement fut continué
jusqu'au 6 novembre, jour auquel cette jument fut sacrifiée pour le cours d'opérations.

VI.ᵉ EXPÉRIENCE. Le 21 octobre, je répétai
encore sur un petit chien carlin, âgé de neuf
à dix ans, la même expérience, mais en
enlevant cette fois complètement le lambeau
de peau de la tête : il n'y eut presque pas
d'hémorragie. J'employai, pour réunir au
crâne ce lambeau qui avait cinq centimètres
(2 pouces) de longueur sur trois centimè-

tres environ (un pouce et demi) de largeur, les mêmes moyens que j'avais employés dans les trois dernières expériences.

Le résultat que j'obtins fut absolument le même que celui de l'expérience précédente : le crâne resta complètement à nu, le quatrième jour, sans que l'on ait pu remarquer, au milieu de la plaie qui avait été faite, aucune trace du lambeau de peau détaché ; cette plaie fut nettoyée et pansée de la même manière que celle de la 3.me expérience, et celle de la 5.me Les jours suivans, la suppuration fut très-abondante, et le pus, de bonne nature ; la partie du crâne dénudée dans le centre de la plaie, devint blanche : sa surface était entièrement sèche dès le huitième jour de l'expérience ; mais les jours suivans, elle se recouvrit de petits bourgeons charnus : elle ne fut complètement cicatrisée que cinq semaines après ou environ.

VIIe EXPÉRIENCE. Le 26 novembre 1812, j'enlevai derrière le garrot d'un petit cheval âgé de six ans, et au côté droit, un lambeau de peau de forme à-peu-près carrée, d'un décimètre quatre-vingt-trois millimètres (4 pouces) de longueur, sur 8 centimètres douze millimètres (3 pouces) de largeur. Je le remis immédiatement après à la même place, et le maintins par quatre points de suture dont deux furent placés, le premier à un de ses bouts,

le deuxième à l'autre , et les deux derniers
dans le milieu de chacun de ses grands côtés.
Entre ces points de suture , je plaçai différentes bandelettes de diapalme et de taffetas
gommé d'Angleterre , de manière à rapprocher le plus qu'il était possible la circonférence de ce lambeau des bords de la plaie
résultant de son excision ; mais cette réunion ne put avoir lieu que vers les points de
suture ; ailleurs , la distance de la plaie à
la circonférence du lambeau était au moins ,
comme dans les expériences précédentes , de
soixante-huit à quatre-vingt-dix millimètres
(de 3 à 4 lignes). Cette plaie fut ensuite recouverte de quelques plumasseaux faits avec
des étoupes très-propres et très-douces, et on
appliqua par-dessus un bandage de toile fait
en forme de surfaix.

Le 30 , on leva l'appareil : le lambeau de
peau était complètement en putréfaction : il
n'en restait plus que quelques traces dans les
endroits où avaient été faits les points de suture ; la plaie fut nettoyée et pansée avec des
étoupes sèches , coupées.

On continua de panser cette plaie de la
même manière les jours suivans, et elle fut
complètement cicatrisée les premiers jours
de janvier, 1813.

Le farcin avait été inoculé par piqûres à
ce cheval, quinze jours avant cette expérience ;

(298)

il en était survenu de petits ulcères qui avaient
suppuré un peu , et qui bientôt s'étaient desséchés. La plaie résultant de l'enlèvement
du lambeau de peau , fut seulement très-fon-
gueuse dans son principe , mais elle devint
bientôt beaucoup plus belle , et ne présenta
ensuite rien de particulier.

VIII.ᵉ Expérience. Le 8 janvier 1813 , je dis-
séquai sur la région lombaire d'un bélier , un
lambeau de peau de forme elliptique, d'environ
huit centimètres (3 pouces) de longueur ,
sur cinq centimètres (2 pouces) de largeur ;
je le laissai adhérent par une de ses extrémités dont la largeur était à-peu-près de deux
centimètres (9 lignes) : à l'extrémité opposée
je fis un point de suture : il en fut fait égale-
lement un vers le milieu de chaque côté du
lambeau : entre chacun de ces points de suture , j'appliquai une petite bandelette de taffetas d'Angleterre : par ce moyen, le lambeau
ne put guère se rétrécir sur lui-même, ni la
plaie, s'élargir : un bandage de toile fut appliqué par-dessus pour empêcher le contact
de l'air et s'opposer à ce que rien de mal-
propre ne tombât sur cette plaie.

Le 10 et le 11, les bandelettes agglutinatives
tombèrent , et il se forma , sous le milieu du
lambeau dont les bords commençaient à
s'agglutiner , un peu de pus de bonne nature que l'on faisait sortir en pressant le lieu

où il était : la quantité augmenta les jours suivans ; néanmoins l'agglutination continua à avoir lieu par-tout, excepté à l'endroit par lequel on le faisait sortir en appuyant sur le lambeau.

Vers le 22 janvier, ce lambeau fut complètement réuni aux parties sous-jacentes : les croûtes qui recouvraient alors la cicatrice tombaient facilement.

R É S U M É.

Il résulte des huit expériences que je viens de rapporter,

1.º Que dans la première, un lambeau de peau ayant été en grande partie détaché de la fesse d'un cheval, et que dans la seconde et dans la septième, un autre ayant été tout-à-fait séparé de l'un des côtés du garrot d'un âne , puis remis en place, et maintenu au moyen de plusieurs points de suture, et de quelques emplâtres agglutinatifs, que ces lambeaux, dis-je, ne se sont point du tout réunis aux parties sous-jacentes, et qu'ils sont tombés en gangrène;

2.º Que l'on n'obtint pas des résultats plus avantageux de la même expérience répétée sur une jument, un mouton et deux chiens, les lambeaux de peau ayant été complètement détachés, mais réappliqués aussitôt, et recouverts de terre glaise pour empêcher le contact de l'air ;

(300)

3.º Que sur un bélier seulement, un lambeau de peau dont une des extrémités tenait encore à la peau, s'y est réuni; mais qu'il s'est formé dessous pendant quelque tems, une certaine quantité de pus dont l'évacuation par la compression parut nécessaire.

Ces expériences sont donc tout-à-fait contradictoires à celles dont M. *Baronio* a consigné les résultats dans une brochure imprimée à Milan, en 1804.

Dans cet ouvrage qui a pour titre : *Greffe animales*, l'auteur cite quatre expériences de greffes de peau. Il dit avoir enlevé (1), sur les parties latérales de la colonne vertébrale d'un mouton, vers l'origine de la queue, deux lambeaux de peau de huit centimètres (3 pouces) de longueur, sur cinq centimètres quarante-un millimètres (2 pouces) de largeur; ces lambeaux, avant d'avoir perdu leur chaleur naturelle, furent remis dans les blessures après avoir été changés de place, c'est-à-dire que celui du côté gauche fut appliqué sur le côté droit, et celui du côté droit, sur le côté gauche : il les maintint par quelques bandelettes d'emplâtre agglutinatif qu'il couvrit de charpie, et d'une bande qui entourait

---

(1) Je me sers ici de la traduction qu'a bien voulu me faire de ces expériences M. *Semiglia*, alors répétiteur à cette école, et aujourd'hui vétérinaire d'un corps d'artillerie.

le corps circulairement. Huit jours après l'opération , il mit à nu cette partie : la cicatrice
était déjà parfaitement formée sans la moindre suppuration.

Dans une seconde expérience faite sur le
même mouton , et de la même manière , les
lambeaux restèrent dix-huit minutes sur un
plateau avant d'être appliqués , et cependant M. *Baronio* assure que huit jours après
il leva l'appareil , et que leurs bords étaient
bien cicatrisés , excepté quelques points d'où
découlait un peu de pus qui eut bientôt formé
une croûte assez épaisse.

Le succès assez étonnant de ces deux premières expériences engagea M. *Baronio* à en
tenter une troisième dont le résultat ne surprendra pas moins. Celle-ci fut encore faite sur
le même mouton : les lambeaux de peau enlevés
tout près des épaules, avaient d'un à deux décimètres environ (de 4 à 5 pouces) de longueur,
et de cinq à huit centimètres (de 2 à 3 pouces)
de largeur ; on les laissa pendant une heure sur
une table , par conséquent , jusqu'à ce qu'ils
eurent perdu absolument toute leur chaleur ;
l'auteur les réunit comme les autres , et il ra-
porte qu'ils reprirent parfaitement dans l'espace de dix jours , et que sur les cicatrices , il
poussa de la laine plus fine qu'ailleurs.

Une quatrième expérience fut encore tentée ; mais le résultat ne fut pas aussi heureux.

M. *Baronio* enleva de la partie supérieure de l'encolure d'une jument, un grand lambeau de peau ; il en enleva un autre d'égale dimension en arrière du chignon d'une vache ; il réappliqua ensuite ces lambeaux, celui de la jument sur la vache, et celui de la vache sur la jument, avec quelques points de suture dont plusieurs se détachèrent bientôt : huit jours après les lambeaux tombèrent.

L'auteur attribue la non-réussite de cette greffe animale à la mobilité du cou des sujets sur lesquels elle fut faite, et aux matières étrangères qui s'introduisirent dans les blessures ; mais ces deux causes ne paraissent pas être les véritables, ou au moins les seules.

M. *Baronio* ne fait aucune mention, dans les expériences dont il rend compte, du rétrécissement en tous sens des lambeaux de peau qu'il enleva, et de l'élargissement des plaies ; c'est cependant ce qui a lieu constamment, et ce qui est un des principaux obstacles au succès des greffes dont il s'agit.

REMARQUES.

Comment concilier les expériences dont je viens de donner le précis, avec celles qui sont citées plus haut ? Les résultats sont si différens que l'on serait tenté de ranger celles de M. *Baronio* à côté de cette observation de *Garengeot*, citée par plusieurs auteurs, mais pas toujours de la même manière, au sujet d'un soldat dont le nez ayant été entièrement coupé, puis foulé aux pieds, et enfin réappliqué par un barbier quelques momens après, reprit cependant au point que quatre jours après la guérison fut parfaite.

Taillacot, chirurgien Italien, parait avoir cru véritablement à une pareille réunion des parties molles, puisqu'il a proposé dans un traité de chirurgie humaine, quand un nez manque, d'en faire un aux dépens de l'avant-bras. « Lorsque cette partie est emportée, dit cet auteur, rendez saignans les bords de l'ouverture, faites dans les chairs de l'avant-bras une incision profonde, appliquez-y le milieu du visage, et quand l'union sera effectuée entre les deux parties, taillez un nouveau nez en faisant subir une perte des subtance à l'avant-bras. » Une telle opinion ne mérite guère, sans doute, d'être réfutée aujourd'hui. Ce procédé opératoire pour faire un nez, paraît aussi apocriphe que ridicule.

Voici une observation ni moins extraordinaire ni plus croyable, rapportée par un des plus habiles chirurgiens de ce siècle : je tiens, dit M. *Boyer*, d'un homme digne d'une confiance absolue, le fait suivant : « une truie reçut un coup qui lui fit une plaie considé-

rable : un paysan imagina alors de tailler un
morceau de lard selon les dimensions de la
plaie, de l'y placer et de l'y maintenir ; ce
morceau de lard se réunit si bien que peu
de tems après il se couvrit de poils comme le
reste du corps » (1).

Quand une partie de la machine animale a
été entièrement séparée du tout, la première
idée qui se présente est que cette partie ne
participant plus à la vie, ne possède plus les
qualités nécessaires pour sa réunion ; c'est en
effet ce qu'on voit arriver constamment, ou
à-peu-près.

On pourrait opposer au succès peu marqué de
mes expériences, celui que l'on obtient quand
on coupe l'ergot d'un coq, et qu'on le greffe
sur sa tête où il reprend quand l'opération a
été bien faite.

Hunter, et plusieurs autres après lui, se
sont assurés par l'expérience que les testicules
d'un coq, mis dans le ventre d'une poule, s'attachent à la surface des viscères et contractent
des adhérences avec quelques-uns d'entr'eux ;
mais ce fait, comme l'observe le professeur
Richerand (2), ne prouve nullement la possibilité de réunir une partie entièrement séparée du tout.

(1) Bulletin des sciences médicales par les membres du co-
mité central de la Société de médecine du département de
l'Eure, N.º 26, page 120.

(2) Nosographie chirurgicale, tome I.er, page 159, 2.me édit.

Il est vrai néanmoins que l'on doit toujours dans les plaies à lambeaux, sur-tout quand ces lambeaux sont épais, en essayer la réunion, à moins que ces plaies n'aient été faites par des animaux vénimeux ou enragés. Cette tentative ne fait courir aucun risque aux animaux blessés, et ne rend pas la guérison des plaies plus difficile. Seulement il ne faut pas toujours s'en promettre un heureux succès, malgré les expériences de M. *Baronio*, et les observations à côté desquelles, comme je l'ai dit, on pourrait peut-être les placer. C'est sur-tout lorsque les parties du corps ont un tissu ferme, et en quelque sorte pulpeux, que l'on peut espérer la réunion des plaies avec ablation. C'est ainsi qu'on a vu dans la chirurgie humaine réunir des doigts et même le nez qui ne participaient plus à la vie que par un petit pédicule. On trouve plusieurs exemples de cette nature dans des *réflexions sur les plaies avec ablation*, par M. le docteur *Bandet*, insérées dans le bulletin des sciences médicales, cité plus haut.

On sait aussi que les plaies en suppuration et couvertes de bourgeons, peuvent s'agglutiner et se consolider. Dans un dépôt énorme qui occupe par exemple tout un membre, si au lieu de l'ouvrir dans toute sa longueur, on fait des ouvertures d'espace en espace pour donner issue au pus, et que quelques

jours après on les rapproche, on les com-
prime, il arrivera qu'en peu de tems la con-
glutination aura lieu.

On demandera, peut-être, pourquoi je n'ai
pas, comme l'a fait l'auteur des *greffes animales*, essayé de transplanter deux lambeaux
de peau en mettant celui d'une partie sur
une autre, ou en appliquant sur un animal un
lambeau de peau pris sur un autre animal.

Mon intention, à la vérité, était de m'occuper de cet objet ; mais les expériences dont j'ai
parlé m'ont convaincu que de pareils essais ne
seraient nullement propres à répandre quelque
lumière sur le point chirurgical dont il est ici
question. Nous pouvons et nous devons même
faire sur les animaux les expériences qui ont
un but d'utilité réelle, et qu'il est impossible
de faire sur l'homme ; mais nous devons leur
épargner des souffrances qui ne peuvent conduire à aucun résultat avantageux, et qui ne
tendent qu'à contrarier inutilement les lois
de l'économie animale.

Observations sur *l'extirpation complète
de l'ongle ou sabot du cheval, à la
suite de la fourbure.*

De toutes les claudications dont le siége réside dans le pied, celle qui est le produit de la
fourbure est sans contredit une des plus dan-

gereuses et des plus difficiles à guérir. L'é-
énorme épaisseur (1) que l'ongle acquiert ordinairement dans ce cas, sur-tout vers sa partie
antérieure, la déviation plus ou moins forte
de l'os du pied, la compression qu'éprouvent
les feuillets qui l'entourent, la suppuration
qui s'établit dans certaines circonstances à
leur partie supérieure, ou sous la sole, etc.
ne laissent souvent que peu ou point d'espoir
de guérison.

Voici deux faits qui prouvent que cette
claudication n'est cependant pas toujours incurable, et qu'on peut quelquefois, à l'aide
d'une opération chirurgicale, grave à la vérité, rendre les animaux à leur service ordinaire.

Ire OBSERVATION. Le 10 août 1806,
M. Neuf, aubergiste au faubourg de Vaise,
me fit appeler pour voir un cheval hongre,
âgé de dix à onze ans, d'un tempérament sanguin, boîteux depuis environ un an des suites
d'une fourbure : il était abandonné dans une
prairie, et déjà il était question de le livrer
à l'écarisseur.

La paroi du pied gauche de devant, qui
était celui qui avait fortement éprouvé les

____

(1) Il n'est pas rare de voir des sabots dont la pince a de cinq
à huit centimètres (de 2 à 3 pouces) d'épaisseur. J'en ai vu un
qui avait près de onze centimètres (4 pouces).

effets de la fourbure, avait plusieurs cercles (1). Du côté externe et près de la pince,
il y avait désunion du biseau d'avec le bourlet, et un peu de suppuration entre ces deux
parties. La sole avait été enlevée dix mois
auparavant par un maréchal qui croyait
probablement par-là remédier à un croissant
et à un oignon qui existaient (2). La nouvelle
sole de corne se trouvait percée en pince,

---

(1) Les cercles ont été regardés par plusieurs personnes
comme étant toujours dus à la fourbure ou à un étonnement
de sabot : en effet, ils se manifestent assez souvent dans ces
deux maladies, notamment dans la première ; mais ils peuvent
dépendre aussi d'une autre cause. Ceux qui ont examiné avec
attention les quatorze chevaux barbes que l'Empereur de Maroc
envoya en 1809 à sa Majesté l'Empereur NAPOLÉON, ont dû s'a-
percevoir qu'ils avaient presque tous des cercles, sur-tout aux
pieds de devant. Il n'est pas présumable qu'ils aient été tous
fourbus ou atteints d'étonnement de sabot ; mais quelle a pu
être la cause de ces cercles ! J'avoue que je ne la connais
point.

(2) C'est une pratique encore assez commune que de dessoler
des chevaux affectés d'une fourbure ancienne : cette opération,
dont rien ne justifie la nécessité, est souvent bien plus nuisible qu'avantageuse.

Delabère-blaine (notions fondamentales de l'art vétérinaire,
tome III , page 407) dit, en parlant de la fourbure, que souvent il
s'établit une couche de lymphe coagulée entre l'extrémité de
l'os du pied et la sole sensible , et qu'il n'en faut pas davantage
pour faire boîter. C'est sans doute d'après cette erreur que plusieurs personnes dessolent les chevaux qui boîtent à la suite de
la fourbure. L'os du pied, dans ce cas, prend une direction
plus verticale , il se forme quelquefois à sa partie antérieure
entre ses feuillets et ceux de la paroi, une excavation nommée
fourmilière , mais il ne s'amasse rien entre sa face inférieure
et la sole.

et celle de chair, par conséquent, à découvert. Cette dernière était meurtrie à cet endroit, et il y avait entr'elle et l'os du pied un petit foyer de matière, mais cet os n'était point carié.

La partie antérieure du quartier externe se trouvant, comme je viens de le dire, séparée supérieurement du bourlet, et son enlèvement me paraissant nécessaire, j'appliquai dessus quelques cataplasmes émolliens, je fis prendre plusieurs bains, et le 12, je procédai à son extirpation dans toute la longueur du sabot. J'ajustai préalablement un fer un peu couvert que j'attachai aussitôt que l'opération fut faite. J'enlevai environ quatre centimètres (un pouce et demi) de paroi ; mais trouvant vers la pince , entre l'ongle et les feuillets de l'os du pied, une large excavation , c'est-à-dire une fourmilière , j'extirpai encore à-peu-près deux centimètres soixante-dix millimètres (un pouce) de corne. Ces deux portions de paroi avaient chacune cinq centimètres quarante-un millimètres (deux pouces) d'épaisseur ; je pansai la plaie avec des plumasseaux imbibés d'eau-de-vie affaiblie , et trois jours après je levai l'appareil. Malgré une compression assez forte , les feuillets de l'os du pied s'engorgèrent un peu , et la douleur était beaucoup plus forte que

les jours précédens : le talon externe se sé-
para alors presqu'entièrement du bourlet.

Un des côtés de la paroi exerçant une compression considérable sur les feuillets dont il
vient d'être parlé , l'autre ne tenant presque
pas , et la sole de corne étant désunie antérieurement d'avec celle de chair par le pus ,
je ne vis d'autre moyen de guérison que l'extirpation de tout le sabot , opération que je
n'avais jamais faite , ni vu faire , mais que je
jugeai pratiquable et sans danger.

Le 15 , je proposai en conséquence cette
opération au propriétaire ; il y consentit. On
appliqua alors de nouveaux cataplasmes émolliens sur le pied, on fit prendre des bains, la
sole fut bien amincie dans toute son étendue,
et un peu séparée de la paroi vers sa circonférence , sur-tout en talon , et l'animal fut
mis au régime.

Le 17 au matin, j'abattis le cheval sur le
côté malade. Lorsque le pied fut fixé au-
dessus du jarret du membre postérieur opposé , je fis près de la mamelle interne une
rainure ; j'en fis une autre sur le milieu du
quartier de ce côté; j'emportai ensuite la sole
de corne , puis le quartier de dedans. Cette
première amputation faite , l'animal fut re-
tourné , et j'enlevai aussi ce qui restait de
corne du côté externe du pied. L'opération
ne fut pas longue , mais comme on se l'ima-

gine bien, elle fut douloureuse, quoique l'ongle eut été bien préparé les jours précédens.
La paroi avait en pince six centimètres (deux
pouces et demi) d'épaisseur. Il n'y avait aucune altération ni aux feuillets de l'os du
pied ni au bourlet, à l'exception d'une forte
compression qu'avaient éprouvé les premiers,
et qui se faisait remarquer par une couleur
très-noire qu'ils avaient prise.

Le pansement fut fait ce jour-là et les jours
suivans avec des plumasseaux imbibés d'eau-
de-vie affaiblie, après qu'on eut laissé un peu
saigner le pied.

Le 20, l'appareil fut levé. La plaie était
aussi belle qu'on pouvait le désirer pour le moment ; il en fut de même le 22 ; mais le 24,
elle donnait une très-mauvaise odeur, et il y
avait cinq ou six larves d'œstre du côté interne du pied ; je ne me servis encore que d'eau-
de-vie, mais sans l'affaiblir, et j'en mis plus
que de coutume. Les larves ayant été enlevées,
je n'en revis plus. On continua le pansement
tous les deux jours avec des plumasseaux imbibés d'eau-de-vie coupée avec de l'eau à
quantité égale, jusqu'au 15 septembre, époque où une substance cornée blanchâtre avait
recouvert les feuillets et la sole de chair.

Depuis ce moment jusqu'au 1.er octobre,
le nouvel ongle fut graissé tous les deux jours
avec de l'onguent de pied ; tous les huit jours

je parais un peu la sole et j'amincissais le bourlet, afin de ne pas y laisser d'inégalités.

Pendant le premier mois du traitement, on mit au pied un soulier fait exprès qui servait parfaitement pour contenir les plumasseaux, et pour procurer à l'animal un léger appui qui devenait plus marqué de jour en jour. Ce soulier était ouvert postérieurement, et avait trois courroies dont une répondait aux talons, et deux, aux pâturons : celle du milieu faisait une fois le tour du pied avant de joindre sa boucle : on le mettait et on le retirait très-aisément.

Au bout de six semaines, l'animal boîtant très-peu, et pouvant labourer, je lui fis faire un soulier plus petit, parce qu'il fallait alors moins de plumasseaux autour du pied : on fixa dessous un fer à planche (à éponges réunies), qui avait à sa circonférence un pinçon percé de trous, au moyen duquel ce fer était attaché au soulier avec du fil de laiton.

Le cheval travailla au labour avec ce soulier ferré pendant environ six semaines, c'est-à-dire jusqu'à l'instant où il fut possible de lui appliquer d'abord un fer étampé en pince et en éponges, la paroi étant beaucoup plus forte antérieurement et aux talons qu'ailleurs, et ensuite, à la seconde ferrure, un fer ordinaire l'ongle ayant par-tout la même force et la même consistance. Tout annonçait alors que

cet ongle ne serait point défectueux , et que
l'animal ne boîterait plus lorsque la véritable corne provenant du bourlet aurait atteint la partie inférieure du pied, ce qui n'eut
lieu qu'au septième mois (1). Mon espérance,
à cet égard fut déçue : lorsque l'ongle fut entièrement régénéré , de nouveaux cercles se
montrèrent, la couronne sembla s'enfoncer
encore davantage en arrière, la paroi prit
dans sa partie antérieure beaucoup d'épaisseur, la partie inférieure de la pince se releva et l'animal continua à boîter un peu ,
principalement sur le pavé. Cependant, il
continua à travailler, soit au labour, soit au
charrois, et le propriétaire en paraissait très-
content. On avait l'attention en le ferrant,
de mettre au pied neuf dont la sole était légèrement convexe, un fer un peu couvert
en pince , afin de la garantir.

L'animal ne maigrit point durant ce traitement; il resta seulement à l'écurie pendant

---

(1) Dans le bœuf, l'ongle reste, comme le dit M. *Chabert*
dans son traité de la fourbure (instructions et observations sur
les maladies des animaux domestiques, année 1791), moins de
tems à se régénérer, et il se régénère encore plus promptement
dans le mouton.

Cette renaissance plus prompte de la corne dans les didactyles, est due sans doute à la plus grande quantité de vaisseaux qui se portent à leurs pieds. Comparativement à ceux
qui se rendent aux pieds des animaux monodactyles, et à
l'épaisseur plus considérable des feuillets de l'os du pied et
de la sole de chair dans les premiers.

(314)

les quinze premiers jours qui suivirent l'opération : il fut mis ensuite deux fois par jour
dans un pré qui était à la proximité de l'écurie, où on le laissait pour y pâturer.

Environ seize mois après, un panari très-
grave se montra tout-au-tour de la couronne
de l'autre pied antérieur ; un peu de retard
apporté dans le traitement de ce panari causa
la perte de l'animal (1).

Le pied dont j'avais précédemment enlevé
toute la corne, me fut remis ; l'ongle était parfaitement régénéré, mais il avait à-peu-près la
même forme que celui que j'avais enlevé ; son
épaisseur en pince était de neuf centimètres
environ (3 pouces et demi) (2) : la sole était
au niveau de la paroi sur laquelle on remarquait plusieurs cercles ; les talons étaient
moins hauts qu'ils ne le sont ordinairement

____

(1) Toutes les fois que le tissu du bourlet est fortement enflammé et qu'il suppure, si l'on ne s'empresse pas d'enlever la partie
de la paroi qui y correspond, on a à redouter ou la carie de
l'attache des tendons des muscles extenseurs du pied, ou celle
des cartilages latéraux, et par conséquent un et même quelquefois deux javarts encornés.

(2) Cette forte épaisseur doit être attribuée sans doute à
une plus grande quantité de sang qui se porte au pied. Ceci
semble prouvé par l'augmentation bien sensible du calibre des
vaisseaux de cette partie. Les ouvertures qui, dans l'os du pied
étaient destinées à donner passage à plusieurs rameaux artériels,
étaient ici au moins une fois aussi grandes qu'elles le sont
dans l'état naturel.

dans le cas de fourbure , et toute la corne était fort bonne.

On ne sera point étonné de ce que ce nouvel ongle ait pris en croissant la même configuration qu'avait l'autre , si l'on fait attention que l'os du pied et celui de la couronne , qui en sont en quelque sorte les moules intérieurs, étant une fois dérangés de leur position naturelle , ils ne peuvent plus la recouvrer, quoique l'obstacle qui les avait ainsi dérangés soit enlevé entièrement.

II.e OBSERVATION. Le 12 juillet 1811 , on amena dans les infirmeries de notre école un cheval hongre , âgé d'environ douze ans , appartenant au 24.e régiment de chasseurs. Ce cheval avait au pied antérieur droit une fourmilière qui se prolongeait depuis la partie inférieure de la pince jusqu'à la couronne , et qui s'étendait vers les deux quartiers ; il avait en outre un croissant assez considérable et une petite plaie produite par la brûlure de la sole dans l'endroit où il existait. Ces trois maladies dont les deux premières étaient le produit d'une fourbure déjà ancienne , le faisaient boîter beaucoup. Il avait fait néanmoins dix-huit à vingt lieues dans cet état.

La sole de corne étant légèrement parée , et la plaie de la sole de chair , pansée avec des plumasseaux imbibés d'eau-de-vie affaiblie

et maintenus par un fer à pince couverte (1),
le pied fut enveloppé d'un cataplasme émollient, et on fit prendre deux bains de la
même nature à l'animal qui fut mis à la demi-
ration; on lui donna beaucoup d'eau blanchie
par le son, et quelques lavemens émolliens.

Le 13, le 14 et le 15, la claudication était
à-peu-près aussi forte, quoique la plaie de la
sole de chair allat un peu mieux : il ne fut
rien changé au traitement.

Le 16, voyant que la sole de corne était
en grande partie séparée de celle de chair,
et que les feuillets de la partie antérieure
de l'os du pied étaient toujours fortement
comprimés, j'emportai toute la portion de
l'ongle que l'on nomme la pince, ainsi
que les mamelles, et la sole de corne (2).
Le pansement fut fait avec des plumasseaux
imbibés d'eau saturée de sel commun (muriate de soude). On ajouta à la boisson
quatre à cinq litres de décoction de vipérine;
ce régime fut le même le 17, le 18 et le 19.
La fièvre qui survint ne fut pas très-forte.

Le 20, l'appareil fut levé; les plaies étaient

---

(1) On peut voir la description de ce fer et de beaucoup
d'autres dans mes tableaux synoptiques de ferrure ; 2.me édition.

(2) Quelques vétérinaires prétendent que l'on ne doit jamais
enlever la sole ; d'autres enlèvent cette partie pour guérir des
maladies très-légères de la face inférieure du pied ; ne sont-ils
pas les uns et les autres dans l'erreur ! Il ne faut rien exagérer.

belles ; le pansement fut fait avec de l'eau-de-vie coupée par une égale quantité d'eau.

Le 23, très-peu de suppuration ; même pansement ; cessation du traitement interne, et la ration ordinaire , rendue à l'animal.

Le 25, les deux quartiers ne tenant presque pas , je les emportai.

Le 27 et le 28, le pouls devint fort et dur, et la claudication , plus forte ; je fis une saignée ordinaire ; on recommença l'usage de la décoction de plantes tempérantes, et on supprima de nouveau une grande partie de la nourriture.

Le 3o, la partie postérieure du cartilage latéral interne parut à nu ; les jours suivans , la petite plaie de cet endroit , causée sans doute par une compression un peu forte de la bande , s'aggrandit et devint fistuleuse : légère cautérisation et pansement avec la teinture d'aloës.

Le 5 août, l'animal boîtant toujours considérablement, et la carie du cartilage faisant des progrès, ce corps fut enlevé, et la plaie, pansée, d'abord avec de l'eau salée, puis avec de l'eau-de-vie coupée avec moitié eau.

Le 16, il se montra une fistule à la partie antérieure de la plaie; et le 22, il en parut une autre à sa partie inférieure. Toutes deux répondaient à une petite carie de l'os du pied

qui en était le principe. Elles furent légèrement cautérisées et pansées avec la teinture
d'aloës ; les exfoliations se détachèrent complètement du 8 au 15 septembre ; la plaie
diminua ensuite sensiblement, et la corne
continua à pousser d'une manière assez régulière.

Le 20, le bourlet et la sole de corne qui
avaient déjà été amincis plusieurs fois avec
l'instrument tranchant, le furent de nouveau,
et on mit au pied un soulier ferré. On continua à panser la plaie avec des étoupes
sèches, et à faire tous les deux ou trois jours
sur la paroi des onctions d'onguent de pied
ou de graisse.

Le 12 octobre, la plaie résultant de l'amputation du cartilage, était entièrement cicatrisée, et la régénération de la corne venant
du bourlet, continuait à avoir lieu d'une manière assez régulière.

Le 21, l'animal ne boîtant plus du tout,
on appliqua au pied un fer étampé en pince
et en éponges ; peu de tems après, ce cheval
fut renvoyé au dépôt complètement guéri.
Le sabot redevint beaucoup plus beau que je
ne l'espérais.

Remarques.

Les deux opérations dont je viens de parler,
ont eu, comme on l'a vu, à-peu-près tout le

succès qu'on pouvait en attendre. Elles ne sont pas les seules, je présume, dans les annales de la chirurgie vétérinaire ; mais je n'en connais encore aucune qui leur ressemble, du moins dans le cas de fourbure chronique.

Je tiens d'un écuyer instruit, qu'un très-beau cheval d'officier, dans une course rapide, s'étant arraché complètement le sabot d'un pied de devant qu'il avait engagé dans un trou, on l'abandonna dans un pré sans lui faire aucun pansement, et qu'au bout de trois mois environ, l'ongle était presqu'entièrement régénéré et fort beau. Ce fait ne paraît pas invraisemblable ; et il n'y a nul doute que lorsqu'un pareil accident arrive, le sabot nouvellement poussé ne soit tout aussi beau que l'autre.

Bourgelat, dont les écrits sur la pathologie vétérinaire ne sont point assez connus, s'exprime ainsi dans l'encyclopédie, en parlant de la cure de l'étonnement du sabot : « Il est des cas où les progrès du mal sont tels que la chûte de l'ongle est inévitable ; je ne dirai point avec M. *De Solleysel*, qu'alors le cheval est totalement perdu : mais je laisserai agir la nature, sur laquelle je me reposerai des soins de cette chûte (1), et de la régénération du nouveau pied ; deux ex-

____

(1) Malgré tout le respect que j'ai pour les ouvrages du fondateur de nos écoles, j'oserais émettre ici une opinion contraire

périences m'ont appris qu'elle ne demande qu'à être aidée dans cette opération ; ainsi, j'userai de médicamens doux , je tempérerai la térébenthine dont je garnirai le pied , en y ajoutant des jaunes d'œufs et de l'huile rozat. Mes pansemens, en un mot, seront tels que les chairs qui seront à découvert , qui sont d'abord très-vives , n'en seront point offensées ; et après la guérison , on distinguera avec peine le pied neuf de celui qui aura été à l'abri de tout accident. Il serait assez difficile au surplus , ajoute *Bourgelat* , de prescrire ici à cet égard une méthode constante. Je ne puis entrer que dans le détail des règles générales qui sont sujettes , selon les circonstances , à une infinité d'exceptions : quand on connaît le nombre si considérable des difficultés de l'art, on avoue franchement qu'on ne peut rien , on cesse de se complaire dans de vaines idées que nous suggère un amour-propre mal entendu , pour s'en rapporter à des praticiens habiles que le savoir et l'expérience placent toujours en quelque

à la sienne : dès que la chûte de l'ongle est inévitable , il me semble qu'on doit l'accélérer avec l'instrument tranchant , afin d'empêcher que le pus ne détériore le bourlet , les feuillets de l'os du pied , la sole charnue , et même l'os lui-même , ou qu'il attaque les cartilages latéraux et les carie ; la régénération de l'ongle est d'ailleurs bien plus prompte quand ces parties n'ont pas été désorganisées, et elle est toujours plus uniforme.

(321)

façon au-dessus de tous les événemens nouveaux et inattendus qui surviennent. »

L'amputation de la partie antérieure de
l'ongle seulement, dans le cas de fourbure
grave, réussit quelquefois pour faire disparaître, au moins en partie, la douleur et
la claudication qui l'accompagnent toujours ;
mais elle n'est pas constamment suivie de
succès. Lorsque la portion de la sole de corne
qui recouvre la partie inférieure et antérieure
de l'os du pied, est détruite ; que la sole charnue dans cet endroit est à découvert, la claudication très-grande, et que l'animal fait son appui uniquement sur les talons, elle ne produit
le plus souvent qu'un mieux momentané.
D'ailleurs en pareil cas, le bord inférieur
de l'os du pied vers la pince se carie presque
toujours, et les progrès de cette espèce de
nécrose sont difficiles à arrêter. Aussi n'est-
il pas rare dans cette circonstance, après
plusieurs mois d'un traitement infructueux,
pendant lequel l'animal reste presque constamment couché et maigrit plus ou moins, d'être
obligé de l'abandonner à l'écarisseur. Quand
cette dangereuse complication n'a pas lieu,
trois ou quatre couronnes de trépan en pince,
m'ont paru produire autant de soulagement
que l'enlèvement de cette portion de l'ongle,
et l'animal est bien plutôt guéri.

Si les deux faits rapportés ci-dessus, permettent d'asseoir un jugement duquel on puisse tirer quelque conséquence , il en faut conclure que si la fourbure a affecté grièvement un seul pied et que la paroi ait acquis une telle épaisseur qu'elle fasse souffrir considérablement l'animal , ou qu'il s'établisse entre elle et le bourlet ou les feuillets , des foyers de suppuration , etc. , on peut et on doit pour arriver à la guérison , enlever tout le sabot. Cette operation, très-grave en apparence, n'est suivie d'aucun danger , lorsqu'elle est bien faite , et la cure ne demande pas un tems aussi long qu'on pourrait se l'imaginer ; au moins peut-on employer l'animal au labour , et le ferrer convenablement.

Mais on serait dans l'erreur, si l'on croyait que l'ongle nouvellement régénéré dût toujours être aussi beau que si l'os du pied n'avait éprouvé aucune déviation.

Si deux sabots étaient en même tems dans le cas d'être extirpés, le succès de l'opération serait plus incertain , sur-tout si c'étaient les sabots des deux pieds antérieurs ou postérieurs, l'animal ne pouvant prendre alors aucun point d'appui, ni sur l'un, ni sur l'autre de ces deux pieds. Il en serait infailliblement de même quand on n'en enleverait qu'un seul , si les humeurs du sujet étaient viciées, s'il y avait des caries considérables à l'os du pied , etc.

On objectera peut-être , que puisque le cheval qui fait le sujet de la première observation , a continué de boîter un peu (1) , et que la paroi du pied régénéré a acquis en pince plus d'épaisseur qu'elle n'en avait primitivement, on ne peut pas considérer l'extirpation complète de l'ongle comme une opération qui puisse apporter une bien grande amélioration dans le pied. Je conviens qu'on ne saurait la regarder toujours comme absolument curative , et qu'on aurait tort par conséquent de la tenter sur un animal de peu de valeur.

Mais quand le sujet est de prix (2) , et qu'on a lieu d'espérer qu'on peut, sans beaucoup de frais , parvenir à le mettre dans le cas de travailler , ou d'être employé pour la reproduction de l'espèce , il semble qu'on ne doit pas négliger de faire cette opération : on rend alors service à celui qui en est le propriétaire, et on étend par-là les avantages que procure l'*art vétérinaire.*

---

(1) Parmi les chevaux de roulage , il y en a plusieurs qui boîtent plus ou moins , et qui n'en sont pas moins d'un excellent service.

(2) Comme l'ont fait observer MM. *Hazard et Desplat* (instruction sur les maladies inflammatoires épizootiques , page 23), toutes les fois que les frais du traitement d'un animal excéderont sa valeur , ou en offriront seulement l'équivalent , le propriétaire courra une chance plus avantageuse en l'abandonnant à la nature.

VIII.

PATHOLOGIE EXTERNE.

nnnnnnnnnnn

MÉMOIRE sur des espèces de verrues, ou de tumeurs noires, particulières aux chevaux gris et blancs.

Précis historique.

PLUSIEURS personnes pensent que la couleur des poils n'influe d'aucune manière sur la force, la vigueur et le tempérament des animaux, ni sur la production de leurs maladies. Cependant, l'expérience démontre que l'affection singulière dont il s'agit ici, ne se voit ordinairement que sur des chevaux ou des jumens dont le poil est gris ou blanc.

M. *Henon* m'a dit l'avoir remarquée pourtant sur quelques chevaux rouans, soupe de lait, et sur d'autres qui avaient du ladre.

M. *Flandrin* en a observé de très-légères traces sur un cheval bai, affecté d'un sarcocèle monstrueux dont il est parlé dans le tome IV des *instructions et observations sur les maladies des animaux domestiques* (1) ; mais ces exemples sont fort rares.

J'ai vu cette maladie sur un grand nombre de chevaux et de jumens dont la robe était grise ou blanche, mais jamais sur ceux d'un autre poil. Il ne paraît pas qu'on l'ait encore aperçue sur d'autres animaux que sur le cheval, et on n'en voit aucune dans la médecine humaine qui puisse lui être comparée, à moins qu'on ne regarde, comme y ayant quelque rapport, une partie de ce que M. le docteur *Laennec* a dit sous le nom de *mélanoses*, en traitant de l'anatomie pathologique dans le *dictionnaire des sciences médicales* (2).

Elle n'est sans doute ni très-nouvelle, ni particulière à certains pays, puisqu'elle a été remarquée dans plusieurs contrées en France, à Turin et, à ce que l'on assure, en Hollande et en Danemarck (3). Néanmoins

---

(1) Page 299, deuxième édition.

(2) « *Mélanoses.* -- *État de crudité.* Matière noire, opaque, homogène, un peu humide, de consistance analogue à celle des glandes lymphatiques.

« *État de ramollissement.* Lorsque ce tissu accidentel commence à tendre au ramollissement, il laisse suinter par la pression un liquide roussâtre tenu, mêlé de petits grumeaux noirâtres qui présente quelque chose de flasque au toucher. Lorsque le ramollissement est complet, la matière morbifique se convertit en une sorte de bouillie noire et assez épaisse. »

(3) Compte rendu des travaux de l'école impériale vétérinaire de Lyon, en 1809, par M. *Bredin* fils, page 26.

il n'en est presque pas fait mention dans les ouvrages des hippiatres et des vétérinaires, soit anciens , soit modernes. Je ne connais que M. *Brugnone* qui en ait parlé , encore très-brièvement , dans son traité de haras, sous la dénomination d'*hémorroïdes.*

« Un étalon de carrosse sous poil blanc ,
» attaqué , dit cet habile vétérinaire , d'hé-
» morroïdes à l'anus, donna un certain nom-
» bre de productions tant mâles que femelles ,
» lesquelles, quelques années après leur nais-
» sance , eurent cette dégoûtante maladie.
» Elle parvint à un si haut degré que leur
» queue fut entièrement détruite , et dans
» l'action de fienter, elles éprouvaient des
» coliques atroces. »

Mais il y a , ce me semble , trop de diffé-rence entre cette affection et les hémorroïdes pour les confondre. Les hémorroïdes se mon-trent , quoique bien rarement , sur des che-vaux de toutes robes : leur siége est toujours à l'anus , tandis que les tumeurs noires dont il est question , se développent dans beaucoup d'autres endroits du corps.

La maladie qu'elles constituent , très-re-marquable par son caractère et par les sui-tes fâcheuses qu'elle a fort souvent , paraît, en France , bien plus commune dans les dé-partemens de l'Ain , de l'Isère et du Rhône ,

(327)

que par-tout ailleurs , puisque le quart environ , et peut-être le tiers des chevaux gris et blancs qu'on y voit, en offrent des exemples ; mais ils n'en sont pas tous attaqués au même degré.

On la croit très-peu ancienne dans la ci-devant province de Bresse. Voici comme son origine, d'après une lettre qu'un homme instruit, M. *Gollety-Latournelle*, adressa à notre école en 1809 , est présumée avoir eu lieu dans cette partie du département de l'Ain.

En 1784, un étalon de la province mourut au moment de la monte , chez un particulier qui avait un très-beau poulin de robe blanche , âgé de deux ans.

L'inspecteur des haras , pour ne point arrêter la monte, permit qu'on employât provisoirement ce poulin à la réproduction de l'espèce. Il couvrit , cette année et l'année suivante , un très-grand nombre de jumens , et donna de belles productions qui toutes tenaient de lui par les formes , mais sur-tout par la robe.

Pendant la monte de la seconde année, il survint à cet étalon des boutons noirs autour de l'anus. Ils s'étendirent bientôt jusqu'aux testicules et au fourreau. Ces boutons placés entre la peau et les muscles , par conséquent dans le tissu cellulaire sous-cutané, furent d'abord gros comme des noisettes, puis comme des noix, et la plupart parvinrent en très-peu de tems à la grosseur d'un œuf de poule. Ils prirent, en grossissant, des formes irrégulières, et finirent par se toucher tous, et ne former qu'un amas considérable de boutons semblables à des glandes adhérentes, sans suppuration, et insensibles au toucher. Le propriétaire, effrayé des progrès rapides que faisait cette maladie, mena son cheval à Bourg, chez M. *Matheron*, artiste vétérinaire qui lui administra tous les remèdes qu'il crut convenables ; mais le mal, au lieu de diminuer, ne fit qu'augmenter, et, en très-peu de tems, presque tout le système cellulaire se trouva infecté, et l'animal mourut.

M. *Matheron* s'empressa d'ouvrir les tumeurs nombreuses qu'il avait remarquées. Il en découla une matière noire, semblable à du cambouis. Cette matière desséchée devint friable, et se réduisit en poussière.

Tous les poulins, mâles et femelles, issus de cet étalon, et qui héritèrent de sa robe, furent, sans exception, plus ou moins atteints de la maladie du père, tandis que ceux qui étaient noirs ou bais, même gris rouan, ou gris de fer, ne le furent pas, ni aucune de leurs productions.

Il est à remarquer, dit M. *Gollety-Latournelle*, que les jumens attaquées de ce vice héréditaire, sont très-fécondes ; elles sont aussi en général très-bonnes pour le travail, ce qui est cause que beaucoup de particuliers, n'ayant égard qu'aux bonnes qualités des animaux de cette robe , se sont empressés de les propager à un tel point , que pendant quelques années , ce fut le poil à la mode dans la Bresse.

Lorsqu'il fut permis à tout le monde de tenir des étalons , beaucoup de garde-étalons donnèrent la préférence à ces animaux blancs , à cause de leur grande beauté , et sur-tout de leur vertu prolifique.

Telle est en abrégé l'histoire de l'origine de cette dangereuse maladie dans la ci-devant province de Bresse , où elle est aujourd'hui ainsi que dans tous les départemens voisins , assez commune. On voit pourquoi et comment elle s'y est propagée si promptement.

On pourrait demander si le père ou la mère du jeune étalon dont il a été question , avait la même robe que celui-ci , et s'il était affecté de la même maladie dont il mourut , ou si l'origine de ce mal ne devrait pas être rapportée à cet étalon lui-même. Je n'ai eu à cet égard aucun renseignement. D'ailleurs , quand on veut remonter à l'origine des affections héréditaires ou contagieuses, ou se perd aisément dans ses calculs, et, au lieu de trouver des faits certains , on est souvent réduit à former de simples conjectures.

Symptômes de cette maladie.

Elle s'annonce toujours à-peu-près de la même manière que sur le jeune étalon dont il a été parlé, c'est-à-dire par des boutons ou espèces de verrues noirâtres ou complètement noires, du volume d'abord d'une noisette, qui se montre dans le corps de la peau, ou dans le tissu cellulaire sous-cutané autour de l'anus, sous la queue, au fourreau, aux environs de la vulve, aux mamelles et même à l'angle interne des yeux. La caroncule lacrymale prend, dans ce dernier cas, une couleur noire, et acquiert quelquefois le volume d'une noix de moyenne grosseur, ce qui simule assez bien la maladie connue dans l'homme sous le nom d'encanthis, affection extrêmement rare parmi les animaux.

C'est généralement à l'âge de deux ou trois ans que ces boutons commencent à paraître : ils vont toujours en grossissant, ils s'abcèdent et rendent un pus assez épais et noir comme du cambouis. Quelquefois plusieurs de ces tumeurs se trouvent placées sous la peau dans les endroits où elle est recouverte de beaucoup de poils, comme à la base des oreilles, aux ars, aux aînes, et elles ne s'aperçoivent alors que par les bosses ou saillies qu'elles forment, sans qu'on puisse distinguer aisément leur couleur. Aux aînes, elles acquièrent assez souvent le volume d'un œuf de dinde. Il s'en développe de bien plus volumineuses encore à l'intérieur du corps, tant autour que dans la substance même des viscères, des muscles et des glandes, et sur-tout dans la cavité pelvienne.

Nous avons vu un cheval gris qui avait, sous chaque épaule, différentes tumeurs de ce genre, dont les unes un peu applaties, étaient presque aussi grosses que ses reins : le mouvement des membres thorachiques était très-gêné depuis long-tems, sans que l'on put reconnaître, avant la mort, la cause de cette gêne.

On amena aussi, en 1812, dans les infirmeries de notre école, une superbe jument d'un gris argenté qui avait plusieurs de ces tumeurs à la partie postérieure des bras et des coudes : ses épaules étaient comme chevillées, et elle boîtait sensiblement sans que l'on observa aux membres aucune maladie, ni aucune marque d'usure. Je crus pouvoir avancer, d'après le fait qui vient d'être rapporté, que sa claudication était occasionnée par de pareilles tumeurs, mais peut-être encore plus grosses, développées entre les épaules et le thorax, et que cette claudication qui se montra d'une manière insensible , était incurable. On la fit couvrir par un des étalons du haras de l'école ; je ne l'ai pas revue ensuite.

Causes présumées.

Peut-être les causes de cette maladie résident-elles dans l'augmentation ou la diminution de quelques-uns des élémens qui entrent dans la composition du corps des chevaux dont le poil est gris ou blanc, ou dans quelques changemens notables dans la nature des humeurs excrétées.

Il est possible aussi qu'il y ait dans les humeurs de ces animaux, certains élémens qui occasionnent , lorsqu'ils sont à-peu-près développés, l'affection dont j'entreprends de donner ici un faible aperçu. Mais en convenant de cela , quoiqu'il soit permis d'en douter, puisque tous ceux qui ont le poil de cette couleur ne sont point affectés de ce mal, on peut dire aussi qu'il n'est peut-être pas facile de démontrer quels sont ces élémens ; par conséquent, les véritables causes de cette maladie sont, comme celles de beaucoup d'autres affections, encore absolument inconnues.

On sait que tous les ongles ou sabots dont la couleur est grise ou blanche , sont bien plus fragiles , plus cassans et plus écailleux que ceux qui sont noirs ou jaunâtres, et que les fers ne peuvent jamais y être attachés aussi solidement qu'à ces derniers. On a dit que cette différence tient à ce que les premiers renferment beaucoup moins de gélatine que ceux-ci. Peut-être y a-t-il entre cette maladie des pieds, et celle dont il s'agit, quelqu'analogie que la chimie animale pourra un jour faire connaître.

M. le docteur *Socquet*, habile professeur de chimie à l'académie de Lyon, à qui je parlais un jour de l'analogie que je soupçonnais exister entre les tumeurs noires dont il est ici question, et la corne blanche, eut la complaisance de faire sur ces matières différentes expériences. Voici le résumé de celles qui ont rapport aux tumeurs noires des chevaux gris.

Les cendres de ces tumeurs sont chargées d'une quantité plus que triple de phosphate calcaire et d'un peu de fer. Leur charbon est d'une incinération assez facile et donne beaucoup d'eau à la distillation. La matière colorante qui les teint en noir foncé, et qui ressemble beaucoup à de l'encre, est principalement composée d'une dissolution particulière de carbone dans une liqueur animale de laquelle on ne peut l'isoler par aucun moyen chimique connu. Elle n'est point dissoluble dans les alkools; le fer y existe en trop petite quantité pour qu'on puisse lui attribuer exclusivement la propriété colorante , et le carbone y est mis à nu trop facilement par la calcination, pour qu'il soit permis d'attribuer à une autre substance qu'à lui-même l'aspect noir de ces aglomérations en quelque sorte glanduleuses (1).

Autopsie cadavérique.

Les tumeurs qui constituent la maladie grave qui fait l'objet de ce mémoire , sont répandues dans toutes les parties du corps. Il paraît qu'aucune n'en est exempte, puisqu'on en rencontre dans le centre de plusieurs muscles , dans le crâne et dans le canal rachidien , dans les parois des ventricules du cœur , dans le poumon et dans l'épaisseur de la plèvre, à la face interne des intestins , dans la substance de la rate, du pancréas, etc. Lorsqu'elles sont apposées sur les os, elles noircissent beaucoup le périoste , et même la substance osseuse , à la profondeur de plusieurs lignes.

---

(1) Je ferai connaître ailleurs les expériences que M. le docteur *Socquet* a bien voulu faire à ma sollicitation, à l'égard de la corne noire et de la corne blanche. Je rapporterai auss diverses autres expériences dont il a également eu la bonté de s'occuper relativement à la matière que l'on trouve dans le fond de l'œil des animaux affectés de fluxion périodique, et relativement à un calcul du poids de quatre kilogrammes (8 livres) trouvé dans l'estomac d'un cheval.

Le diamètre des unes n'est que de vingt à trente millimètres (d'une ligne à une ligne et demie) ; celui de quelques autres est de plus d'un décimètre (3 pouces 8 lignes) ; il y en a dont la longueur va jusqu'à trois décimètres (11 pouces).

Les unes sont molles et flexibles, d'autres ont la consistance des cartilages : elles affectent toute sorte de formes : on en voit de globuleuses, d'ovoïdes, de réniformes, de pyramidales : quelques-unes sont lisses, d'autres sont rugueuses et tuberculeuses, d'autres branchues et ramifiées ; d'autres enfin sont des masses de petites tumeurs agglomérées.

Celles qui occupent le centre des muscles, s'y sont creusées des cavités : quelquefois des faisceaux de fibres musculaires ou tendineuses les pénètrent à la profondeur de quelques millimètres (plusieurs lignes) ; d'autres fois ces faisceaux sont coupés contre la tumeur. Dans un cheval hongre, gris moucheté, âgé de quatorze à quinze ans, le même qui avait de si grosses tumeurs sous les épaules, et dont il a été parlé à l'article des symptômes, on en trouva dix-huit kilogrammes (environ 36 livres), abstraction faite d'une grande quantité de petites qui étaient éparses dans tous les organes. On voit presque toujours ces tumeurs plus nombreuses et plus grosses aux environs de l'anus et des parties de la généation, que par-tout ailleurs.

Les glandes lymphatiques sont ordinaire-ment tuméfiées, et plusieurs, noirâtres. Les glandes salivaires et sur-tout les parotides, le sont aussi quelquefois, ou présentent dans leur milieu diverses petites tumeurs noires dont la forme varie à l'infini. Voilà sans doute ce qui a d'abord porté quelques personnes à croire que cette maladie tenait essentiellement au système lymphatique; mais elle semble appartenir davantage au système cellulaire. C'est en effet ce système qui paraît en être spécialement le siége.

L'intérieur des tumeurs dont il a été parlé, offre une grande quantité de lames, de brides et de filamens qui contiennent, dans des espèces de cellules, un suc noir, épais, luisant, avec lequel on écrit aussi bien qu'avec de l'encre ordinaire.

Ce suc à une odeur nauséabonde, il se dessèche promptement, se transforme en petits grains et s'écaille; il s'étend avec une étonnante facilité dans l'eau, mais il ne s'y dissout que très-imparfaitement; exposé à l'action du feu, il se boursouffle, fournit une grande quantité de fumée, laisse exhaler une odeur empireumatique et se charbonne.

Pronostic.

Quoique cette affection ne tue pas les animaux très-promptement, elle est néanmoins presque toujours fort dangereuse. Ceux qui en sont affectés, même à un faible degré, perdent infiniment de leur valeur ; car il y en a peu qui parviennent à un âge avancé.

Ils en périssent ordinairement, d'après les remarques même de M. *Gollety-Latournelle*, avant leur quinzième année, et beaucoup n'arrivent point à ce terme. Lorsqu'ils ont atteint l'âge de huit à dix ans, la plupart des tumeurs deviennent si grosses, que celles qui sont sous la queue la tiennent soulevée, et forment là un bourlet considérable qui s'oppose à la sortie des excrémens. L'été, le frottement de la queue pour chasser les mouches, y occasionne un déchirement : des ulcères s'y forment, et les larves de différentes mouches, sur-tout celles de l'azile ou conops, etc. s'y développent en grand nombre. Quelquefois la gangrène survient et l'animal périt, ou bien l'on est obligé de le sacrifier à cause de l'odeur insupportable qu'il répand, et du marasme dans lequel il tombe insensiblement.

Nous avons cependant vu quelques chevaux et des jumens affectés de ce mal, qui avaient plus de quinze et même de dix-huit ans ; mais chez eux les tumeurs étaient petites, presque toutes situées le long de la face inférieure de la queue. Nous n'avons pu nous assurer s'il y en avait beaucoup à l'intérieur.

Cette maladie, lors même qu'elle est arrivée

à l'état de suppuration , ne paraît pas se communiquer par contact immédiat. M. *Gollety-Latournelle* a fait saillir des jumens qui avaient autour de la vulve beaucoup de petites tumeurs ulcérées , et dont la matière pouvait être par conséquent très-facilement inoculée à l'étalon : il ne s'est jamais aperçu que celui-ci eut contracté le moindre mal.

Nous avons inoculé cette affection à quelques chevaux bais ou alezans , à des ânes , à des chiens , et toujours sans succès. Elle n'est donc point contagieuse , ou ne l'est que très-peu (1) ; mais , comme on en a vu la preuve plus haut , elle est héréditaire quand les productions ont le même poil que leur père ou leur mère. Ce motif devrait sans doute faire rejeter de tous les haras et dépôts d'étalons , les animaux gris ou blancs en qui on en reconnaîtrait la moindre trace , et refuser les jumens qui seraient dans ce cas. Peut-être même conviendrait-il de faire couper tous les poulins et boucler toutes les jumens qui en offriraient des symptômes, d'autant plus que parmi celles-ci, il s'en trouve dont les mamelles sont si couvertes de tumeurs , qu'il est difficile qu'elles puissent allaiter leurs petits. On ne saurait prendre trop de précautions pour éviter ou rendre moins commune

---

(1) Peut-être le serait-elle à l'égard des chevaux dont la robe est grise ou blanche. Je n'ai point encore eu occasion de faire cette expérience.

une affection semblable, contre laquelle les secours de l'art sont fréquemment impuissans.

Traitement.

On conçoit facilement, d'après ce qui a été dit en parlant de l'ouverture, que cette maladie est incurable. On ne peut que la pallier en enlevant les tumeurs les plus grosses qui gênent quelques fonctions, comme par exemple la sortie des excrémens et de l'urine, ou qui s'opposent à l'allaitement.

C'est ainsi, que sur un fort cheval de trait, gris argenté, âgé de six ans, qui ne pouvait plus rendre ses excrémens sans qu'on le fouillât, attendu le grand nombre de tumeurs noires qui entouraient l'anus et qui formaient au dehors une masse raboteuse, presqu'aussi grosse que la forme d'un chapeau. J'emportai avec succès les plus volumineuses, et je cautérisai celles qui étaient abcédées. On fit les pansemens pendant quelque tems avec le digestif animé ; on appliqua sur l'anus des cataplasmes de feuilles de grande ciguë (*conium maculatum*) souvent humectés avec la décoction de cette plante ; on fit prendre chaque jour trois bouteilles de cette décoction (1) , et on en donna deux lavemens. Après cinq ou six jours

---

(1) La grande ciguë peut se donner aux chevaux de taille moyenne, à la dose d'environ un hectogramme (3 onces) , si elle est sèche, et à une dose double , si elle est verte.

de ce traitement , l'animal put rendre aisément ses matières fécales.

La plupart des tumeurs qui environnaient
l'anus , s'affaissèrent successivement ; mais
celles qui étaient au fourreau ne diminuèrent
pas : vingt jours après , l'animal sortit des
infirmeries , presque guéri en apparence. Je
ne l'ai pas revu depuis.

Malgré le changement avantageux remarqué dans un court espace de tems sur ce cheval , je n'ose assurer que les tumeurs qui restaient aient continué de diminuer. Il est
même probable , comme le traitement cessa
aussitôt après la sortie de ce cheval de nos
infirmeries , que la maladie est restée dans le
même état ; peut-être même a-t-elle fait de
nouveaux progrès.

D'ailleurs il paraît à-peu-près certain , et
cette opinion est fondée sur ce qu'offre généralement l'autopsie cadavérique en pareil cas ,
qu'il y avait dans la cavité pelvienne de ce cheval , et dans d'autres endroits , des tumeurs
non moins grosses que celles qui furent enlevées , et sur lesquelles les médicamens fondans
n'ont sans doute produit que très-peu d'effet.

Dans le cas où l'écoulement des urines , ou
bien l'allaitement, serait gêné par la présence
des tumeurs dont il est question , le traitement devrait être à-peu-près le même que
celui mis en usage sur le cheval qui fait

l'objet de l'observation précédente. Je n'en connais aucun autre qui puisse être suivi d'un succès plus complet. On compterait vainement sans doute sur les fondans seuls, même les plus énergiques.

Mais si la chimie peut nous faire mieux connaître les principes constituans de ces tumeurs, peut-être pourra-t-on arrêter les progrès de leur développement, sur-tout quand on y remédiera dès le commencement de leur formation. Ce sera un service de plus que cette science importante aura rendu à la médecine des animaux.

Observations sur une maladie nommée par quelques auteurs mal de tête de contagion.

Les maladies auxquelles sont sujets les animaux domestiques, sont en si grand nombre, et plusieurs s'offrent si rarement aux praticiens observateurs, qu'il n'est pas étonnant que nous n'ayons pas encore une description exacte de toutes. Celle, par exemple, dont il s'agit ici, n'a été jusqu'à ce jour que très-imparfaitement décrite ; et on ne voit même pas que les auteurs modernes qui ont écrit sur la médecine vétérinaire, en aient parlé, à l'exception de *Vitet*, de *Dutz* et de *Paulet* ; mais ce que ces médecins en ont dit laisse encore beaucoup à désirer : peut-être ne l'avaient-ils vue ni les uns ni les autres.

Cette maladie paraît être un phlegmon gangreneux qui occupe toute la partie inférieure de la tête depuis le dessous des yeux, et qui est bientôt accompagné d'inflammation et de gangrène de la membrane muqueuse du nez.

Je désirerais faire connaître ici d'une manière satisfaisante cette dangereuse affection qui semble particulière aux animaux solipèdes, et indiquer en même tems le traitement qui convient le mieux pour en triompher ; mais il faudrait pour cela avoir eu occasion de l'observer sur une plus grande quantité de chevaux, l'avoir plus exactement suivie dans toutes ses périodes, et avoir toujours pu examiner à l'ouverture du cadavre les différentes lésions qui en étaient le produit.

Tous ces moyens indispensables pour en donner un exposé exact et fidèle, m'ayant jusqu'à présent en partie manqué, je dois me borner à consigner ici ce que j'ai vu, et laisser à d'autres le soin d'en donner une description détaillée.

Il paraît qu'il y a peu de maladies qui résistent plus souvent aux secours de l'art que celle-ci, sur-tout lorsqu'elle a fait des progrès.

La tuméfaction énorme de toute la partie inférieure de la tête, à commencer au-dessous des yeux, interdit souvent presque toute administration de médicamens. D'ailleurs, une sorte de décomposition de la membrane muqueuse du nez, qui a presque toujours lieu dans ce cas, ainsi que l'humeur sanguinolente et infecte qu'elle laisse échapper en très-grande quantité par suite de son état gangreneux, sont ordinairement les symptômes avant-coureurs d'une mort inévitable et prochaine.

Ire OBSERVATION. Dans le courant de mars 1800, un officier passa à Metz avec 5o chevaux de remonte qu'il conduisait de Liège à Lunéville. Parmi ces chevaux qui logèrent dans les écuries du quartier dit *Du Fort*, où étaient ceux du 20.e régiment de chasseurs, dont j'étais alors vétérinaire, il s'en trouvait un sous poil bai brun, âgé de sept ans, lequel, au rapport du chasseur chargé de le conduire, avait depuis environ quinze ou seize heures, un engorgement inflammatoire très-considérable qui s'étendait depuis les larmiers jusqu'au bout du nez. Ses yeux étaient enflammés et larmoyans, et il découlait abondamment de ses naseaux une matière jaune, purulente, qui répandait une odeur infecte : la membrane muqueuse du nez était noirâtre, et déjà en partie décom-

posée ; l'animal avait une très-grande difficulté de respirer , et la déglutition des alimens,
soit solides, soit liquides, ne pouvait plus
avoir lieu. Le pouls, touché à l'artère tem-
porale , était petit et accéléré. (On ne le
sentait nullement à l'artère glosso-faciale, vu
la tuméfaction qui s'était propagée jusqu'à
l'endroit où elle passe sur le contour de la
mâchoire postérieure.) Enfin, presque toutes
les fonctions paraissaient suspendues.

Traitement. Dans cet état désespéré, l'a-
nimal fut mis avec trois chevaux morveux ;
je lui fis l'opération de la trachéotomie, et
des scarifications autour des naseaux et des
lèvres : ces scarifications dont l'intérieur
était d'un jaune noirâtre, furent cautérisées
et pansées avec des étoupes imbibées d'es-
sence de térébenthine. Je tâchai de lui faire
prendre une forte décoction de quinquina et de
gentiane , mais ce fut inutilement, l'animal
ne pouvant , ni lever la tête , ni avaler.
Il en fut de même des opiats dans lesquels
entraient ces deux substances. On lui donna
de l'eau blanche fortement acidulée dont il
ne put boire que très-peu , et quelques lavemens laxatifs : je ne doutai pas que sa mort
ne fût prochaine ; cependant il vécut encore
deux jours sans avoir pu prendre, ni médicamens, ni alimens. La respiration , à la vérité , était devenue plus libre depuis que

l'opération de la trachéotomie était faite ; sans cela il eut été infailliblement bientôt suffoqué.

Le lendemain , il ne parut rien de remarquable dans son état ; tantôt il se tenait debout, tantôt il était couché ; le pouls changea peu ; la matière purulente qui sortait des naseaux était seulement plus fétide , parce que la membrane interne de ces cavités et les cornets du nez étaient encore plus désorganisés que la veille.

Le troisième jour, au matin , il lui survint au poitrail une tumeur très-grosse , mais peu douloureuse : je la scarifiai et la cautérisai. Quelques heures après l'opération, elle se propagea le long de la trachée-artère : le cheval mourut le soir du même jour.

N'ayant pu le faire enlever que le lendemain matin , il me fut impossible de l'ouvrir à cause de l'odeur infecte qu'il exhalait (1). Il est à présumer d'ailleurs que cette ouverture , faite treize ou quatorze heures après la mort, n'eût offert que de faibles indices des lésions produites par la maladie.

____

(1) C'est un des caractères de toutes les maladies putrides ou adynamiques , d'occasionner un grand dégagement de gaz , et de produire une prompte décomposition de tous les cadavres peu d'heures après la mort. On doit par conséquent en faire toujours l'ouverture le plutôt qu'il est possible. D'ailleurs , si on a le malheur de se blesser en les ouvrant , le danger que l'on court est d'autant plus grand que la putréfaction est plus avancée.

Des trois chevaux morveux avec lesquels il resta deux jours et demi , aucun ne fut atteint de la contagion , quoique l'un d'eux se trouva placé très-peu de lui à cause du peu d'emplacement, l'écurie ne pouvant contenir que quatre chevaux.

IIe OBSERVATION. Environ un mois après , dans le moment où il régnait sur les chevaux du 20.e régiment de chasseurs une fièvre adynamique qui fit en peu de tems beaucoup de progrès (1) , une jument limousine alezan doré, âgée de sept ans, d'un tempérament sanguin , fut tout-à-coup affectée de la même maladie que le cheval dont il vient d'être parlé ; elle s'annonça à-peu-près par les mêmes symptômes; le pouls seulement était un peu plus fort et plus accéléré.

Traitement. Le premier jour, je pratiquai une moyenne saignée : on administra, en plusieurs breuvages , une décoction de six décagrammes (2 onces) de quinquina, et de deux hectogrammes (6 onces) de racines de gentiane : on donna quelques lavemens laxatifs , et on fit deux fumigations aromatiques dans

______

(1) J'ai décrit cette fièvre dans une brochure qui a pour titre : *Mémoire sur une épizootie qui se manifesta dans le mois de germinal an 8 , sur les chevaux du dépôt du 20.e régiment de chasseurs , en garnison à Metz ,* suivi d'un aperçu de celle qui a régné en thermidor an 11 , sur les bêtes à corne de la commune de Tramois, département de l'Ain , 1804.

les naseaux : la diète la plus sévère fut observée, et la promenade et le bouchonnement,
fréquemment répétés.

Le lendemain, tous les symptômes s'aggra-
vèrent ; le même traitement fut continué, à
l'exception de la saignée ; mais cette jument
périt le troisième jour, ayant la tête dans le
même état que l'avait le cheval qui fait le
sujet de l'observation précédente.

Il ne se manifesta aucune tumeur, ni au
poitrail, ni à l'encolure. Trois chevaux farcineux qui se trouvaient dans l'écurie où elle
était, n'éprouvèrent aucun effet de cette dangereuse affection.

III. OBSERVATION. A-peu-près dans le
même tems , un cheval de troupe, noir jayet,
âgé d'environ quinze ans , fut atteint du
même mal. Comme ce cheval était par sa
stature de peu de valeur, et d'ailleurs fort
méchant , je ne lui donnai aucun soin : il
fut abandonné à la nature. La maladie par-
courut ses périodes avec une telle rapidité
qu'au bout de trente-six heures il mourut ,
ayant la partie inférieure de la tête aussi volumineuse que celle des deux autres sujets
dont je viens de parler , et la membrane pituitaire , dans le même état. Quatre chevaux
de réforme, avec lesquels il avait été placé ,
ne se ressentirent point de sa maladie.

Le grand nombre d'animaux malades dont

j'étais alors chargé , et la distance considérable qu'il y avait du quartier où j'étais à l'endroit où on conduisait ceux qui étaient morts , m'empêchèrent de faire l'ouverture de ces deux derniers, ouverture qui peut-être eût offert quelque chose de remarquable.

IVe OBSERVATION. Dans le mois de mai 1806, on amena dans les infirmeries de notre école un cheval bai marron , âgé de six ans , d'un tempérament sanguin , attaqué depuis quelque tems de farcin : ce cheval étant à la charrue à sept heures du matin , fut tout-à-coup couvert de boutons gros comme des noix et même plus gros ; la partie inférieure de la tête devint en même tems très-volumineuse : le pouls était plein et dur.

Traitement. Je pratiquai une saignée ordinaire : des fumigations émollientes furent faites sous les naseaux , et on administra , en breuvages et en lavemens , des décoctions de plantes tempérantes , que l'on remplaça le lendemain par les diaphorétiques. Je plaçai en outre deux sétons au poitrail : l'ébullition disparut insensiblement , ainsi que l'engorgement de la tête et de la membrane pituitaire.

Le troisième jour , l'animal fut complètement guéri ; mais le farcin fit des progrès tels, qu'au bout de deux mois , les membres postérieurs en furent entièrement recouverts. On le sacrifia alors , cette maladie étant jugée incurable.

Ve OBSERVATION. Le 1.er juin 1811 , il entra dans nos infirmeries un cheval bai clair, âgé de quatre ans , d'un tempérament lymphatique , qui depuis quinze ou seize heures offrait les symptômes suivans : les lèvres , et la partie inférieure de la tête , très-tuméfiées et douloureuses ; la membrane muqueuse du nez, fortement engorgée et couverte de taches d'un rouge violet ; la face interne des lèvres , de même couleur ; flux léger par les naseaux ; pouls fort et vîte ; engorgement des quatre membres ; marche pénible ; refus de toute espèce d'alimens.

Les causes de cette maladie , comme celle de la maladie des quatre sujets dont il est parlé dans les observations précédentes , furent inconnues : on eut seulement connaissance que l'animal venait de faire une route très-longue.

Traitement. Une saignée de trois kilogrammes (6 livres) , six bouteilles d'une décoction de bourrache à laquelle on ajouta deux onces de sel de nitre (nitrate de potasse), deux fumigations émollientes dirigées dans les naseaux , plusieurs lotions de même nature sur le nez et les lèvres , deux lavemens émolliens et un vésicatoire sous la poitrine furent les moyens employés.

Le 2.e jour, un peu de diminution dans les

symptômes. Même traitement que la veille ;
point de saignée

Le 3.e, la membrane muqueuse des lèvres
et celle des cavités nasales, commencèrent à
reprendre leur couleur naturelle ; mieux très-
marqué ; l'engorgement occasionné par le vésicatoire, assez considérable. Pansement avec
l'onguent basilicum ; traitement continué.

Le 4.e, les jambes, presque complettement
dégorgées : il n'existait plus sur la membrane
pituitaire que quelques petites taches vio-
lettes.

Le 5.e, pouls naturel, toutes les fonctions
s'exécutant bien ; mais il parut plusieurs ulcères à la partie postérieure des boulets de
derrière. Lotions sur ces parties avec une
infusion aromatique, le poil étant bien coupé;
la boisson tempérante, diminuée de moitié ;
suppression du sel de nitre.

Le 6.e, tristesse; pouls, plus accéléré que la
veille ; engorgement inflammatoire assez fort
au-dessous de la narine gauche, sans que la
cause en put être connue. Deux fumigations émollientes dirigées sur cette partie, et
plusieurs fomentations de la même nature ;
même boisson que le jour précédent.

Le 7.e, l'engorgement observé la veille,
moins chaud. Même boisson, mais les lotions et les fumigations émollientes, rempla-
cées par celles des plantes aromatiques.

Le 8.e, les ulcérations du boulet, moins grandes , la tumeur du nez bien diminuée, et beaucoup moins douloureuse ; toux, fréquente et sèche. Opiats adoucissans ; boissons et fumigations de même nature.

Le 9.ᵉ, léger flux nasal. Même traitement que la veille.

Le 10.ᵉ, le flux remarqué le jour précédent, moins considérable ; l'engorgement des quatre jambes, tout-à-fait dissipé , et le cheval beaucoup mieux.

Du 11.ᵉ au 14.ᵉ jour , tous les symptômes ci-dessus disparurent. Deux purgatifs terminèrent la cure ; l'animal sortit le 18.ᵉ parfaitement guéri.

VI.ᵉ OBSERVATION. Le 25 juin 1811 , une jument bai marron , âgée de quatre ans , affectée depuis quatre jours du *mal de tête de contagion* , fut amenée dans nos infirmeries.

A son arrivée, elle était d'une faiblesse telle qu'elle pouvait à peine se soutenir ; son pouls était fort et accéléré ; ses yeux, hagards et chassieux ; la tête , basse et extrêmement engorgée ; mais cet engorgement avait principalement lieu du côté gauche, et il se continuait le long de l'encolure jusqu'au poitrail. Il découlait par ses naseaux une matière épaisse et très-fétide , de couleur jaunâtre. Cette jument se tourmentait beaucoup, grattait du pied et portait la tête à droite et à gauche alternativement.

Le même jour, sur le soir, le pouls devint plus petit et plus vîte ; l'engorgement ne laissait presque plus apercevoir les yeux, et la respiration était très-laborieuse. Dans cet état de faiblesse, elle tomba à neuf heures du même jour et mourut un instant après.

OUVERTURE. *Tête.* Le cerveau ne présenta rien de particulier, mais le côté gauche de la tête, ainsi que la membrane pituitaire, la gorge et les parties latérales et inférieures de l'encolure, étaient gangrenées ; l'œsophage était plein dans toute sa longueur d'alimens très-secs et très-durs, de manière qu'il ressemblait à un boudin ; un faible commencement de digestion et une odeur fortement acide annoncèrent que ces alimens venaient de l'estomac. Ce tube s'est parfaitement conservé dans cet état depuis cette époque (1).

Poitrine. Le poumon, principalement le lobe droit, était gangrené, et le cœur, dans un état de phlegmasie très-marqué.

Abdomen. L'estomac était complètement vide, et les intestins, sur-tout les grèles, assez enflammés. Les autres viscères n'offraient rien de remarquable.

VII.e OBSERVATION. En janvier 1812, un cheval bai châtain, fort et vigoureux, âgé

---

(1) Ce fait pathologique doit être considéré comme extrêmement rare ; c'est le premier de ce genre dont j'aie encore été témoin, et je n'en connais aucun autre semblable.

de cinq ans fut conduit dans nos infirmeries, pour y être traité d'une fièvre adynamique dont il était affecté depuis deux jours ; six jours après que cette fièvre se fut déclarée, et au moment où les toniques et les vésicatoires (1) semblaient avoir produit un bon effet, on vit toute la partie inférieure de la tête s'engorger, à commencer au-dessous des yeux : cet engorgement fit en peu de tems des progrès si rapides, que le lendemain il fut impossible d'administrer aucun médicament, l'animal ne pouvant pas même boire. Je le jugeai alors perdu ; cependant , deux larges vésicatoires appliqués de chaque côté de la partie supérieure de l'encolure , des fumigations toniques faites plusieurs fois chaque jour sous la tête , des lavemens laxatifs et le bouchonnement fréquemment répété sur toute la surface du corps , triomphèrent de cet état désespéré : l'animal fut bientôt hors de danger et promptement rétabli.

VIII.ᵉ OBSERVATION. Le 22 février 1813, il entra aux infirmeries de notre école , un cheval propre au trait , bai châtain , âgé de neuf ans, qui, au rapport du propriétaire,

---

(1) Je sais que plusieurs médecins très-éclairés blâment l'usage des vésicatoires dans le cas de pareilles fièvres sur l'homme ; mais jusqu'à présent je n'ai eu qu'à me louer de leur emploi sur les animaux , et j'ai vu, comme je l'ai dit dans le mémoire cité plus haut , les résultats les plus fâcheux de l'usage des sétons.

avait éprouvé huit jours auparavant une angine inflammatoire, et une ébullition qu'une
forte saignée avait fait disparaître.

Lorsqu'il nous fut amené, on observait les
symptômes suivans :

Faiblesse générale, engorgement considérable de la tête et des quatre membres,
membrane pituitaire très-tuméfiée, et gan-
grenée dans quelques points, air expiré infect, écoulement par les naseaux de matière
sanguinolente, répandant une mauvaise
odeur ; respiration laborieuse, frissons sur
diverses parties du corps, pouls assez fort et
vîte ; urine jaune, visqueuse et très-épaisse ;
excrémens à demi solides.

Traitement. Quatre sétons dont deux au
poitrail et deux aux fesses, application d'un
cataplasme de moutarde sous la poitrine,
fumigations d'infusions de plantes aromatiques dans l'intérieur des naseaux, répétées
plusieurs fois dans la journée ; fomentations
de même nature sur les membres, et trois
breuvages d'une forte décoction de racine de
gentiane, dans chacun desquels il fut ajouté
deux grammes (un demi-gros) d'alkali volatil
fluor (ammoniaque liquide). Pendant la nuit,
vu la difficulté de faire prendre les breuvages,
on administra un hectogramme deux grammes
(4 onces) de racine de gentiane, et six décagrammes (2 onces) de quinquina , incorporés

dans une quantité suffisante de miel ; on fit en outre plusieurs injections de la même décoction dans les naseaux, et trois fois l'alkali volatil fut exposé sous ces parties.

Le 2.ᵉ jour, écoulement plus considérable de matière purulente et mêlée d'alimens, surtout quand on faisait baisser la tête de l'animal ; très-fort engorgement aux endroits où les sétons avaient été passés, respiration plus laborieuse , flancs agités. Même traitement que la nuit précédente ; mort le troisième jour au matin.

OUVERTURE. *Téte.* Un peu plus de sérosité dans les ventricules du cerveau que dans l'état naturel ; les cornets du nez et la membrane nasale presqu'entièrement désorganisés et gangrenés.

Poitrine. Les appendices du poumon aussi gangrenés , et la plèvre , noirâtre dans quelques points.

Abdomen. Les lésions les plus remarquables furent observées dans cette cavité. L'orifice œsophagien était fortement relâché , ce qui avait facilité l'ascension des matières alimentaires qui refluaient par les naseaux ; l'intestin duodenum était tout-à-fait séparé de l'estomac (1) par l'effet de la gangrène qui

____

(1) Ce fait ne paraît pas moins rare que la plénitude de l'œsophage dont il est parlé dans la sixième observation : il prouve que la maladie dont il s'agit avait son siége au pylore comme à la membrane muqueuse du nez et à la face , ce qui la rendait encore plus grave.

s'était emparée d'une grosse tumeur développée à l'orifice pylorique ; cette tumeur parut
être d'une nature charbonneuse ; la rate et
une portion du mésentère et du colon étaient
en partie gangrenés ; les autres viscères n'offraient rien de particulier.

REMARQUES.

On voit, d'après toutes les observations que
je viens de rapporter, que la maladie qui en
fait l'objet, est, comme je l'ai dit plus haut,
généralement très-grave, et qu'elle ne borne
pas toujours ses ravages à la partie qui en
est spécialement le siége. Elle est assez fréquemment accompagnée d'une fièvre putride
ou d'une fièvre charbonneuse du plus mauvais caractère. Les moyens que j'ai employés
ont été variés en raison des principaux symptômes qui se sont montrés, et ils n'ont réussi
que dans un petit nombre de cas. L'autopsie cadavérique fait voir que le résultat ne
pouvait guère être différent.

Gaspard Saunier (1), *De la Guerinière* (2),
Vitet (3), *Dutz* (4), *Paulet* (5), *etc.* envisa-

(1) La parfaite connaissance des chevaux, page 18.
(2) École de cavalerie, tome II, page 51.
(3) Médecine vétérinaire, tome II, page 587.
(4) L'anti-maréchal, etc., tome premier, page 195.
(5) Recherches historiques et physiques sur les maladies épizootiques, tome II, page 302.

gent cette maladie comme ayant un caractère très contagieux : les deux premiers pensent même qu'elle peut infecter tous les chevaux à vingt lieues à la ronde, ce qui suppose
qu'ils l'ont jugée extrêmement communicable.
De la Guerinière la regarde comme ayant
beaucoup de rapport avec l'érysipèle phleg-
moneux.

Bourgelat, en parlant de cette dernière
maladie dans l'encyclopédie, dit que l'érysipèle
fixé sur les jambes est moins redoutable que
l'érysipèle de la face et de la tête que quelques maréchaux ont pris pour ce fameux
mal de tête de contagion supposé par une
foule d'auteurs anciens et modernes, et sur
les causes et la cure duquel ils n'ont, ajoute-
t-il, rien avancé de vrai, et d'où l'on puisse
tirer quelque avantage. *Bourgelat* ne croyait
guère, par conséquent, à l'existence de cette
maladie.

Suivant *Vitet*, le cheval est le seul des
animaux domestiques exposé au mal de tête
de contagion, et la matière qui, dans ce cas,
découle de ses naseaux est capable de développer chez les animaux sains tous les symptomes de cette maladie. *Dutz* et *Paulet* paraissent être du même avis.

Ce qu'ont avancé ces auteurs à l'égard de
cette contagion, ne semble pas exactement
vrai; du moins, il s'en faut bien qu'on en

trouve la preuve dans les diverses expériences dont il est parlé plus haut. Le nom qui a été donné à cette maladie peut donc induire en erreur. Cependant , comme on doit toujours prendre des précautions à l'égard d'un cheval qui jette , il est prudent de séparer des autres celui qui est atteint de celle dont il s'agit , parce qu'il serait possible que quelques petites portions de matières des naseaux fussent chassées sur la membrane muqueuse du nez d'un autre monodactyle, et fissent développer chez lui le même mal.

Les breuvages que prescrivent *Gaspard Saunier* et *De la Guerinière* pour cette affection , sont trop composés , et les fumigations faites avec les châtaignes des chevaux , ainsi que l'introduction dans les naseaux de plumes couvertes d'huile de laurier, sont des moyens ou trop bizarres ou trop dangereux, pour que j'aie essayé de les mettre en usage.

Quant à cette tendance à la suppuration des glandes maxillaires dont parlent ces mêmes auteurs, ainsi que *Vitet* , *Dutz* et *Paulet* , je n'ai point eu occasion de l'apercevoir , et je crois qu'elle n'existe jamais.

Lampagieu-Lapole (1) décrit une maladie qu'il désigne sous le nom de *tumeurs lym-*

____

(1) Observations relatives à la santé des animaux, ou essai sur leurs maladies, page 140.

phatiques et *non-charbonneuses*, qui semble avoir quelque rapport avec celle dont il s'agit, en ce que la tête de l'animal devient bouffie et monstrueuse.

La difficulté de respirer est très-considérable, et il découle de la bouche et des narines une espèce d'écume blanchâtre : cette affection parcourt toutes ses périodes dans l'espace de vingt-quatre heures : elle affecte les chevaux, les mulets et les bêtes à cornes. Cet auteur pense que les violens exercices en sont la cause ; il indique, pour la combattre, les médicamens sudorifiques.

M. *Ligneau*, vétérinaire d'un corps de cavalerie, a vu sur six chevaux de troupe, une maladie qui a aussi quelque analogie avec celle qui fait le sujet de ces observations. C'est une gangrène de la membrane nasale avec un flux de matière grumuleuse, sanguinolente et noirâtre, qui répand une grande fétidité, mais sans engorgement de la tête ; elle n'était pas non plus contagieuse. M. *Ligneau* en attribua la cause à des eaux froides et crues des abreuvoirs de la garnison, et à des fluxions dues à une dentition difficile. Quatre chevaux sur six en périrent, malgré un traitement bien approprié. Il obtint des succès marqués sur deux chevaux en faisant dans les naseaux « des injections anti-gangreneuses, dans lesquelles il entrait du vinaigre camphré à la dose d'une once pour chaque injection » (1).

IX.

PATHOLOGIE INTERNE.

Observations et expériences sur le croup dans les animaux.

PLUS on étudie les maladies de l'homme et celles des animaux, plus on est frappé de l'analogie et de la ressemblance qu'il y a entre la plupart d'entr'elles. Une connaissance approfondie des premières, donne un grand jour sur l'histoire des secondes. Celle dont il est ici question, par exemple, peu connue sur la fin du siècle dernier à l'égard de l'espèce humaine, ne l'était point encore du tout à l'égard des animaux domestiques. Lorsque les médecins l'eurent bien signalée, elle fixa l'attention de quelques vétérinaires; et plusieurs faits démontrèrent bientôt qu'elle affecte aussi quelquefois les individus confiés à nos soins.

____

(1) Correspondance sur la conservation et l'amélioration des animaux domestiques, déjà citée, tome premier, page 216.

Le croup, dans les animaux comme dans l'homme, est une espèce d'angine laryngée ou trachéale avec formation d'une membrane inorganique qui s'étend plus ou moins dans l'intérieur du conduit aërien. C'est la présence de cette fausse membrane presqu'entièrement cellulaire, qui a fait donner aussi à cette maladie le nom d'angine polypeuse ou membraneuse.

Nous n'avons encore que de faibles lumières sur cette affection peu commune parmi les animaux, mais qui ne paraît pas moins dangereuse pour eux que pour l'homme.

On voit dans le rapport fait à la Société d'agriculture du département de la Seine, dans la séance publique du 9 avril 1809, que M. *François Toggia*, vétérinaire italien, adressa à cette Société des observations sur le croup dans les animaux, comparé à cette maladie dans l'homme. M. *Buniva* a aussi reconnu cette affection dans les animaux (1); mais je ne connais points les détails des observations de ces vétérinaires éclairés ; elles ne peuvent être sans doute que très-intéressantes.

Des médecins américains, et notamment le docteur *Potter*, de Baltimore, assurent,

---

(1) Rapport fait à la Société d'agriculture du département de la Seine, dans sa séance du 25 avril 1813, page 10.

dit M. le docteur *Valentin* (1), avoir vu cette maladie non-seulement sur des volatiles, mais encore sur des chiens et sur des chevaux. Le docteur *Rush* dit l'avoir observée une fois sur un cheval, et jamais sur d'autres animaux.

Mais, comme le fait remarquer M. le docteur *Valentin* que je viens de citer, quelques médecins ont été induits en erreur, d'après un passage de l'extrait de la monographie de *Michaëlis*, inséré dans les commentaires de Leipsick, tome 23, où il est dit que cet auteur avait vu le croup sur des bœufs.

Je ne hasarderai point de donner ici une description générale du croup, attendu que les connaissances que j'ai sur cette maladie ne sont fondées que sur cinq observations, dont une seulement m'est particulière. Je vais les rapporter. Elles seront suivies du précis de diverses expériences qui ont été faites relativement à cette affection, et de l'indication des moyens que l'on pourrait peut-être employer pour en triompher.

I.re OBSERVATION. *Croup accompagné d'une très-forte hémorragie dans un cheval.*

Le 12 mars 1809, à huit heures du matin,

____

(1) Recherches historiques et pratiques sur le croup, Paris, 1812.

on amena dans nos infirmeries un cheval hongre, noir-franc, âgé de six ans, d'une forte constitution, qui venait d'être reçu depuis peu de jours pour un corps de cuirassiers.

Le cavalier qui le pansait nous rapporta que ce même jour, à six heures du matin, ce cheval avait toutes les apparences de la santé; mais qu'à sept heures, moment de la distribution des fourrages, il avait toussé avec force plusieurs fois, à des intervalles très-rapprochés. On s'aperçut aussitôt qu'il sortait par la bouche et par les naseaux une grande quantité de sang écumeux et vermeil. En examinant celui qui était tombé par terre, on trouva, parmi les caillots, une membrane longue d'environ un décimètre (4 pouces), très-irrégulière dans ses bords, et qui se déchirait difficilement. On trouva encore dans la litière, quelques momens après, d'autres morceaux pareils, mais moins étendus. J'ai conservé, près de trois ans, une portion de cette membrane dans trois quarts d'eau et un quart d'eau-de-vie : elle a d'abord pris une teinte un peu noire; elle s'est ensuite insensiblement décomposée.

Lorsque l'animal arriva dans l'école, il avait perdu au moins, au dire de celui qui le conduisait, de quatre à cinq kilogrammes (de 9 à 10 livres) de sang. L'hémorragie commençait à s'arrêter; le pouls était petit et précipité ; la tête , basse ; la toux , sèche ; les membranes apparentes , pâles ; il y avait un léger écoulement de salive , prostration des forces , mais peu ou point de difficulté dans la respiration.

Traitement. Vu la grande faiblesse de l'animal , je fis ajouter à son eau blanche , en trois fois pendant la journée , six litres d'une décoction de racine de gentiane : on lui donna en outre deux lavemens émolliens, et on le mit à la demi-ration.

Le 2.ᵉ jour , toux grasse , écoulement plus abondant de salive , extrémités engorgées. Même traitement.

Le 3.ᵉ , légère tuméfaction des glandes lymphatiques sous-linguales du côté droit , écoulement de matière fluide , mais claire, par le nez du même côté , engorgement des lèvres et du larynx. Même prescription.

Le 4.ᵉ , apparence d'une plus grande faiblesse , vésicatoires sous la poitrine , continuation de la tisanne de gentiane ; ration complète.

Le 5.ᵉ , presque plus d'écoulement de salive, toux moins forte et moins grasse, beaucoup d'engorgement à l'endroit où le vésicatoire avait été appliqué.

Le 6.ᵉ et le 7.ᵉ , un peu de suppuration où le vésicatoire avait été posé , respiration libre , retour de l'appétit. Suppression de la décoction de gentiane et des lavemens.

Le 8.e , l'orifice des naseaux , très-engorgé, sur-tout du côté droit ; cet engorgement s'étendait jusqu'aux lèvres ; les glandes de la ganache , moins grosses.

Le 9.e au matin, on ne vit plus d'engorgement au nez ; pouls, plus développé. A neuf heures et demie , forte hémorragie qui dura jusqu'à deux heures , mais en diminuant insensiblement ; de tems en tems l'animal rejettait des caillots de sang. A deux heures et demie , toux assez forte et fréquente qui donna lieu à la sortie d'un fort caillot d'un décimètre six centimètres (6 pouces) de longueur, imitant à-peu-près la forme de la division des bronches. Durant l'hémorragie , l'animal but , en plusieurs reprises , un peu d'eau blanche dans laquelle j'avais fait dissoudre six décagrammes (2 onces) de sulfate d'alumine (alun). Cette boisson paraissait augmenter la force de la toux. A huit heures , l'hémorragie reparut , et elle fut si forte que l'animal mourut à neuf heures dans une grande agitation. On ne vit dans le sang aucune portion de membrane.

Ouverture. Le lobe droit du poumon était parfaitement sain, le lobe gauche, légèrement enflammé ; les bronches de ce côté contenaient un peu de sang caillé.

A la partie supérieure et interne de la trachée-artère, on remarquait de dix à douze petits ulcères ronds qui paraissaient avoir laissé échapper quelques filets de sang. On n'en vit aucun dans les bronches. Il est à croire que ces légers ulcères résultaient du détachement de la fausse membrane dont il a été parlé plus haut.

II.ᵉ OBSERVATION. *Croup dans une vache* (1).

Le 25 octobre 1807, à huit heures du matin, M. *Vieillard*, élève-répétiteur de cette école, alors en congé dans sa famille près de Clermont-Ferrant, fut appelé pour voir une vache âgée d'environ neuf ans, qui était malade depuis trente-huit heures environ.

Cette vache avait rendu par la bouche depuis l'apparition de la maladie, au rapport de celui à qui elle appartenait, une espèce de membrane cellulaire d'environ deux décimètres (de 9 à 10 pouces) de longueur, sur quatre centimètres (un pouce et demi) de largeur, et à-peu-près quarante-cinq millimètres (2 lignes) d'épaisseur.

M. *Vieillard* observa les symptômes sui-

----

(1) Observation communiquée par M. *Vieillard*, jeune vétérinaire au 21.ᵉ régiment de chasseurs.

vans ; tristesse, refus de toute espèce d'alimens , tête basse , grande difficulté de respirer avec sifflement ; extrémités antérieures
écartées l'une de l'autre ; oreilles froides ,
pouls plein et lent, muffle sec, marche chancelante.

Traitement. Ce vétérinaire pratiqua une
saignée , et conseilla d'administrer toutes les
deux heures deux bouteilles d'une décoction
de bourrache miellée , et quelques lavemens.

A onze heures , cette vache rendit encore
par la bouche une portion de membrane semblable à la première, de trois décimètres (un
pied) environ de longueur. A deux heures ,
elle en rejeta autant. Cependant la respiration parut encore plus pénible, le sifflement,
ou plutôt le râlement, augmenta jusqu'à onze
heures du soir où cette bête mourut comme
suffoquée.

Ouverture. Les viscères de l'abdomen
étaient sains , à l'exception du foie dont la
substance présentait plusieurs petites tumeurs
enkistées , mais qui existaient vraisemblablement avant la maladie des voies aériennes.
Il y avait dans le poumon un grand nombre
de tumeurs pareilles à celles du foie ; toutes
étaient remplies d'une matière assez claire ;
une seule contenait un peu de pus.

La trachée-artère renfermait depuis la
glotte jusque dans les bronches, une sorte de

concrétion membraneuse, en partie libre et en partie adhérente à la face interne de ce conduit dont elle remplissait environ les deux tiers. Cette concrétion inorganique était parfaitement semblable aux portions que l'animal avait rendues. C'est sans doute à sa présence qu'il faut attribuer la prompte suffocation de la vache.

III.e OBSERVATION. *Croup dans une vache* (1).

En juillet 1813, M. *Bouin* fut appelé pour voir une vache âgée de neuf ans, qui était, à ce qu'on lui assura, malade depuis six jours.

Les symptômes qu'il remarqua sont les suivans : difficulté de respirer très-grande, une partie de la langue hors de la bouche, toux forte et pénible comme si l'animal eût voulu chasser un corps étranger introduit dans la trachée - artère ; râlement à la plus légère pression du larynx ; rejet par les naseaux et par la bouche, quand la toux est violente, de portions de membranes celluleuses d'un rose pâle, d'environ trois centimètres (un

____

(1) Observation communiquée par M. *Bouin* , vétérinaire à Limonet , département du Rhône.

pouce) de longueur ; inflammation assez forte de la membrane muqueuse du nez.

Traitement. Breuvages d'une décoction de bourrache, de pariétaire, d'oseille et d'orge ; fumigations émollientes dans les naseaux ; lavemens émolliens.

Le 7.ᵉ jour depuis l'invasion de la maladie, aux symptômes ci-dessus se joignit une forte douleur à la gorge. Même traitement auquel on ajouta un cataplasme émollient sous la gorge.

Le 8.ᵉ, depuis le matin jusqu'à midi, la respiration parut beaucoup moins gênée ; mais sur le soir, les symptômes énumérés plus haut se remontrèrent : la vache ne pouvait plus tousser, et il semblait qu'elle allait être suffoquée. On la mit dans une étable plus aéré que celle qu'elle occupait : on lui donna les mêmes breuvages que les jours précédens, et de plus, des opiats composés de miel et de poudre de guimauve.

Le 9.ᵉ, la respiration, un peu moins pénible. Mêmes breuvages, trois fumigations faites avec de la graine de foin, répandue sur un réchaud et un vésicatoire sur la poitrine.

Le 10.ᵉ, respiration, toujours difficile ; très-peu d'engorgement où le vésicatoire avait été appliqué. On le saupoudra de cantharides, et on continua du reste le même traitement.

Le 11.ᵉ, moins de douleur à la gorge ; la

membrane interne de la bouche parut infiltrée, et sa couleur, un peu jaunâtre. Opiats de poudre de racine de gentiane et de miel, trois fumigations avec de l'encens, deux sétons au poitrail. Ce traitement fut continué le 12.e jour et le 13.^e

Le 14.e et le 15.e, la bête rendit de nouveau quelques concrétions membraniformes, mais seulement par les naseaux ; la toux était moins fréquente. Le traitement fut le même que les jours précédens.

Le 16.e, il y eut écoulement d'un peu de sérosité de couleur roussâtre par les naseaux ; le mieux se continua ensuite, et le 20.e jour la vache parut complètement guérie.

IVe OBSERVATION. *Croup dans un veau* (1).

Dans le courant du mois de juin 1812, M. *Sémiglia* fut appelé pour visiter un veau âgé de trois mois, et lui administrer les secours nécessaires.

Il trouva ce petit animal couché sur le fumier ; le mufle très-froid reposait sur les deux membres antérieurs; le pouls était petit et vîte ; le poil, hérissé ; la bouche, vis-

____

(1) Observation communiquée par M. *Sémiglia*, vétérinaire d'un bataillon du train d'artillerie.

queuse ; les yeux , mornes , à demi couverts
par les paupières ; les narines , pleines d'un
mucus clair et fétide ; et la respiration , laborieuse ; il y avait râlement , inappétence et
impossibilité de marcher.

Traitement. Vin rouge avec des noyaux
de pêches (1) triturés ; farine de froment avec
du lait ; fumigation dans les narines avec
cette dernière liqueur.

Le 2.ᵉ jour , l'animal , un peu soulagé ; le
pouls , plus fort ; on ne remarqua d'ailleurs
rien de particulier. On lui donna encore du
pain trempé dans le même vin rouge avec
des noyaux de pêches.

Le 3.ᵉ jour , la respiration , plus laborieuse
et sifflante ; écoulement par les naseaux , plus
abondant ; débilité , extrême ; impossibilité
de se soutenir ; pouls , très-accéléré ; mort vers
le soir.

Ouverture. Chairs , blafardes et molasses ;
la trachée-artère , pleine d'une matière inorganique , blanchâtre , assez consistante , dis-
posée en ruban. M. *Sémiglia* voulut conserver
cette membrane dans l'alcool ; mais la putréfaction s'en empara bientôt.

---

(1) M. *Sémiglia* administra des noyaux de pêches, parce
qu'il soupçonnait des vers dans les intestins.

V.ᵉ OBSERVATION. *Croup dans un veau* (1).

Dans le mois de mai 1812 , M. *Couzil* eut occasion d'observer cette maladie sur un veau âgé de sept mois : elle paraissait être seulement dans son invasion. Il remarqua les symptômes suivans : difficulté de respirer, râlement continuel, air expiré, chaud et d'une odeur aigre, couleur pâle des membranes apparentes, refus des alimens tant solides que liquides.

Traitement. Quoique les symptômes qui viennent d'être énumérés , ne caractérisent point l'inflammation , M. *Gouzil* crut devoir débuter par des breuvages adoucissans et des vapeurs émollientes exposées sous le muffle de l'animal.

Le 3.ᵉ jour , le 4.ᵉ, le 5.ᵉ et le 6.ᵉ, tous les symptômes dont il vient d'être parlé, augmentèrent ; l'animal tendait l'encolure, et ne pouvait la fléchir qu'avec beaucoup de peine. Lorsqu'on lui pressait le larynx, il éprouvait une douleur considérable ; il rendait par la bouche une écume blanchâtre, d'une saveur acide ; il serrait les mâchoires

---

(1) Observation communiquée par M. *Gouzil* , vétérinaire.

et les faisait mouvoir de droite à gauche , de manière à faire entendre un bruit assez sensible , et désagréable à l'oreille.

Voyant que tous les symptômes persistaient , que l'animal était très-faible , et que l'odeur aigre ou acide de l'air expiré, existait toujours, ce qui annonce assez constamment la présence des vers dans les voies aériennes , M. *Gouzil* administra la décoction de sabine, de rue des jardins et de racine de fougère mâle.

Le 7.ᵉ, la gêne de la respiration étant toujours très-considérable , la trachéotomie fut pratiquée. L'animal parut aussitôt sensiblement soulagé. On associa ensuite , jusqu'au 11.ᵉ jour, les toniques aux vermifuges.

Le 12.ᵉ, le veau mourut dans le marasme le plus complet.

Ouverture. L'intérieur de la trachée-artère était tapissée d'une espèce de membrane jaunâtre qui ressemblait beaucoup à de la gélatine concrétée ; cette membrane inorganique occupait à-peu-près les deux tiers de la partie supérieure de ce canal ; dans le larynx était logée une pelote de vers crinons, de la grosseur d'une petite noix ; les bronches renfermaient aussi quelques-uns de ces insectes.

Remarques.

Il paraît évident que les maladies qui font le sujet des cinq observations que je viens de rapporter, doivent être considérées comme des véritables croups, quoique la première ait quelqu'analogie avec ce que l'on observe quelquefois sur l'homme lors d'hémoptysie.

Cependant, on pourrait objecter que cette maladie qui est assez rare, comme je l'ai dit, dans les animaux, diffère du croup, 1.° en ce qu'elle a été compliquée d'une très-forte hémorragie qui est sans doute la principale cause de la mort de l'animal ; 2.° en ce que sur le cheval comme sur les deux vaches , elle a affecté des animaux d'un âge fait ; 3.° en ce qu'il y a eu rejet, par les naseaux et par la bouche, de la totalité de la concrétion membraniforme dans le cheval, et d'une partie de cette membrane inorganique dans les deux vaches ; 4.° enfin, en ce que dans la dernière observation, le croup fut compliqué d'un paquet de vers crinons, logés dans le larynx.

Mais on sait que le croup dans l'espèce humaine ne se montre pas toujours avec les mêmes symptômes , puisque quelquefois on l'a vu accompagné d'hémorragie.

Quant à l'âge, quoique le croup soit bien plus commun parmi les enfans que parmi les adultes, il paraît cependant qu'il n'est pas absolument particulier aux premiers, et qu'on l'a aussi remarqué sur des personnes adultes.

Il existe d'ailleurs plusieurs faits qui constatent que des enfans affectés du croup ont, comme les deux premiers animaux dont j'ai parlé, rejeté une grande partie de concrétion membraneuse qui menaçait de les suffoquer.

Quant à la complication du croup avec les vers dans les voies aériennes, elle ne paraît pas commune dans l'espèce humaine ; mais peut-être n'est-elle pas extrêmement rare dans les jeunes animaux monodactyles et didactyles. La trachée-artère et les bronches de plusieurs renferment quelquefois, comme on le sait, un grand nombre de crinons, ou dragoneaux, que quelques auteurs ont nommés filières (*filaria equi* de Linné), et qui leur sont très-souvent funestes (1).

On pourrait demander pourquoi les jeunes animaux sont moins sujets à cette maladie que les enfans, puisque les uns et les autres

(1) Voyez l'instruction pour les bergers et les propriétaires de troupeaux, par *Daubenton*, troisième édition, page 269.

sont conformés à-peu-près de la même manière, sous le rapport des organes de la respiration, et qu'ils sont exposés aux mêmes causes prédisposantes et occasionnelles qui peuvent la produire telles que les vicissitudes de l'atmosphère, le froid, l'humidité, un refroidissement subit, etc.

Cette question, en raison de son importance, mériterait sans doute qu'on y répondît catégoriquement ; mais elle est trop problématique pour entreprendre d'en donner ici la solution. Je me permettrai seulement à cet égard une simple conjecture.

Le professeur *Richerand* a observé (1) que dans l'homme, avant l'âge de puberté, la glotte n'offre que la moitié des dimensions qu'elle a après cette époque ; peut-être est-ce son peu d'ouverture qui rend le croup plus commun dans les enfans que dans les adultes, et si cette différence de dimension n'existe pas en même proportion entre le jeune âge et l'âge fait des animaux, ne serait-ce point une des causes qui rend cette maladie moins commune chez eux ? mais ce n'est là, comme je l'ai dit, qu'une conjecture que l'inspection anatomique de la glotte dans tous les animaux domestiques et dans les différens âges, pourra un

____

(1) Mémoire de la Société médicale d'émulation, troisième année.

jour facilement détruire ou tourner en certitude.

Il est présumable, au reste, que les lambeaux membraniformes étendus, ou tubulés,
qui se forment plus ou moins promptement
dans la trachée-artère, sont, dans les animaux comme dans l'homme, d'une nature
albumineuse, et que par conséquent ils n'offrent à-peu-près à l'analyse chimique, qu'une
sorte d'albumine coagulée, insoluble dans
l'eau froide et dans l'eau bouillante, mais
dissoluble dans les alkalis étendus d'eau, par
l'intermède de la chaleur ; enfin, que par
l'incinération, ces mêmes concrétions donnent aussi du carbonate de soude et du phosphate de chaux (1).

EXPÉRIENCES *relatives au croup.*

Le danger de cette redoutable maladie à
l'égard de l'espèce humaine, et le désir d'avoir
des connaissances plus positives sur les causes
qui peuvent la produire, ont engagé quelques médecins philantropes à faire sur des
animaux vivans diverses expériences dont
j'ai cru qu'il ne serait pas inutile de donner
ici le précis. Elles seront suivies de celles que
j'ai faites moi-même sur le même sujet.

____

(1) *Pinel*, nosographie philosophique, tome II.

M. le docteur *Saissy* lut, en 1810, à la Société de médecine de Lyon, un mémoire intéressant dans lequel il chercha à prouver qu'on peut produire artificiellement le croup sur les animaux vivans. Il dit être parvenu à faire naître la membrane qui forme le caractère essentiel de cette maladie, en injectant dans les voies aériennes de plusieurs volatiles quelques goutes d'eau acidulée avec l'acide sulphurique.

M. *Valentin* (1) a aussi tenté, mais inutilement, de faire développer le croup sur des chiens.

« D'après des expériences variées, on voit, dit ce médecin éclairé, 1.º qu'il m'a été impossible de produire de fausses membranes dans les voies aériennes ; 2.º que le gaz acide muriatique oxigéné, le plus puissant et le plus délétère des agens que j'aie employés, a toujours donné la mort aux animaux, quoiqu'ils l'eussent respiré par petites portions, à quelques jours d'intervalle, et que leur existence eût été ménagée et prolongée pendant sept, douze, dix-sept et vingt-deux jours ; 3.º que deux ou trois ont eu le timbre de la voix altéré, et quelques symptômes analogues au croup ; mais qu'il ne s'est trouvé, dans la trachée-artère et dans les bronches, que des agglomérations mucoso-écumeuses ; 4.º que la

____

(1) Ouvrage déjà cité, page 464 et suivantes.

membrane interne de ces conduits n'a même
éprouvé presqu'aucun changement, et que,
malgré le nouveau mode d'action excitée à sa
surface, le fluide sécrété n'en est pas devenu
plus concressible ; 5.º que tout l'effet du gaz
s'est passé sur l'organe pulmonaire, et quelquefois sur la membrane conjonctive ; 6.º que
le gaz ammoniacal, inspiré et dirigé dans
les voies aériennes, immédiatement après
l'inhalation du gaz muriatique oxigéné, n'y
a point détruit l'effet délétère de ce dernier,
et que l'action isolée du premier sur ces mêmes voies, n'y a causé aucune altération
sensible ; 7.º que le résultat de la dixième
expérience est le seul qui ait une analogie
frappante avec le croup, mais qu'il est susceptible de quelques objections, pouvant être
considéré, non comme le produit de la vaccination par les fosses nasales, ou celui d'un
certain degré d'irritation entretenue à leur
surface, mais comme celui de la maladie
particulière à cette espèce d'animaux, puisque des expériences réitérées par le même
procédé, n'ont pas déterminé les mêmes effets ; 8.º enfin, que d'autres fluides virulens
ont prouvé à-peu-près leur inocuité, quoique
appliqués sur la surface muqueuse des fosses
nasales ; je dis à-peu-près, parce qu'un jeune
chien et un lapin ont eu un léger corysa,
l'un par le contact prolongé de corps étran-

gers , imprégnés de vaccin , et l'autre , de matière variolique.

» Cependant , n'a-t-on pas lieu d'être surpris du peu de succès de ces expériences ,
lorsqu'on leur oppose quelques exemples de
personnes qui , après avoir été exposées à
l'acide muriatique oxigéné , dans l'état d'expansion, ont eu des symptômes plus ou moins
analogues à ceux du croup, et qui ont même
expectoré des concrétions membraniformes ?

» D'autres expériences fort ingénieuses ,
continue M. *Valentin*, ont été faites à Brest,
par M. *Duval* et quelques-uns de ses con-
frères , en présence du Conseil de santé , à
dessein de produire sur des animaux le croup
artificiel. On a injecté dans la trachée-artère
d'un jeune loup deux cuillerées d'eau avec
quarante gouttes d'acide sulfurique. L'animal
eut une agitation vive , de la toux , de l'altération dans la voix , la respiration courte
et bruyante toute la journée , et il périt la
vingt-quatrième heure de l'opération.

» On trouva à l'autopsie cadavérique, dans
toute l'étendue des voies aériennes, une concrétion membraniforme et tubulée , telle
qu'on en rencontre chez les personnes victimes du croup.

» L'épaisseur de cette concrétion albumineuse était comme celle d'une feuille de pa-
pier ; il y avait une légère phlogose à la

membrane muqueuse de la trachée-artère ; les poumons étaient engorgés par des sucs muqueux.

» Une injection semblable , faite dans la trachée-artère d'une jeune poule , et proportionnée au volume de l'animal , a produit , au bout de deux heures , la voix croupale , puis des convulsions. On a trouvé la trachée-artère phlogosée et remplie de mucosités.

» On a répété l'expérience sur deux jeunes canards. Le premier qui reçut l'injection , mourut dans les vingt-quatre heures. Le canal aérien fut trouvé dans un état de gonflement et de phlogose ; sa cavité était tapissée par une concrétion membraniforme et tubulée , d'une très-faible texture , jaunâtre , et occupant les bronches où elle prenait une couleur plus blanche : le second survécut une demie heure à l'injection.

» Une Commission nommée par la Société médicale d'émulation de Paris, a répété ces expériences sur des poules. MM. *Graperon* et *Mouton* ont injecté dans la trachée-artère d'une jeune poule un mélange de deux cuillerées d'eau distillée , froide , et de vingt gouttes d'acide sulfurique concentré. Immédiatement après l'opération , la poule fut prise de convulsions , de suffocation , et sa voix parut composée de deux sons ; le premier était rauque et approchait du son naturel de la poule ; le second était doux et flûté ; il y avait une espèce de râle. Deux heures après, la voix était plus rauque, et se rapprochait beaucoup de la voix croupale. Cette poule est morte vingt-six heures trente minutes après l'injection.

» L'ouverture a présenté le pharynx légèrement blanchâtre, la glotte enduite de mucosités un peu jaunes, et la trachée-artère recouverte intérieurement d'une couche d'albumine concréfiée, plus dense en certains endroits. A quinze lignes de distance de la division des bronches, cette concrétion était beaucoup plus prononcée ; elle avait la forme du canal sans le remplir en entier, et sans presque adhérer à ses parois.

» Une autre poule sur laquelle on fit la même expérience, fut guérie par l'application constante de l'eau froide sur le cou ; pour cet effet, on avait plumé le cou, on y avait attaché un morceau d'éponge, et par un appareil convenablement disposé, la poule étant fixée sur une planche, on fit couler de l'eau par filet et par gouttes sur l'éponge et sur le haut de la poitrine, de manière à y entretenir un froid continuel. La poule est restée sous l'influence de l'eau froide pendant environ quatre heures et demie ; on la délia et on la laissa marcher ; elle parut triste toute la journée, et ne mangea pas. Le sur-lendemain, elle commença à béqueter, et ensuite elle parut se porter aussi bien qu'avant l'expérience (1).

» On a répété en Allemagne ces expériences avec les injections acidulées. Le docteur *Horsch*, de Wurtzbourg, a communiqué à la Société médicale d'émulation de Paris, en 1811, celles qu'il a faites sur quatre petits cochons, sur un chien et sur une poule.

» Le résultat a été semblable à celui des expériences précédentes, avec cette différence que le troisième cochon fut suffoqué au bout d'un quart d'heure. Mais ce qui est digne de remarque et qui prouve que ce n'est point à l'acide avec lequel on composa l'injection qu'est due la production pseudo-membraneuse, c'est que M. *Horsch* a déterminé le même effet avec une injection alkaline. Le quatrième cochon, soumis à cette expérience, éprouva les accidens ordinaires. Au bout de trente-six heures, la voix devint croupale, et l'animal expira environ quarante-huit heures après. On trouva, depuis l'entrée du larynx jusqu'à la bifurcation bronchique, une fausse membrane adhérente et tenace, sur-tout aux ligamens de la glotte, moins

____

(1) Bulletin des sciences médicales, février 1809, page 114 et suivantes.

(384)

adhérente, et plus muqueuse dans l'intérieur de la trachée (1). »

Aux expériences qui précèdent, j'ajouterai les suivantes, faites dans nos infirmeries, en janvier 1813. Elles viennent à l'appui de ce qu'a dit M. le docteur *Valentin*, sur la difficulté de faire naître le croup par l'inspiration du gaz acide muriatique oxigéné.

Je fis mettre dans une petite écurie assez basse, propre à contenir trois chevaux, un mulet, un âne, un mouton et quatre chiens. On fit aussitôt dans cette écurie une fumigation par l'expansion du gaz acide muriatique oxigéné. On prit, pour la faire, un hectogramme cinq décagrammes deux grammes (5 onces) de muriate de soude (sel de cuisine) ; un hectogramme deux décagrammes deux grammes (4 onces) d'acide sulfurique (huile de vitriol), et trois décagrammes (une once) d'oxide de manganèse. Le sel fut placé dans une assiette de fer blanc que l'on mit sur un réchaud : lorsqu'il commença à décrépiter, on versa dessus l'acide sulfurique, et on ferma les fenêtres et la porte. Un homme pouvait à peine y rester une ou deux minutes. Cependant, à l'exception de l'un des chiens qui toussa plusieurs

____

(1) Bulletin des sciences médicales, tome 8, juillet 1811, page 18.

fois, parce qu'il avait un catarrhe pulmonaire, aucun de ces animaux ne montra le moindre signe de maladie.

Le lendemain au soir , le mouton mourut : il avait été coupé la veille avant l'expérience. L'ouverture ne montra rien de particulier ni dans la trachée-artère , ni dans les viscères ; mais les cordons spermatiques étaient en partie gangrenés ainsi que la face interne du scrotum dans lequel il s'était amassé beaucoup de sang caillé.

Le sur-lendemain je répétai l'expérience dont il vient d'être parlé ; mais les doses des substances employées furent doublées. Tous les chiens toussèrent un peu , sur-tout celui qui avait un catarrhe pulmonaire. Les animaux monodactyles ne parurent point en être fatigués. L'âne et le mulet mangèrent même pendant tout le tems de la fumigation , quoiqu'elle fut tellement forte qu'on pouvait à peine les voir en entrant dans l'écurie où un homme ne pouvait rester qu'une minute au plus. Deux heures après, tous ces animaux parurent aussi tranquilles qu'avant l'expérience. Le lendemain au matin , on tua l'âne pour les travaux anatomiques. La trachéeartère fut trouvée comme dans l'état naturel.

Le six février suivant, j'injectai dans le larynx de chacun des quatre chiens dont il est question dans les deux expériences précéden-

25

tes , environ une demi-verrée d'eau acidulée avec à-peu-près la quinzième partie d'acide sulfurique. Ils furent tous assez tourmentés immédiatement après cette injection dont une petite partie pénétra sans doute dans le pharynx , quelques précautions que l'on prit ; deux sur-tout toussèrent beaucoup : il y en eut un qui vomit un peu. Une heure après, ils étaient assez tranquilles. On les examina pendant quatre heures sans rien observer de particulier. Le soir ils parurent aussi gais et eurent aussi bon appétit qu'à l'ordinaire. Ils n'offrirent les jours suivans rien de remarquable.

Ces dernières expériences semblent prouver qu'il n'est pas aussi facile qu'on pourrait le croire , de faire naître le croup dans les animaux. Elles démontrent aussi que l'on a beaucoup exagéré les dangers qu'il y aurait de laisser des animaux dans les endroits où l'on ferait des fumigations par l'expansion du gaz acide muriatique oxigéné. Il est même vraisemblable que dans plusieurs cas ces fumigations leur seraient plutôt salutaires que nuisibles.

Le croup est-il plus facile à guérir dans les animaux que dans l'homme ? Le point le plus intéressant de la maladie dont il s'agit ici, est sans doute son traitement.

M. le docteur *Saissy* dont j'ai cité les ingénieuses expériences , a cherché à en faire une application heureuse à l'art de guérir ; il a tenté , sur chacun des animaux qu'il y a soumis , des moyens variés de guérison , et il a été conduit à cette conclusion ,

1.º Que les animaux auxquels on a communiqué artificiellement le croup , meurent indubitablement si on les abandonne aux seules forces de la nature ;

2.º Que la plupart des remèdes vantés pour la guérison du croup naturel , n'ont produit aucun bon effet pour le croup artificiel ;

3.º Que le quinquina en substance , secondé par l'infusion de menthe poivrée , a triomphé de cette maladie produite par l'art ;

4.º Enfin , que ce succès porte à croire que le quinquina , l'infusion de menthe poivrée précédés ou accompagnés des vomitifs , des vésicans , des sinapismes et généralement de tous les moyens révulsifs , conviennent infiniment mieux dans le croup aigu essentiel qui attaque l'espèce humaine, que le polygala seneka , l'amoniaque , le colomelas , les locks , les béchiques, etc. (1).

Mais cette méthode pourrait-elle convenir pour les animaux de haute taille ? l'expérience

---

(1) Procès-verbal de la séance publique de la Société de médecine de Lyon, tenue le 14 juin 1810, et compte rendu de ses travaux pendant les deux années précédentes , par M. le docteur *Balme.*

seule peut décider cette question. Je suis porté
à croire, d'après l'état actuel de nos connaissances sur ce point, et d'après la marche prompte
de la maladie , et la difficulté de la bien connaître dans son principe , que ceux dont la viande
sert à alimenter l'homme, et qui se trouvent atteints du croup bien caractérisé , doivent être
sur-le-champ livrés au boucher. Leur guérison
est en effet extrêmement incertaine , et rien
ne fait présumer que leur viande puisse être
nuisible à ceux qui s'en nourrissent , puisque
cette affection est absolument locale, et qu'elle
ne porte en général aucune atteinte , ni au
système musculaire, ni au système visceral.

On pourrait cependant tenter , outre les
remèdes indiqués ci-dessus, les ablutions d'eau
froide sur la région trachélienne , ou la cautérisation sur cette région, comme le propose
M. le docteur *Valentin.* Le premier de ces
moyens , ainsi qu'on l'a vu plus haut , paraît
avoir réussi sur une poule qui avait tous les
symptômes du croup.

A l'égard des animaux solipèdes , comme on
ne saurait en tirer un parti plus avantageux
en les sacrifiant pendant leur maladie, peut-
être ferait-on bien de tenter l'opération de la
trachéotomie , et de fendre même , s'il le fallait, plusieurs cerceaux de la trachée-artère ,
suivant la longueur de ce tube, afin de pouvoir
saisir avec des pinces à anneaux, ou avec tout

autre instrument analogue, la membrane inorganique attachée à la face interne du larynx ou de la trachée. Cette opération serait également nécessaire sur les animaux ruminans, si on ne voulait point les tuer sur-le-champ. Quoiqu'elle ait été déjà tentée plusieurs fois sur l'espèce humaine, et toujours sans succès, ce n'est pas une raison suffisante pour que nous la rejetions absolument à l'égard des animaux.

Il est indubitable que si l'on parvenait, par une ouverture faite à la trachée-artère, à arracher la membrane qui l'obstrue plus ou moins, on préviendrait sans doute la suffocation de l'animal, ou l'hémorragie qui peut être le produit des efforts faits pour expulser cette membrane. Dans un cas presque désespéré, et lorsque la réputation de l'homme de l'art ne peut pas être compromise, il vaut mieux tenter une opération d'un succès incertain que de n'en point faire du tout.

Au reste, en multipliant les observations sur cette fâcheuse maladie, on pourra peut-être en découvrir les véritables causes, ainsi que ses différentes espèces, et trouver des moyens de guérison plus certains que ceux dont je viens de parler (1).

---

(1) On trouve dans le dictionnaire des sciences médicales, tome VII, un excellent article sur le croup, par M. *Royer-Collard* : il contient quelques observations et quelques expériences sur le croup dans les animaux. J'en aurais donné ici un extrait, si j'en avais eu connaissance plutôt.

RÉFLEXIONS SUR LA COURBATURE.

Et sur les inconvéniens qu'il y a de la mettre au nombre des maladies rédhibitoires.

Qu'est-ce que la courbature ? est-ce une affection aiguë ou chronique ? peut-elle être confondue avec une autre maladie ? en connaît-on de deux espèces ? a-t-on voulu les mettre toutes les deux au nombre des cas rédhibitoires, et y a-t-il quelques motifs pour les y laisser ou pour les en exclure ?

Il n'est pas indifférent, sans doute, tant sous le rapport de la médecine que sous le rapport de la jurisprudence vétérinaires, de fixer son opinion sur l'affection dont il s'agit, d'une part, parce qu'une maladie ne peut être traitée avec succès, ou du moins avec méthode, qu'autant qu'on la connaît bien, et de l'autre, parce que celle qui fait l'objet de ces réflexions, a été mise presque par-tout en France au nombre des maladies qui peuvent faire annuller la vente des chevaux qui en sont attaqués (1).

____

(1) On peut voir, à ce sujet, le *Tableau synoptique* que j'ai publié, *des coutumes suivies dans la plupart des ci-devant provinces de France, à l'égard des cas rédhibitoires.*

Personne ne doute , d'ailleurs , qu'une des premières conditions pour assurer les progrès de la médecine des animaux , est de s'entendre sur la valeur des mots dont on se sert pour désigner telle ou telle affection : sans cela , on sera toujours dans le trouble et la confusion. On sent que c'est là le but que s'était proposé le fondateur de nos écoles , lorsqu'il entreprit des recherches dont le résultat ne fut pas aussi satisfaisant qu'il l'espérait , pour connaître les différens noms qui jusqu'alors avaient été donnés à une même maladie. Comme l'observe le professeur *Gilbert* (1). « Si la confusion des choses naît très-souvent de celle des mots , c'est en médecine sur-tout ; et c'est encore en médecine que cette confusion peut avoir les effets les plus funestes. Rien n'est si commun que de voir la même maladie connue sous des noms différens , dans des cantons , quelquefois peu distans les uns des autres : il n'est pas moins ordinaire de voir donner le même nom à des maladies essentiellement différentes. »

I. Qu'est - ce la courbature ? est-ce une affection aiguë ou chronique ?

Les auteurs et les praticiens ne sont point d'accord sur la définition et le caractère de cette maladie : de-là il résulte quelquefois ,

_____

(1) *Instruction sur le claveau des moutons* , page 5.

sur-tout dans le commerce des animaux , des erreurs fâcheuses, ou au moins désagréables, par les contestations et les procès qui peuvent en être la suite.

C'est une difficulté de ce genre à l'égard d'un cheval qu'il s'agissait de faire reprendre au vendeur , comme attaqué de la *courbature* , qui m'engagea , dans un tems où je professais la jurisprudence vétérinaire , à faire sur cette maladie quelques recherches dont voici l'analyse.

Les anciens hippiatres ont dit peu de chose de la *courbature* , et ce qu'ils en ont dit est extrêmement obscur. Je me dispenserai par conséquent d'exposer leurs différentes opinions à ce sujet : je ne parlerai que de celles des auteurs plus modernes dont les ouvrages sont entre les mains de presque tous ceux qui s'occupent de médecine vétérinaire.

1.° *Solleysel* (1) , un de ceux qui ont donné sur plusieurs maladies du cheval des notions assez exactes , fondées sur l'expérience , dit que dans le cas de *courbature* l'animal bat des flancs comme s'il était poussif , mais qu'il y a cette différence entre cette maladie et la pousse , que la première laisse quelque espérance de guérison , tandis que la seconde n'en donne aucune. Il croit que

____

(1) Le parfait maréchal déjà cité, seconde partie , page 84.

l'herbe et beaucoup de rafraîchissans guérissent la *courbature* et aggravent la pousse.

2.º *Bourgelat* (1) définit la *courbature* une maladie dans laquelle il y a dyspnée , c'est-à-dire grande difficulté de respirer : l'altération des flancs est telle que l'on distingue aisément le mouvement redoublé des muscles ; l'animal ne peut demeurer couché , et si la fourbure et la grasfondure se joignent à cette maladie, ces différentes complications la rendent aiguë et très-dangereuse. La fortraiture en est souvent une suite.

Il ne parle point dans le premier volume de ses *élémens d'hippiatrique* , des causes ni du traitement de cette maladie qu'il se proposait de décrire plus amplement dans un autre volume de cet ouvrage. Nous devons véritablement regretter qu'il n'ait pas été continué.

3.º *De la Guerinière* (2) pense que l'on désigne sous le nom de *courbature* dans les animaux, ce que les médecins appellent pleurésie ou fluxion de poitrine. Les premiers symptômes qui se manifestent , sont une fièvre très-forte et la même difficulté de respirer que dans la pousse. Cette maladie est aiguë et violente. Elle vient ordinaire-

______

(1) Élémens d'hippiatrique, ou nouveaux principes sur la connaissance et sur la médecine des chevaux ; Lyon 1750 , tome premier, page 296.

(2) École de cavalerie déjà citée, tome II , page 147.

ment d'une fatigue outrée , ou d'un travail excessif, ou d'un régime extraordinaire.

La saignée , quelques breuvages composés de bière , de miel blanc , d'huile d'olive , de fleur de soufre, et des lavemens émolliens et rafraîchissans sont les moyens qu'il propose pour la combattre.

4.° *De Garsault* (1) distingue deux espèces de *courbature*, l'une simple, et l'autre avec fièvre. La première est un rhume , ou morfondement , plus fort que le *morfondement ordinaire*, provenant des mêmes causes que le rhume. La seconde et la fourbure ne sont pour ainsi dire qu'une même maladie. On reconnaît celle-ci à un grand abattement accompagné de fièvre , et d'une grande difficulté de respirer. L'animal se couche peu , ou s'il se couche , il se relève aussitôt. Cette maladie met le cheval en grand danger.

Elle doit être attribuée aux mêmes causes extérieures qui donnent lieu à la fourbure.

Pour en triompher, il faut saigner brusquement, jusqu'à trois ou quatre fois en un jour, donner beaucoup de lavemens , et mettre le cheval au régime diététique.

5.° Au dire de *Lafosse* (2) , la *courbature* est à-peu-près la même maladie que la pleu-

------

(1) Le nouveau parfait maréchal déjà cité , page 203.
(2) Dictionnaire d'hippiatrique , guide du maréchal , etc.

résie : c'est une inflammation du poumon. Le cheval a une fièvre considérable, il tient la tête basse, il est dégoûté, il respire avec peine, il tousse et jette par le nez une humeur glaireuse, quelquefois sanguinolente.

La cause de cette maladie est un grand exercice.

On la traite, comme la pleurésie, par des saignées répétées, et des décoctions des plantes rafraîchissantes, mais lorsque la suppuration est établie, que le cheval jette par les naseaux une matière jaunâtre et séreuse, il faut lui faire respirer la vapeur de bouillon blanc et de mauve infusés dans l'eau pendant une heure.

6.º L'auteur de l'article *Courbature*, dans le *Cours complet d'agriculture* de l'abbé *Rosier* (1), la définit comme *Lafosse*, et prescrit le même traitement.

7.º *Vitet* (2) confond la *courbature* et l'inflammation simple des poumons.

Il lui attribue les ymptômes suivans : difficulté de respirer, battement des flancs, pouls fort et accéléré, toux sèche et rare dans le commencement de la maladie, mais plus fréquente à mesure que l'inflammation s'accroît ; oppression plus considérable, di-

---

(1) Édition in-4.º, en 10 volumes.
(2) Médecine vétérinaire, tome II, page 597.

diminution des forces musculaires, jusqu'à obliger l'animal de se tenir couché ; matières qui s'écoulent par les naseaux, visqueuses au commencement et en petite quantité, ensuite blanchâtres, et sur la fin, jaunâtres ou verdâtres.

Les causes sont des boissons trop froides relativement à la chaleur de l'animal, les grands vents, le passage subit d'un atmosphère échauffé à un atmosphère froid, la pluie, les courses rapides contre un vent impétueux, etc. La saignée, les boissons tempérantes et la diète sont les moyens qu'il conseille pour combattre cette maladie.

8.º L'auteur de l'*Avis au peuple sur l'amélioration de ses terres et la santé des bestiaux* (1), parle de la *courbature* comme en a parlé le docteur *Vitet* dans l'ouvrage duquel il a tiré cet article. Il prescrit aussi le même traitement.

9.º *Dutz* (2) confond également la *courbature* et la pleurésie. L'animal donne dans ce cas, des signes de pousse, il a une grande difficulté de respirer, il regarde sa poitrine, il a une toux sèche, il jette quelquefois par les naseaux une humeur glaireuse, sanguinolente ; il tient la tête basse ; il est fort dégoûté et se plaint.

---

(1) Tome II, page 52.
(2) L'anti-maréchal déjà cité, page 136.

(397)

Les causes sont les exercices outrés , le froid subit après le chaud , en un mot toutes les intempéries , un régime extraordinaire et déréglé.

Le traitement qu'il conseille consiste dans des fumigations émollientes et des breuvages adoucissans dans lesquels l'auteur fait entrer le soufre , le foie d'antimoine , la bière , etc.

10.º *Paulet* (1) dit que la *courbature* des chevaux ressemble bien plus encore que la morfondure à une fièvre catarrhale, ou à une péripneumonie. Dans cette maladie, le cheval a de la fièvre, il tient la tête basse, il tousse, il est dégoûté, il jette par les naseaux une humeur jaunâtre , verdâtre , épaisse et sanguinolente qui dégénère quelquefois en pulmonie , et celle-ci , en morve , ou se complique avec cette dernière , ce qui arrive le plus souvent.

Les saignées et les fumigations de plantes inodores sont les meilleurs moyens à lui opposer.

11.º Suivant M. *Chabert* (2) , la *courbature* est une maladie catarrhale inflammatoire, presque toujours accompagnée de fièvre : l'animal qui en est atteint , s'ébroue ou éternue

______

(1) Recherches historiques et physiques sur les maladies épizootiques déjà citées, tome II , page 518.

(2) Instructions et observations sur les maladies des animaux domestiques , tome premier , page 105 , quatrième édition.

fréquemment; une humeur très-fluide et lim-
pide découle par les naseaux et par les yeux
qui, ainsi que la membrane pituitaire, sont
très-enflammés ; enfin une chaleur extraordinaire se fait sentir dans toutes les parties
de la tête et dans l'intérieur de la bouche.

Ses causes sont l'exposition de l'animal à
un air froid, une boisson trop froide après
un exercice violent : la *courbature* se déclare
alors en peu d'heures.

Le traitement consiste dans la saignée,
dans des breuvages délayans et antispasmo-
diques et des fumigations d'eau chaude.

12.º M. *Déroche* (1) nomme *courbature*,
ou fluxion de poitrine, la pleurésie et l'inflammation du poumon.

Cette maladie s'annonce par une soif ar-
dente, par le frisson qui glace tous les membres de l'animal qui témoigne de la douleur
lorsqu'on passe la main avec force et à re-
brosse-poil sur le côté. Le pouls est vîte et
dur; la respiration, pénible et bruyante; l'haleine, chaude; on voit couler des naseaux une
matière qui est claire d'abord, et ensuite des
filets de sang ; la toux est sèche.

La cause la plus ordinaire de cette maladie
est la transpiration arrêtée tout-à-coup.

Pour traitement, M. *Déroche* indique la

____

(1) Médecine des bestiaux, etc., 1804, page 37.

(399)

saignée, les boissons miellées et acidulées; les lavemens émolliens, et les fumigations adoucissantes.

13.º M. *Fromage de Feugré* (1) croit que le mot *courbature* est une expression vulgaire dont l'acception est indéterminée. Assez généralement, ajoute-t-il, on entend dire qu'un cheval est *courbatu*, lorsqu'il est souffrant simplement de la fatigue, ou des suites d'un refroidissement : alors il peut être atteint de la fourbure, d'un catarrhe, de l'angine, de la péripneumonie, de l'entérite, de la nephrite, du tétanos, etc. C'est ainsi, dit M. *Fromage* que *Vegèce* considérait la courbature qu'il appelait *coactio* (action de forcer).

Dans tous ces cas, l'animal abattu, triste, dégoûté, marche avec peine, et se trouve dans un état propre à ôter tout désir de le mettre en vente. C'est à-peu-près la définition que l'on donne de cette maladie dans la médecine humaine.

14.º Dans le *Nouveau cours complet d'agriculture théorique et pratique* (2) , on définit la *courbature*, la *pulmonie des chevaux*. Dans les vaches, la même maladie, dit-on, se nomme pommclière. L'auteur renvoie pour son traitement au mot *pulmonie*. Mais à ce

____

(1) Cours complet d'agriculture déjà cité, tome II.
(2) Tome IV.

mot, on renvoie à la phtisie pulmonaire que M. *Desplas* définit : « la consomption, le dessèchement et le marasme des poumons, enfin la diminution, et pour ainsi dire l'atténuation de la vie dans l'organe pulmonaire. »

Je termine ici ce court exposé, d'après lequel on voit,

1.º Que *Solleysel*, *Bourgelat*, *De la Guerinière*, *De Garsault*, *Lafosse*, *Vitet*, *Dutz*, *Paulet*, *Déroches*, *etc.* considèrent la courbature comme une phlegmasie de l'organe pulmonaire, ou de son enveloppe, c'est-à-dire une péripneumonie inflammatoire, ou pleurésie ;

2.º Que M. *Chabert* paraît l'envisager plutôt comme une inflammation de la membrane muqueuse du nez, ou un rhume ;

3.º Que M. *Fromage* la regarde simplement comme une lassitude qui peut être suivie d'une maladie inflammatoire quelconque ;

4.º Qu'un autre auteur pense que c'est une sorte de phtisie pulmonaire, par conséquent une maladie chronique du poumon.

II. *Peut-on confondre la courbature avec une autre maladie ?*

Une affection qui suivant plusieurs personnes paraît avoir avec la *courbature* quelque analogie, mais sur laquelle les auteurs ne s'accordent non plus parfaitement, est la *morfondure*. Sous ce nom consacré par les anciens hippiatres, et auquel les vétérinaires modernes n'attachent pour ainsi dire aucune idée exacte, quelques auteurs, tels que *De Garsault* (1), *De la Guerinière* (2), *etc.* semblent avoir voulu désigner une espèce ou une variété de gourme, attendu, disent-ils, que l'animal jette par les naseaux une matière blanche ou verte, accompagnée de toux, d'engorgement des glandes de la ganache, de difficulté d'avaler et de fièvre.

D'autres, tels que *Lafosse* (3), *Paulet*, *etc.* (4), pensent que cette maladie s'annonce par un écoulement de mucosité, transparente dans le commencement, mais qui devient ensuite plus épaisse; l'animal est triste, perd l'appétit et tousse. Cette maladie dégénère en morve, si elle passe quinze jours, et si les glandes lymphatiques de la ganache s'engorgent.

Le docteur *Vitet* (5) considère la *morfondure* comme *une inflammation superficielle de la membrane interne du larynx ou de la trachée-artère, un rhume, une toux humide.*

---

(1) Ouvrage cité, page 258.
(2) Ouvrage cité, tome II, page 50.
(3) Guide du maréchal, dictionnaire d'hippiatrique, etc.
(4) Recherches citées, tome II, page 318.
(5) Médecine vétérinaire, tome II, page 607.

L'animal est triste, dégoûté; il tousse, et jette par les naseaux une humeur, au commencement séreuse, et ensuite blanchâtre et peu épaisse; la trachée-artère est sensible; la respiration, un peu gênée; les pulsations du cœur et des artères, plus fréquentes que dans l'état naturel, etc.

Enfin d'autres auteurs définissent la *morfondure*, une maladie analogue au rhume dans l'homme, produite par une suppression de transpiration ou par des bains et des boissons trop froides, lorsque l'animal est échauffé.

On juge facilement, par ce qui précède, que la *morfondure* n'est pas mieux caractérisée que la *courbature* : que quelquefois, d'après les descriptions de certains auteurs, on peut prendre l'une pour l'autre, puisqu'elles s'annoncent suivant quelques - uns, à-peu-près de la même manière, qu'elles sont dues aux mêmes causes, qu'elles affectent le plus ordinairement les mêmes parties, et réclament le même traitement.

Mais relativement à la jurisprudence vétérinaire, il deviendrait important de pouvoir distinguer la *courbature* (si c'est réellement une maladie) de la *morfondure*, du rhume et du catarrhe nasal. La nécessité de cette distinction porte sur ce que la première est, comme je l'ai dit, une affection rédhibitoire, tandis que les autres ne le sont pas. Malheureusement les vétérinaires n'étant pas et ne pouvant pas être d'accord sur cette matière, il en résulte assez souvent, en justice, des rapports peu clairs, ou diffus, et par cette raison peu satisfaisans, qui font quelquefois hésiter les juges sur l'application qu'ils doivent faire de la loi, ou de ce qui en tient lieu, je veux dire l'usage.

III. *Connaît-on deux espèces de courbatures? a t-on voulu les mettre toutes les deux au nombre des affections rédhibitoires? y a-t-il quelques motifs pour les y laisser ou pour les en exclure?*

A en juger par ce qu'on lit à la section des *maladies rédhibitoires* dans le *projet du Code rural*, il paraît que quelques auteurs nomment, à l'égard des chevaux, *vieille courbature*, la phtisie pulmonaire connue assez généralement dans les vaches sous le nom de *pommelière*, et on propose de la placer aujourd'hui au nombre des maladies rédhibitoires.

J'ignore les motifs que l'on a eu pour la mettre dans la classe de ces maladies. Mais n'est-il pas à craindre, vu l'incertitude des symptômes qui la caractérisent, qu'en la mettant au nombre des affections qui peuvent faire rescinder les ventes, on ne donne fréquemment lieu à des contestations, à des procès même, quelquefois difficiles à juger? car si on établit en principe que la *vieille courbature* est une maladie rédhibitoire, c'est reconnaître tacitement qu'il y a une *courbature* récente ou nouvelle. Or quels sont les symptômes pathognomoniques de cette maladie? dans quel cas pourra-t-on dire, voilà une *courbature nouvelle*, voilà une *courbature ancienne ?*

Je suis porté à croire que la *courbature* n'est autre chose qu'une lassitude générale, et surtout une sensation douloureuse dans tous les membres, occasionnée par un travail excessif. Dans plusieurs cas elle peut être suivie d'une maladie fébrile ou inflammatoire aiguë, et dans d'autres, elle peut se dissiper sans aucun traitement, pourvu que l'animal puisse prendre du repos, qu'on lui fasse une bonne litière, qu'on diminue un peu sa nourriture, etc. On ne peut pas vendre un cheval dans l'état maladif dont je viens de parler, mais un acheteur de mauvaise foi peut aisément le faire déclarer dans l'espace de peu de jours.

D'après cela, la courbature n'étant qu'une indisposition éphémère, ou le prélude d'une maladie inflammatoire quelconque, et non une affection qui puisse être cachée, même à l'homme le moins clairvoyant, ne devrait-on pas la rayer de la classe de celles que l'on a nommées rédhibitoires, et même de la médecine vétérinaire, comme elle l'est en général de la médecine humaine ?

*Compte rendu des travaux de l'École im-
périale vétérinaire de Lyon, depuis le
1.er mai 1810, jusqu'au 1.er mai 1811 (1).*

MESSIEURS,

« Depuis plusieurs années, nos écoles se
sont imposé l'obligation de rendre compte de
leurs travaux dans cette séance solennelle.
Ce tableau ajoute annuellement quelque chose
aux progrès de la médecine des animaux. Sous
ce rapport, il intéressera sans doute cette as-
semblée nombreuse, toujours honorée par la
présence des magistrats et de plusieurs savans distingués qui viennent applaudir aux
récompenses justement décernées par le gouvernement à ceux de nos élèves qui les ont
méritées par leur application et leurs succès.

____

(1) J'ai inséré ici ce compte rendu, d'une part, afin de rec-
tifier plusieurs fautes typographiques qui s'y étaient glissées,
et de l'autre, parce qu'il renferme beaucoup de faits qui ne sont
pas sans intérêt et auxquels j'ai ajouté différentes notes qui
m'ont paru nécessaires. J'ai cru devoir faire connaître en même
tems, le nom de ceux de mes collégues qui ont fourni des matériaux pour la rédaction de ce travail.

» Il serait à désirer que depuis la création des écoles vétérinaires en France, on eût suivi la même marche : nous aurions au moins l'analyse succinte d'un grand nombre de faits précieux, observés dans nos infirmeries, ou communiqués par des vétérinaires éclairés : nous aurions également le sommaire d'une foule d'expériences plus ou moins intéressantes que l'on pourrait se dispenser de répéter.

» Cet objet paraît avoir échappé à *Bourgelat* qui s'est constamment occupé de donner aux écoles qu'il a créées, un degré d'utilité que personne ne leur conteste. Mais il est du sort de toutes les institutions de marcher lentement vers leur perfection : les écoles que l'on doit au génie et aux talens de ce grand homme, ne pouvaient point se flatter d'être plus heureuses à cet égard.

» Chargé à mon tour de donner le précis des observations les plus importantes que nous avons faites depuis un an, ainsi que le résultat des expériences que nous avons tentées, et de faire connaître ce qu'a offert d'intéressant la correspondance des vétérinaires retirés, je vais m'en acquitter , non par un narré embelli des charmes de l'éloquence, mais écrit avec la simplicité et la concision qu'exige une pareille matière.

» Dans l'exposition que j'ai à faire de nos

travaux et de nos recherches , je suivrai ,
à-peu-près l'ordre progressif des études : cette
marche me paraît la plus naturelle , pour
présenter en abrégé et avec plus d'ordre , les
faits les plus remarquables qui ont été recueillis dans notre école depuis la dernière
séance publique.

Ferrure et jurisprudence vétérinaire (1).

Fers perfectionnés. » On n'a point imaginé
cette année de nouvelles sortes de fers pour
les diverses maladies de pied des grands animaux : elles sont , à dire vrai , assez multi-
pliées , et en imaginer de nouvelles , c'eût
été surcharger la science d'une invention inutile , et peut-être dangereuse : on s'est con-
tenté de simplifier et de perfectionner plusieurs de ces fers (2).

---

(1) La chaire à laquelle ces deux cours se trouvent réunis
depuis 1806 , se trouva vacante sur la fin de 1809 , quelques
mois après la mort de M. *Henon* : elle fut mise au concours
qui eut lieu dans l'école de médecine de Paris , au mois de
juin suivant. Plusieurs vétérinaires déployèrent dans ce concours un véritable talent et des connaissances profondes. Le
choix tomba sur M. *Rainard,* ex-répétiteur de pathologie de
l'école de Lyon. Cette école apprit avec une véritable satisfaction , la décision de Son Excellence le ministre de l'intérieur :
elle connaissait trop le mérite et les qualités personnelles de
M. *Rainard ,* pour ne pas applaudir vivement à sa nomination
au professorat.

(2) On peut voir dans les *tableaux synoptiques* que j'ai publiés , la description des fers le plus fréquemment employés , et
des ferrures le plus souvent pratiquées.

Empoisonnemens. » On a eu occasion d'observer plusieurs empoisonnemens, principalement dans les chiens. Ils nous ont convaincus de la difficulté qu'il y a dans plusieurs cas, de distinguer la nature des poisons, et leur manière d'agir sur l'économie animale.

» Si la chimie nous a quelquefois éclairés sur ce point, d'autres fois aussi les analyses qui ont été faites n'ont rien démontré, ou n'ont fait naître que des conjectures (1).

CONNAISSANCE EXTÉRIEURE DES ANIMAUX ; HYGIÈNE ET HARAS.

Haras d'expériences. » Le haras d'expériences établi dans cette école depuis quatre ans, n'a servi jusqu'à ce jour qu'à la reproduction de l'espèce, tant à l'école que dans quelques-unes des communes environnantes. La beauté des productions a déterminé cette année un bien plus grand nombre de propriétaires à tirer race de leurs jumens. Plus de quatre-vingt ont été couvertes pendant le printems dernier : tout avance vers un état d'amélioration : si cela continue, cet établis-

______

(1) On doit conclure de là qu'il est souvent très-difficile de s'assurer si un animal que l'on soupçonne avoir été empoisonné, l'a été réellement. Aussi cette partie de la jurisprudence vétérinaire est-elle une des plus délicates à traiter. J'ai rapporté, page 180 et suivantes, diverses observations qui le prouvent évidemment.

(409)

sement fondé par le gouvernement pour les progrès de la science, l'instruction des élèves vétérinaires, et l'intérêt des propriétaires, aura bientôt atteint le but qu'on s'est proposé (1).

BOTANIQUE, CHIMIE PHARMACEUTIQUE, ET MATIÈRE MÉDICALE.

Effet du plomb. » Le plomb sous forme métallique, a été donné à un chien jusqu'à la dose de 110 grammes (3 onces 6 gros), sans déterminer le moindre signe d'empoisonnement, et sans que l'animal ait vomi (2).

---

(1) A cet article qui est de mon collègue, M. *Godine* aîné, j'ajouterai que lorsque ce haras aura un nombre suffisant de jumens pour pouvoir y faire quelques élèves, il sera d'une utilité bien plus grande encore, et le succès répondra à sa véritable destination. On sait qu'il y a une foule de maladies et de diformités que des auteurs regardent comme héréditaires, tandis que d'autres prétendent le contraire. C'est spécialement dans les haras de nos écoles que l'on peut tenter à cet égard plusieurs essais, à la fois instructifs et concluans.

(2) Cette expérience et les cinq suivantes sont de mon collègue M. *Gronier.*

J'ai répété la première sur plusieurs chiens. Je fis prendre à un de ces animaux, de taille moyenne, dans du miel, un hectogramme (3 onces) de limaille de plomb ; à un autre un peu plus fort, j'en donnai un hectogramme seize grammes (3 onces 4 gros). Je fis lier aussitôt les pattes à l'un et à l'autre ; ils ne présentèrent non plus aucun symptôme d'empoisonnement, et ils ne vomirent pas.

Au dernier de ces deux chiens, je fis avaler, quelques jours après, deux hectogrammes (6 onces) de la même limaille. On lui lia aussi les pattes. Le résultat fut absolument le même.

Effet de l'oxide demi-vitreux de plomb.
» Quinze grammes (près de 4 gros) d'oxide demi-vitreux , du même métal , donnés à ce chien , ont produit les symptômes de la maladie décrite sous le nom de colique saturnine ; l'animal a été sauvé par le vomissement. La dose ayant été augmentée, le chien n'a pu vomir , et il est mort. L'estomac racorni n'a présenté que la dixième partie de son volume ordinaire. La litharge s'était changée en un oxidule de plomb ; le sang veineux était vermeil comme du sang artériel , et celui-ci avait une teinte beaucoup plus éclatante que dans l'état naturel (1) : il n'y avait

---

Je lui en fis prendre ensuite trois hectogrammes (9 onces) , et de la même manière , ayant toujours le soin d'attacher ensemble ses quatre pattes. Cette forte dose ne produisit non plus aucun effet.

Ce chien fut empoisonné quinze jours après avec sept grammes (deux gros) de noix vomique. On ne trouva aucune parcelle de plomb dans ses voies digestives ; mais la face interne de son estomac était d'une couleur rouge très-foncée ; elle devint un peu violette dès qu'elle eut été exposée à l'air pendant quelques minutes. Est-ce là un effet du plomb ! c'est ce que j'ignore.

Dans les quatre expériences précédentes, les chiens eurent les pattes déliées deux heures après l'administration du plomb. Ils ne firent néanmoins aucun effort pour vomir.

Le plomb en limaille ne doit donc pas être considéré ni comme poison chimique ni comme poison mécanique.

(1) Un cheval affecté de fièvre bilieuse adynamique , auquel j'avais fait faire pendant deux jours six fumigations de gaz acide muriatique dirigé dans les naseaux , présenta lors de l'ouverture , le même phénomène que ce chien, à l'égard de la couleur du sang : celui des veines était beaucoup plus rouge que ne l'est ordinairement le sang artériel.

(411)

pas la moindre trace d'inflammation dans les voies digestives.

Submersion. » Deux petits chiens ont été noyés dans une cuve remplie de gallate de fer : une partie de la liqueur colorée s'est trouvée dans les bronches et les vésicules aériennes : elle s'était infiltrée dans le parenchyme même du poumon (1).

Tartre émétique donné à fortes doses. » On a fait prendre du tartre stibié à fortes doses, à trois chiens auxquels on avait lié les pattes. Un seul de ces animaux est mort au milieu des efforts impuissans pour vomir ; le second a vomi, mais fort peu ; le troisième n'a pas vomi : l'un et l'autre ont éprouvé des mouvemens convulsifs (2).

______

(1) Cette expérience est conforme à presque toutes celles qui ont été faites sur le même sujet. On peut voir, à cet égard, la 3.ᵉ expérience, ainsi que la 4.ᵉ, la 5.ᵉ, la 6.ᵉ, etc. rapportées dans l'ouvrage intitulé : *Expériences et observations sur la cause de la mort des noyés, et les phénomènes qu'elle présente, faites publiquement à l'école royale vétérinaire de Lyon, etc. Par MM. Faissole et Champeaux, maîtres en chirurgie à Lyon*, 1767. M. *Viborg*, professeur à l'école vétérinaire de Copenhague, et M. le docteur *Scheel* ont aussi fait sur la submersion diverses expériences qui ont donné les mêmes résultats (*Journal de médecine, chirurgie et pharmacie, etc.*, tome XVIII, page 46 et 47.)

(2) M. le docteur *Cazimir Renault*, dans un ouvrage qui a pour titre : *Nouvelles expériences sur les contre-poisons de l'arsenic*, rapporte aussi que les expériences qu'il a faites sur les chiens, lui ont appris qu'ils vomissaient moins souvent et avec plus de difficulté, lorsqu'ils avaient les pattes liées.

Fleur de sureau donnée à forte dose.
» La fleur de sureau a été donnée en infusion chaude, à la dose de plusieurs kilogrammes, à un cheval en repos et enveloppé
d'une couverture : la température de l'écurie
était modérée : il n'y a pas eu de sueur sensible. Cette expérience a été répétée plusieurs
fois avec le même résultat. Ce même cheval
suait abondamment quand on le faisait trot-
ter pendant une demi heure (1).

Écorce de chêne donnée à forte dose.
» L'écorce de chêne a été donnée à des
doses extraordinaires en décoction, à des
chevaux et à des chiens. Un cheval dans
l'espace de vingt jours, en a pris plus de
dix kilogrammes (20 livres). Le but de
l'expérience était de s'assurer si le tannin ne
déterminait pas sur l'animal vivant des phénomènes chimiques : on s'est convaincu, par
des épreuves réitérées, que le sang veineux
des animaux qui avaient avalé en grande
quantité de l'écorce de chêne, était plus rouge
et avait plus de consistance que dans l'état
ordinaire. Il se coagulait un instant après qu'il

---

(1) On ne peut cependant pas conclure à la rigueur de ces
expériences que la fleur de sureau, donnée en infusion à forte
dose, ne puisse dans des circonstances maladives, provoquer
la sueur. On sait que dans certains cas, il est bien plus facile
de l'occasionner lorsque l'animal est malade, que lorsqu'il jouit
d'une santé parfaite.

(413)

était sorti du vaisseau ; et il a pu se conserver près de deux mois sans donner aucun signe de putréfaction. La colle-forte et le sulfate de fer n'ont pas décélé le tannin dans le sang. Ces réactifs l'ont démasqué dans les urines des animaux soumis à l'usage de l'écorce de chêne. Un cheval qui en avait pris une grande quantité, ayant été tué, son estomac s'est trouvé prodigieusement racorni. Les membranes de ce viscère avaient le triple de l'épaisseur ordinaire : elles ne se sont pas putréfiées (1).

ANATOMIE PATHOLOGIQUE.

» L'ouverture des animaux sacrifiés pour l'instruction des élèves, présente presque toujours quelque chose d'intéressant, et quel-

---

(1) Ces expériences semblent appuyer l'opinion de ceux qui, regardant l'écorce de chêne comme éminemment tonique et astringente, conseillent de la substituer au quinquina. Si ses propriétés médicinales ne sont pas encore aussi bien constatées que celles de cette dernière écorce, il est au moins certain qu'on ne lui en suppose pas gratuitement, comme on l'a fait à l'égard d'une foule d'autres végétaux. Je crois que cette écorce n'est point assez souvent employée dans la médecine des animaux. Il y a une foule de maladies de faiblesse qui réclament son usage. Je l'ai administrée avec succès dans le cas de fièvre adynamique (putride), en l'associant à la racine de gentiane. Elle m'a paru produire également un bon effet dans la pourriture ou cachexie aqueuse des moutons, en l'administrant en poudre, soit avec la gentiane, soit avec les baies de genièvre dans du son et de l'avoine, ou dans du miel.

quefois des particularités que l'on était loin de soupçonner.

» Voici les faits les plus marquans que nous avons recueillis cette année (1).

Hydropisie purulente de la matrice. » La matrice d'une vieille jument s'étendait dans la région antérieure de l'abdomen, et était si volumineuse, qu'au premier coup-d'œil on eût cru qu'elle contenait un fœtus. Elle était distendue par huit litres (8 pintes) d'une matière blanche et épaisse, semblable à ce que l'on nomme pus louable (2).

---

(1) Plusieurs de ces observations ont été faites par M. *Bredin* fils, sur les chevaux destinés au cours d'anatomie, et les autres, sur ceux qui ont servi au cours d'opérations.

(2) Cette affection n'est pas très-rare parmi les jumens. Il en est dont l'organe utérin se remplit en peu de tems, et laisse tout-à-coup échapper toute la matière qu'il contient, pour se remplir de nouveau bientôt après. Nous avons vu dans cette école une jument poussive, âgée d'environ vingt ans, appartenant à M. *Bredin* père, qui était dans ce cas. Dans l'espace d'environ deux ans, sa matrice se vida au moins de douze à quinze fois. Elle rendait chaque fois à-peu-près de quinze à dix-huit litres de pus très-blanc, mais d'une odeur insupportable. Elle en a même quelquefois rendu beaucoup plus, et sans paraître souffrir. Pendant les derniers six mois que vécut cette jument, les évacuations devinrent très-fréquentes, et presqu'aussi copieuses que lorsqu'elles étaient plus rares (on en observait presque tous les mois); le pus qui sortait le dernier était un peu sanguinolent.

A l'ouverture de cette bête qui mourut dans le marasme le plus complet, on trouva toute la face interne de la matrice enflammée et un peu infiltrée ; mais sans ulcérations. Durant l'été de 1803, une hydropisie utérine à-peu-près semblable fut très-commune parmi les chiennes, à Lyon. La plupart en périrent.

Ulcérations du cerveau et du cervelet.
» On a trouvé le cerveau, le cervelet et la moëlle allongée d'un vieux cheval, ulcérés sur plusieurs points de leur surface. Dans ces endroits il y avait des excavations profondes et étendues où la méninge était détruite, la substance corticale, décolorée et rouge, et la substance médullaire, à nu, rugueuse et tachetée de points jaunâtres. Cet animal n'avait manifesté aucun symptôme de maladie grave; et jusqu'au moment où on le sacrifia, il ne perdit rien de sa sensibilité et de sa contractilité (1).

Destruction d'une partie des muscles intercostaux. » Entre la neuvième et la dixième côte d'un vieux cheval, les deux plans des muscles intercostaux étaient entièrement détruits dans la longueur de sept centimètres (2 pouces et demi). La plèvre était intacte : rien n'indiquait que la peau ou les muscles superficiels eussent éprouvé quelque blessure ni le moindre déchirement (2).

---

(1) Ceci doit s'entendre seulement du séjour que ce cheval fit à l'école, qui fut d'une semaine environ. On n'a pu savoir de qui l'écarisseur l'avait acheté, et par conséquent si, avant qu'il arrivât dans nos infirmeries, il n'avait éprouvé aucune maladie. Ce fait pathologique paraît très-rare.

(2) On voit quelquefois la même chose sur des muscles plus superficiels, et sur-tout sur ceux de l'encolure et de la tête. Dans ce dernier cas, les enfoncemens très-sensibles que l'on remarque, dépendent peut-être d'une compression exercée pendant long-tems dans l'organe utérin par une partie de l'un des membres du jeune sujet.

Tumeurs des chevaux gris ou blancs.
» Les cadavres de deux chevaux gris récélaient un nombre prodigieux de tumeurs
noires qui font le principal caractère de la
maladie encore peu connue, qui est particulière au chevaux de cette robe , et qui paraît
héréditaire parmi eux . . . . . (1).

Œsophage placé à droite. » Un cheval
âgé de quinze ans environ , avait l'œsophage
tout-à-fait à droite de la trachée-artère dans
toute la région cervicale (2).

Cerceaux de la trachée-artère incomplets.
» La trachée - artère d'un mulet du même
âge , poussif et corneur, était très-aplatie par
derrière dans toute sa longueur : ses cerceaux
ne se réunissaient point : leurs extrémités
étaient, au contraire, écartées l'une de l'autre
d'environ six centimètres (2 pouces) (3).

Calculs intestinaux. » Dans le détroit du

---

(1) Je passe sous silence ce qui suit qui est relatif à ces tumeurs, attendu qu'il en a été amplement parlé page 324 et
suivantes.

(2) La position contre nature de ce tube ne serait pas peu
embarrassante pour le vétérinaire qui ferait l'œsophagotomie
dans la seule vue d'administrer des médicamens par l'œsophage ,
comme quelques personnes l'ont conseillé dans le cas de tétanos ; mais ce changement de position ne se remarque pas fréquemment.

(3) Cette particularité de la trachée-artère ne paraît pas très-
rare. Je l'ai déjà remarquée plusieurs fois , et presque toujours
les animaux étaient ou poussifs ou corneurs ; mais je ne l'ai
encore vu exister tout le long de la trachée-artère que dans le
mulet dont je viens de parler.

colon d'un cheval âgé de quinze à seize ans,
on a trouvé une quarantaine de calculs intestinaux dont la grosseur variait depuis
celle d'une noisette jusqu'à celle d'une noix
ordinaire. Tous étaient ou triangulaires ou
un peu aplatis, et de couleur jaunâtre : plusieurs avaient pour centre une petite portion
de mâchefer (1).

» Nous en avons rencontré de pareils, mais
plus petits, dans le colon d'un autre cheval
mort d'une fièvre bilieuse : il y avait, avec
ceux-ci des pierres et des clous très-courts (2).

Strongles. » Un cheval de sept ans, affecté d'une morve très-aiguë qui lui avait été
communiquée, et qui n'avait donné aucun

---

(1) Ces calculs, composés en grande partie de phosphate
ammoniaco-magnésien, plus ou moins pur, ressemblaient à des
cailloux. Tous étaient très-unis, mais extrêmement durs. Leur
intérieur était d'un blanc grisâtre. Le cheval dont il s'agit, et
celui dont il sera fait mention dans la note suivante, sont jusqu'à
présent les seuls de tous ceux que j'ai fait ouvrir (et le nombre
en est considérable), en qui on en ait trouvé.

(2) Ces deux dernières espèces de corps étrangers prouvent
qu'avant le développement de la maladie dont il est question,
l'appétit est toujours plus ou moins dépravé. C'est un état maladif de l'estomac auquel on ne fait généralement point assez
d'attention. Les calculs de ce second cheval étaient d'un gris
sombre, et leur surface, raboteuse ; ils étaient moins pesans
que ceux dont il vient d'être parlé, et plusieurs étaient creux.
On peut voir des exemples d'autres calculs intestinaux à-peu-
près semblables dans *l'Anatomie des animaux domestiques,*
par M. *Girard*, tome II, page 116.

symptôme apparent de maladie vermineuse; récélait dans l'estomac et les intestins cent quatre-vingt-douze strongles très-gros, mais qui tous paraissaient malades (1).

OPÉRATIONS , MALADIES.

» Ces deux branches les plus essentielles de notre art , enseignées pendant très-long-tems dans cette école par un homme qui y a laissé de profonds souvenirs et des regrets bien mérités (2) , n'ont pas offert cette année moins de sujets d'instruction aux élèves, que les années precédentes.

Nombre des animaux reçus dans les infirmeries. » Depuis le 1.ᵉʳ mai 1810 jusqu'au 1.ᵉʳ mai de cette année, il est entré dans nos infirmeries cinq cent quatorze animaux de diverses espèces dont les chevaux et les chiens

______

(1) Cette quantité causera peu d'étonnement , si on la compare à celle que M. *Chabert* dit avoir trouvée dans les intestins grêles d'un cheval qui en avait un paquet du poids de sept kilogrammes (14 livres). Mais ce qu'il y a de remarquable , à l'égard de l'animal morveux dont je parle , c'est que tous les strongles que son estomac et ses intestins grêles récélaient , paraissaient comme lui assez malades, et n'avaient occasionné aucune colique.

(2) M. *Henon* , qui a occupé pendant trente-cinq ans la place de professeur dans les écoles vétérinaires, et qui a cultivé presque toutes les parties de la science avec un égal succès , mort le 7 mai 1809 , après une année et plus de souffrances inexprimables dues à un squirrhe au pylore , suite de coups de pieds de chevaux, reçus dans ses fonctions de professeur des hôpitaux.

forment la majeure partie. Cette quantité eut été bien plus considérable, si le défaut d'infirmeries ne nous avait souvent empêchés de recevoir ceux qu'on nous amenait (1). De ce nombre, quatre cent cinquante-quatre ont été guéris, et soixante sont morts pendant les traitemens. La perte des chiens a été, proportion gardée, un peu plus considérable que celle des chevaux (2).

» Il a été, en outre, présenté aux pansemens et aux visites qui se font dans cette école, deux fois le jour (3), au moins douze cents animaux pour lesquels on a donné des consultations : un nombre à-peu-près égal a été traité par les élèves dans les communes environnantes. Ainsi, depuis un an, près de

______

(1) Cet inconvénient majeur pour une école vétérinaire, a disparu en partie. Depuis l'époque de ce compte rendu, deux écuries ont été ajoutées à celles qui servent d'infirmeries.

(2) J'ai observé la même chose les années précédentes. Je présume que cette différence de la perte annuelle des chevaux avec celle des chiens vient, d'une part, de ce qu'on n'amène une partie des derniers dans nos infirmeries que quand leurs maladies ont déjà fait beaucoup de progrès, et de l'autre, de ce qu'il y a plusieurs affections internes qui sont bien moins faciles à reconnaître dans leur principe sur ces animaux que sur les monodactyles.

(3) Le pansement se fait, en été, entre six et huit heures du matin, et en hiver, entre sept et neuf. La visite a lieu en toutes saisons l'après-midi de quatre à cinq heures. Le professeur et les élèves voient par conséquent les animaux malades deux fois par jour, et plus souvent, quand cela est nécessaire.

trois mille animaux sont devenus successivement des sujets d'instruction pour nos élèves.

» Les diverses maladies de ceux qui ont
été traités dans nos infirmeries, nous ont
donné lieu de faire un grand nombre d'observations qui ont été recueillies avec toute
l'exactitude possible.

» Parmi les faits les plus remarquables et
les plus intéressans qui ont été observés, je
citerai seulement ceux-ci :

Fièvre inflammatoire et fourbure. » Un
cheval Espagnol, âgé de dix ans, amené
dans nos infirmeries pour être traité d'une
molette, fut atteint quelques jours après d'une
fièvre inflammatoire très-forte, à laquelle
succéda bientôt une fourbure, puis une péripneumonie inflammatoire. On fut obligé d'ouvrir la veine jugulaire de ce cheval neuf
fois dans l'espace de dix jours. On lui tira,
dans ces neuf saignées qui étaient suivies
sur-le-champ d'un soulagement très-marqué,
vingt-deux kilogrammes (environ 44 livres)
de sang. Des boissons tempérantes secondè-
rent l'effet de cette abondante évacuation
sanguine, et nous eûmes la satisfaction de le
guérir parfaitement (1).

____

(1) Je donnerai dans le volume suivant l'histoire de cette
complication de maladies : elle est intéressante sous plusieurs
rapports.

Apoplexie sanguine. » Un cheval de trait, à-peu-près rétabli d'une fourbure, fut tout-à-coup frappé d'une apoplexie sanguine, accompagnée de paralysie de toutes les parties postérieures du corps. Une saignée de sept kilogrammes (14 livres) (1), faite sur-le-champ, les vésicatoires appliqués aux fesses, la moutarde sous la poitrine, des frictions stimulantes sur les reins, et des lavemens irritans, firent disparaître tous ces symptômes au bout de quatre heures : ce cheval sortit des infirmeries peu de jours après.

Hydropisies de poitrine. » Plusieurs hydropisies de poitrine commençantes dans le cheval, ont été traitées cette année aussi heureusement que les années précédentes, au moyen de forts diurétiques, composés de térébenthine, de cantharides et de lessive de cendres (2).

---

(1) Une aussi forte saignée faite dans un moment où j'avais lieu de présumer que l'estomac de ce cheval n'était pas vide, surprendra sans doute la plupart des hommes de l'art ; mais on ne doit point oublier cet axiome : *aux grands maux, il faut de grands remèdes.* Il est vraisemblable que si je n'avais tiré ici qu'une petite quantité de sang, ce cheval, ainsi que celui qui a fait le sujet de l'observation précédente, n'eût point échappé à la mort dont il était menacé. J'ai eu occasion depuis de traiter de la même manière, et avec le même succès, un autre cheval frappé d'une attaque d'apoplexie, après avoir mangé beaucoup de son.

(2) L'emploi que j'ai fait des cantharides en pareil cas, m'a convaincu que l'on en a infiniment exagéré les effets à l'égard des grands animaux. J'en ai administré à beaucoup de chevaux, pendant plusieurs jours de suite, depuis trois grammes huit

Mais dans quelques chevaux dont la maladie était ancienne, nous n'avons pu que diminuer un peu les symptômes ; c'est ce qui a eu lieu sur-tout dans un vieux cheval de petite taille, qui mourut un quart-d'heure après que nous eûmes donné issue, par la ponction, à soixante-six litres (70 pintes environ) de sérosité jaunâtre que renfermait sa cavité thorachi-que (1).

Goutte sereine. » Un cheval de carrosse , âgé de six ans , affecté depuis un mois d'une amaurose ou goutte sereine aux deux yeux , avait ces organes aussi beaux que dans l'état de parfaite santé ; et quoiqu'il y eut cécité complète, ses pupilles jouissaient néanmoins d'un peu de mouvement. Les sétons, les pur-gatifs et l'ammoniaque liquide exposé fré-quemment sous les yeux, ne produisirent au-

---

décagrammes, jusqu'à cinq grammes (d'un gros à un gros et demi environ) par jour , en deux ou trois fois , incorporés avec une quantité suffisante de miel , et le double de térébenthine ou d'aloës. Il en est constamment résulté une très-abondante éva-cuation d'urine , et quelquefois plusieurs excoriations dans la bouche et à la face interne de la lèvre inférieure ; mais ces petites excoriations n'eurent rien de dangereux.

(1) On se figure difficilement que la poitrine d'un petit cheval puisse contenir une aussi grande quantité de liquide. Ce n'est pas la première fois que j'ai eu l'occasion de remarquer que la parencenthèse en pareil cas , n'était propre qu'à avancer la mort de l'animal. Aussi les nombreuses tentatives que j'ai faites à cet égard sans succès , m'ont engagé à renoncer à cette opération, et à lui préférer les vésicatoires et les forts diurétiques.

cun effet. La cause de cette maladie qui se manifesta tout-à-coup, fut inconnue (1).

Danse de Saint-Guy. Une affection convulsive, à-peu-près semblable à celle que l'on nomme danse de Saint-Guy dans l'homme, fut observée dans un cheval de selle qui avait éprouvé de mauvais traitemens ; elle attaquait les deux membres antérieurs, mais spécialement le gauche. Les accès qui étaient très-violens, et qui mettaient l'animal sur le point de s'abattre, se montraient à la moindre frayeur ou contrariété qu'il éprouvait , et duraient de cinq à six minutes , pendant lequel tems ce cheval agitait fortement et convulsivement son extrémité antérieure gauche : après chaque accès, il boîtait un peu ; mais cette claudication disparaissait bientôt. Cette maladie, extrêmement rare dans l'espèce du cheval, existait dans celui-ci depuis deux ans, et l'avait fait passer dans une foule de mains différentes.

» L'assa fœtida , dans une décoction de racine de valériane , a d'abord diminué sen-

---

(1) Une pareille maladie fut observée depuis dans nos infirmeries sur une jument limousine , âgée de sept ans , et pleine de six mois, et sur une mule. Le même traitement mis en usage pendant quelque tems n'eut pas un résultat plus satisfaisant. Dans les deux cas dont il vient d'être parlé, la pupille n'ayant pas perdu son mouvement, et les yeux étant très-beaux , la maladie ne pouvait être reconnue qu'à la marche des animaux.

siblement la violence des accès ; mais ils **ne** se sont pas entièrement dissipés (1).

Paralysie des membres postérieurs. » **La** paralysie des membres postérieurs a été remarquée sur deux chevaux ; dans l'un elle a succédé à la fracture de l'omoplate ; et dans l'autre, elle a paru être occasionnée par un cor placé sur les côtes sternales droites. **Tous** les moyens excitans employés pour combattre ces deux paralysies furent infructueux.

Fracture de l'omoplate. » Dans le **cheval** dont l'omoplate avait été fracturée, on trouva, entre la moëlle épinière et ses enveloppes, dans la région lombaire, un dépôt de matière purulente du volume d'un gros œuf de pigeon. Cette partie, dans celui qui avait un cor sur les côtes, n'offrit rien de particulier ; mais tous les viscères abdominaux étaient enflammés (2).

(1) Le mieux très-marqué, observé à l'époque où cette note fut rédigée, ne s'est pas soutenu. On vit même peu de tems après des accès plus violens, malgré divers autres moyens médicinaux qu'on employa. Mais ce traitement réussit beaucoup mieux sur un mulet que nous eûmes à traiter de la même maladie quelques tems après. Elle affectait aussi les deux membres antérieurs, et à un très-haut degré. Sa cause était inconnue. Ce mulet parut complètement guéri au bout de huit jours.

(2) Il est difficile sans doute de décider si la paralysie, dans ce dernier cas, a été une suite du cor ou de l'inflammation des viscères de l'abdomen, comme de concevoir, dans cette dernière supposition, comment cette phlegmasie a pu donner lieu à la paralysie des membres postérieurs. Au reste, les causes des paralysies dans les animaux, comme dans l'homme, sont quelquefois très-obscures.

Fracture du fémur. Jusqu'à présent on a regardé la fracture du fémur dans tous les animaux comme incurable, par la difficulté de s'opposer à la contraction des muscles qui s'y attachent, et d'y maintenir un bandage. Trois chiens amenés dans nos infirmeries depuis un an pour une pareille fracture, y ont été complettement guéris dans l'espace de vingt-cinq à trente jours, au plus, par l'application sur le côté externe des deux membres postérieurs, d'une sorte de large attelle, figurée à-peu-près comme ces membres, et fixée avec soin dans toute sa longueur (1).

Épilepsie. » L'épilepsie est une maladie fort commune parmi les chiens, et qui est très-souvent mortelle. Un seul, de race carline, en a été guéri l'été dernier, au moyen de la racine de valériane, à la dose de six décagrammes (2 onces) par jour. Mais ce

(1) M. *Fromage de Feugré*, dans un *Traité des fractures des animaux* (*Correspondance sur la conservation et l'amélioration des animaux domestiques*, tome *II*), dont je n'ai eu connaissance que depuis la rédaction de ce *Compte rendu*, rapporte aussi deux exemples de fractures du fémur dans les chiens traitées avec succès. Dans l'une de ces deux fractures qu'il eut lui-même occasion de remarquer, il paraît que les fragmens restèrent placés en contact dans leur position naturelle, et il n'employa aucun appareil. Dans l'autre, observée par M. *Laporte*, vétérinaire à Moulins, on fit usage d'une espèce de fourche de bois aplatie, qui embrassait la jambe et la cuisse, et qui était fixée à la partie inférieure du membre. Il y a peu de tems que nous guérîmes une pareille fracture aux deux fémurs d'un jeune chien.

chien qui appartenait à un militaire qui l'avait dressé à faire beaucoup de tours d'adresse, parut avoir tout oublié après sa guérison, et ne voulut plus rien faire (1).

Danse de Saint-Guy sur le chien. » La danse de Saint-Guy est une autre maladie qui n'est ni moins fréquente ni moins rebelle dans l'espèce canine, que celle dont je viens de parler. Un de ces animaux en a été guéri presque complètement par les bains toniques ; un autre, par les frictions spiritueuses ; et un troisième, par l'assa fœtida administrée à l'intérieur dans une décoction de racine de valériane (2).

Hépatocèle. » Dans un chien mort de jaunisse, nous avons trouvé une portion du foie, de la grosseur d'une noix, qui faisait hernie à travers le diaphragme et le péricarde, et s'était logée dans cette poche. Son pédoncule était mince, et remplissait parfaitement les

______

(1) Ce militaire, dégoûté de cet animal qui refusait absolument de faire ce qu'avant sa maladie il fesait si promptement, et avec tant d'adresse, prit le parti de le noyer. Il eut été a désirer qu'au lieu de s'en défaire ainsi, il en eut fait l'abandon à l'école. On aurait vu peut-être ce chien recouvrer la mémoire à la longue.

(2) Ces trois chiens avaient les membres antérieurs, mais un sur-tout, très-affectés. Dans le dernier, la maladie ne diminua plus du tout, dès le moment qu'on cessa les remèdes. Nous n'avons pas été aussi heureux sur d'autres chiens traités depuis par les mêmes moyens. J'ai vu, en pareil cas, les eaux thermales d'Aix, en Savoie, produire d'heureux effets sur un de ces animaux.

ouvertures faites à la cloison diaphragmatique et à l'enveloppe du cœur (1).

Polype du cœur. » Un autre chien, mort d'hémorragie dans la cavité abdominale, avait, à la partie supérieure du ventricule gauche du cœur, un polype du volume d'un petit œuf de poule. Les glandes tiroïdes de ce même chien étaient au moins dix fois aussi volumineuses que dans l'état naturel. Dans leur milieu, il y avait un noyau osseux qui en constituait environ le quart. Une chute que fit l'animal, parut être la cause de l'hémorragie qui occasionna sa mort (2).

Sueur chez le chien. » Dans le *compte rendu* de l'année dernière, il fut question d'un chien dont presque tous les poils étaient tombés à la suite de la gale, et qui suait à grosses gouttes dès qu'on le plaçait sur la table à pansement. La même chose a été observée tout récemment sur un chien de chasse aussi affecté de gale (3).

---

(1) Cette hépatocèle est sans doute extrêmement rare. Il n'est pas vraisemblable qu'elle soit la cause de la jaunisse ou ictère dont l'animal mourut, car elle paraissait ancienne. Rien ne pouvait faire soupçonner ce dérangement organique.

(2) Il existe rarement un noyau osseux au milieu des glandes tiroïdes ; mais j'ai remarqué plusieurs fois cette particularité dans les glandes mammaires affectées de skirrhe ou de cancer. Je conserve plusieurs pièces de cette nature, dont l'une, enlevée sur une petite chienne, est du volume d'un gros œuf de poule.

(3) Ce chien avait aussi presque toute la peau dégarnie de

Effet de la moutarde sur les animaux.
» La moutarde a été appliquée très-souvent
avec succès sur beaucoup d'animaux, pour
déplacer quelques points d'irritation fixés sur
les organes. L'engorgement qu'elle produit,
se forme plus promptement que par l'application d'un vésicatoire, et il est quelquefois
bien plus considérable, si on laisse le cataplasme de moutarde pendant vingt ou vingt-
quatre heures. Il occasionne même dans ce
cas une escarre et de la suppuration (1).

MALADIES ÉPIZOOTIQUES.

» Il se passe peu d'années sans que l'école
n'ait à combattre dans le département du
Rhône, ou dans ceux qui l'avoisinent, quelques maladies épizootiques plus ou moins

---

poils, et jamais il ne suait que lorsqu'on le mettait sur la table
destinée au pansement de ces animaux. Ne peut-on pas conclure de ces deux observations que les chiens suent peut-être
plus souvent qu'on ne se l'imagine! M. *Barrier* père, vétérinaire à Chartres, avait déjà fait remarquer, en parlant de la
petite vérole à laquelle ils sont sujets (*instructions et observations sur les maladies des animaux domestiques*, tome 2),
que la transpiration qu'on dit très-difficile à apercevoir sur le
chien, est dans cette maladie très-sensible, puisque cet animal
humecte la place où il se couche.

(1) On lit dans le second volume de la *matière médicale
de Bourgelat*, au mot *Moutarde*, que « la poudre des se-
» mences de cette plante, qui est un bon épispastique pour
» l'homme, ne produit aucun effet sur les animaux. » J'ignore
l'origine de cette erreur. Quand un cataplasme de moutarde ne

dangereuses, et qui toutes méritent la plus grande attention.

Crapaud sur les moutons. » Au commencement de l'été dernier, nous fûmes consultés au sujet du crapaud qui régnait depuis plusieurs années, sur différens troupeaux dans la commune de Vaugneret, département du Rhône. Un de nous se transporta sur les lieux avec plusieurs élèves, et y opéra une centaine de moutons dont la plupart furent bientôt radicalement guéris. Les pieds opérés furent pansés pendant huit ou dix jours avec une partie d'acide sulphurique étendu dans quatre parties d'eau-de-vie (1).

---

fait rien sur un animal, on peut être certain qu'un vésicatoire dans lequel entrent les cantharides ne ferait guère plus. Aussi employons-nous fréquemment aujourd'hui le premier de ces moyens excitans. Je dois dire ici que ce qui me détermina surtout à en faire usage, c'est une expérience que fit mon collègue, M. *Grognier*, sur un chien sous la poitrine duquel il avait fait appliquer un cataplasme de moutarde pour en observer les effets. Je les emploie aujourd'hui avec le plus grand avantage dans le traitement d'une foule de maladies internes, sur-tout de celles de l'organe pulmonaire.

(1) Cette maladie parut être contagieuse. Elle devait son origine dans ce village, à deux béliers qui en étaient affectés, qu'on avait achetés dans une foire. Bientôt elle se montra dans le troupeau où on les mit, et ensuite dans d'autres de la même commune, avec lesquels les premiers allaient pâturer.

MM. *Laurent*, *Boriés* et *Berganot*, élèves-répétiteurs de cette école, furent chargés de traiter la même affection dans les environs de Lyon, en 1809 et 1810. En remontant à sa source, ils reconnurent aussi qu'elle avait été apportée par des animaux nouvellement achetés et tirés des troupeaux où elle régnait.

Charbon. » Quelques mois après, il se déclara dans le village de Vaux, département
de l'Isère, une maladie charbonneuse qui attaqua d'abord les bêtes à cornes, et ensuite
les chevaux. Nous nous rendîmes sur les lieux
pour l'observer et diriger les élèves envoyés
pour la traiter : elle le fut avec succès.

» Il résulte du tableau que M. le Maire de
cette commune a bien voulu nous adresser relativement à cette maladie, que sur cent soixante-
dix-huit vaches qui en ont été atteintes, on n'en a perdu que vingt-sept ; et sept
chevaux, sur douze. Près de deux cents animaux ont été soumis au traitement préservatif qui consistait spécialement dans l'emploi
des sétons ; et ce moyen a été suffisant (1).

Des vétérinaires et des agriculteurs habiles doutent encore
de la contagion de cette maladie ; mais en pareille matière ,
quelques faits positifs semblent devoir l'emporter sur beaucoup
de faits négatifs. Il convient donc de prendre des précautions,
pour éviter une affection assez grave qui paraît se propager
principalement par le fumier chargé de la matière que fournissent les pieds malades.

(1) Le village de Vaux est assez sujet à des maladies de ce
genre qui lui enlèvent dans certaines années beaucoup d'animaux, et notamment des bêtes à corne. La cause principale
de ces épizooties qui sont tantôt le charbon et tantôt des fièvres
putrides (advnamiques) ou malignes (adénomeningées) paraît
avoir son principe spécialement dans des mares, des fossés remplis d'une eau croupissante , ou de fange, d'où s'exhale pendant
l'été une très-mauvaise odeur. Les débordemens du Rhône con-
tribuent aussi un peu à cette insalubrité de laquelle les animaux
paraissent être plus souvent victimes que les hommes , et qu'il
serait aisé de faire disparaître en curant et nétoyant plus souvent ces mares et ces fossés, et en donnant à l'eau plus d'écou-
ement.

(431)

» M. *Bragard*, vétérinaire à Gières près Grenoble, nous a adressé un mémoire relatif à la même maladie qu'il eut aussi à traiter sur les bêtes à cornes, en juillet dernier (1).

Épizootie aphteuse. » Sur la fin de 1810, la maladie épizootique aphteuse, ou espèce de fièvre muqueuse, qui depuis plusieurs mois s'était déclarée dans divers départemens où elle avait éveillé dans son principe la sollicitude du gouvernement (2),

---

(1) Il y avait cependant cette différence entre la maladie observée par M. *Bragard* et celle du village de Vaux, que la première emportait généralement les animaux beaucoup plus promptement, puisqu'on en a vu périr douze heures environ après l'apparition des premiers symptômes, et quelques-uns même plutôt. Un trochique au fanon, des mastigadours antiputrides, des infusions de plantes aromatiques et le camphre à forte dose, sont les moyens que M. *Bragard* mit en usage. Il sauva à-peu-près la moitié des animaux qu'il traita. Il eut aussi à combattre, comme cela arrive très-souvent, le pernicieux préjugé de plusieurs charlatans qui conseillaient de faire enterrer quelques animaux à la porte des étables, pour préserver, disaient-ils, les autres de cette dangereuse maladie. J'ai vu la même chose à Tramois, département du Rhône, en 1804.

(2) Cette épizootie qui se déclara sur les bêtes à cornes dans la Suisse allemande, en 1809, en mai 1810, sur les mêmes animaux dans plusieurs communes du canton de Vaud, en Helvétie, et à la même époque, en France, dans les départemens de Seine et Oise, de Seine et Marne, de l'Oise, du Calvados, etc., a parcouru depuis presque toute la France. Elle a reparu dans les environs de Lyon sur la fin de 1811 et même en 1812, mais seulement sur les bêtes à cornes qu'elle avait d'abord épargnées. M. *Huzard* a publié sur cette maladie un mémoire intéressant, inséré dans le tome 44 des *Annales de l'agriculture française*, par M. *Tessier*. M. *Saintin*, vétérinaire à Dourgue, département du Tarn, a aussi donné sur cette maladie quelques observations dans la *correspondance sur les animaux domestiques*, par M. *Fromage de Feugré*, tome 4, page 267.

se manifesta dans celui-ci avec les mêmes caractères de bénignité qu'on avait remarqués ailleurs. L'école a fait tout ce qui était en son pouvoir pour rassurer les propriétaires alarmés sur le sort de leurs bestiaux, et empêcher qu'on ne fît des dépenses inutiles pour la cure d'une maladie aussi peu dangereuse. Un plan de traitement simple et peu dispendieux, fut rédigé et imprimé d'après l'invitation de M. le comte de *Bondi*, préfet de ce département, à qui rien de ce qui intéresse le bien de ses administrés n'échappe ; et des élèves furent envoyés par-tout où l'on en demanda. Cette épizootie qui se déclara dans les premiers jours d'octobre, se termina au commencement de février suivant. Outre les bêtes à cornes qu'elle attaqua en très-grand nombre, elle atteignit aussi quelques monodactyles, des chèvres, des moutons et des cochons. Il n'est mort, à notre connaissance, qu'un mulet et quelques veaux à la mamelle (1).

____

(1) Le mulet dont il s'agit ici paraît être le premier animal qui en ait été affecté dans les environs de Lyon. Aussitôt qu'il fut arrivé dans nos infirmeries, on suivit sa maladie avec exactitude, attendu les symptômes graves qui la caractérisaient. J'en ai donné l'histoire dans un mémoire lu à la Société d'agriculture de cette ville ayant pour titre : *Aperçu sur une maladie épizootique aphteuse qui a régné sur beaucoup d'animaux, et particuliérement sur les bêtes à cornes dans les environs de Lyon, vers la fin de 1810 et au commencement de 1811.*

» La même maladie s'est montrée dans beaucoup d'autres endroits, et n'a pas été plus meurtrière, comme le prouvent divers mémoires que nous avons reçus de MM. *Salos*, vétérinaire, à Aubonne en Suisse ; *Janin*, à Gex, département du Léman ; *Robellet*, à Saint-Genis-Laval, [département du Rhône ; *Avoux* fils, à Oulins, même département ; et *Fangeaux*, à Saverdon, département de l'Ariège (1).

Claveau. Le claveau fit bien plus de ravages dans plusieurs communes du canton de Mézieux. Un professeur (2) eut occasion de l'observer à Dessine, sur un troupeau d'environ deux cents bêtes qu'il inocula avec un plein succès, puisque sur ce nombre dont les deux tiers étaient de race mérinos, il ne mourut qu'un individu.

» Le résultat de cette clavélisation est par conséquent conforme à celui que l'on a

---

(1) Parmi ces observations, celles de M. *Saloz* méritent d'être distinguées. Ce vétérinaire fit, par ordre de son gouvernement, au sujet de la maladie dont il s'agit, des expériences très-intéressantes. Elles prouvent que cette affection qui ne parut pas d'abord contagieuse, le devint réellement ensuite, puisqu'il a pu la communiquer très-aisément à plusieurs bêtes à cornes en la leur inoculant. J'aurai occasion de parler ailleurs de ces expériences.

(2) Mon collégue, M. *Gronier.* On peut voir les détails intéressans qu'il a donnés sur cette maladie, et sur les avantages très-marqués qu'il obtint de son inoculation, dans le tome 46, page 313, des *Annales de l'agriculture française* déjà citées.

obtenu depuis plusieurs années de la même opération faite sur plusieurs points de l'empire. Le virus inoculé fut pris sur des moutons atteints du claveau confluent (1).

Fièvre des étables. » Le même professeur a vu dans une ferme une maladie sur les bêtes à cornes, à laquelle il a trouvé les rapports les plus frappans avec la fièvre des prisons, et il a proposé de lui donner le nom de *fièvres des étables.* Elle lui a paru l'effet du mauvais air de ces lieux (2).

Fièvre bilieuse. » Une fièvre bilieuse ou gastrique qui dans beaucoup de chevaux a été suivie d'un vertige symptômatique, a enlevé, au commencement de cet hiver, un grand nombre de ces animaux dans les en-

____

(1) J'ai aussi inoculé avec succès un mouton avec la matière prise sur les gencives et à la face interne des lèvres d'une brebis qui venait de périr d'un claveau confluent ou irrégulier. Mais on aurait tort peut-être de conclure de ces faits, qu'il est toujours absolument indifférent de prendre le virus sur des animaux affectés d'un claveau bénin ou malin. Une partie de la peau de la brebis dont je viens de faire mention, mise pendant vingt-quatre heures sur un mouton qui jouissait d'une santé parfaite, lui communiqua un claveau confluent dont l'éruption n'eut lieu qu'imparfaitement, et il en mourut le treizième jour. L'autre partie mise sur le corps d'un chien ne produisit sur lui aucun effet.

(2) On serait autant autorisé à admettre cette dénomination qu'on le fut à employer les noms de *fièvre des hôpitaux, fièvre des prisons,* etc. dont on se sert dans la médecine humaine ; mais on est forcé de convenir que ces expressions ne présentent rien de juste à l'esprit de l'étudiant, puisqu'elles n'indiquent d'aucune manière le caractère de ces fièvres, ce qui est un grand défaut.

virons de Lyon, et principalement sur les bords du Rhône. La durée de cette maladie était de trois à cinq jours. On en triompha difficilement ; cependant, au moyen des amers et du tartrite antimoiné de potasse, nous parvînmes à sauver près du tiers de ceux que nous eûmes à traiter. Dans plusieurs chevaux cette fièvre fut compliquée de fourbure ; et dans ce cas elle nous parut moins grave (1).

Expériences relatives a la pathologie.

» La médecine vétérinaire est une science de faits, ainsi que la médecine humaine, qui nous oblige quelquefois de tenter des expériences, soit pour nous assurer de l'efficacité de quelques méthodes curatives nouvelles, soit pour éclaircir quelques points obscurs sur lesquels les opinions des hommes de l'art sont partagées.

Réunion de lambeaux de peau. » Un médecin Italien, le docteur *Baronio*, a avancé, dans un ouvrage intitulé *Greffes animales*, que chez les animaux, des lambeaux de peau entièrement séparés du corps, peuvent y être

---

(1) Cette maladie a reparu pendant l'automne et l'hiver de 1812, mais avec un caractère de malignité plus marqué. Elle se montre encore en ce moment sur quelques chevaux, et elle a assez fréquemment une terminaison funeste. Elle n'a point été observée sur d'autres animaux.

promptement réunis , lors même qu'ils ont perdu toute leur chaleur , et qu'on les change de place (1).

Morve. » Les succès que M. *Collaine*, professeur à l'école royale vétérinaire de Milan, obtint contre la morve qu'il traita sur beaucoup de chevaux d'un corps de cavalerie, ont fixé d'une manière particulière notre attention. Nous avons cherché, à son exemple, à guérir cette maladie redoutable par l'usage seul du soufre sublimé donné à forte dose. Nous avons essayé ce médicament sur cinq chevaux et sur un mulet. La dose la plus forte à laquelle nous ayons pu le porter, a été d'un demi-kilogramme par jour (une livre). Nous n'en avons encore remarqué aucun effet avantageux : plusieurs de ces animaux sont morts d'entérite aiguë, sans que les symptômes de la morve se soient affaiblis : ils ont même paru s'aggraver d'une manière très-sensible dans un cheval et un mulet, dès le moment que nous avons employé la fleur de soufre. Une jument en a pris, dans l'espace de deux mois, dix kilogrammes et demi (21 livres.) ; le flux a quelquefois diminué, et il était alors remplacé par une diarrhée abondante et d'une odeur infecte. Elle est morte dans le marasme.

____

(1) On a vu, page 290 et suivantes, les résultats des différentes expériences que j'ai faites à ce sujet.

» Peut-être serons nous plus heureux quand nous aurons fait succéder , à l'imitation de M. le professeur *Collaine* , le sulphure d'antimoine (antimoine cru) et l'oxide d'antimoine demi-vitreux (foie d'antimoine) au soufre sublimé , lorsque celui-ci aura cessé de produire des effets : ce sont de nouveaux essais que nous ne négligerons pas (1).

Expériences faites avec le sulfate de fer.
» Un professeur de l'école royale vétérinaire de Copenhague , M. *Wiborg* , a annoncé, il y a peu de tems , que le sulfate de fer (vitriol vert) à la dose de trois à quatre hectogrammes (de 8 à 12 onces) , fait vomir le cheval, et agit fortement sur ses urines (2). Nous l'avons administré d'abord à la dose de trois hectogrammes et demi à un cheval , ensuite à celle de deux, à un âne, puis à celle d'un hectogramme, à un poulin de six mois : ils

----

(1) Depuis l'impression de ce *Compte rendu* , j'ai employé la première de ces substances sur deux chevaux , et la seconde sur deux autres avec la fleur de soufre , à forte dose, sans en avoir vu d'effet sensible. Mais depuis peu . j'ai obtenu des résultats plus satisfaisans de la fleur de soufre et des petites saignées , comme le conseille M. *Collaine*. Quelques chevaux affectés de morve au premier et même au second degré , ont été guéris par cette méthode. D'autres l'ont été également par l'emploi du muriate de barite , ou de forts diaphorétiques combinés avec des diurétiques ou des purgatifs.

(2) Le détail de ces expériences est consigné dans un mémoire qui a pour titre : *Société pour l'encouragement de la science vétérinaire à Copenhague* , imprimé dans les *Annales de l'agriculture française* , tome 44, page 184.

étaient tous trois morveux. Aucun de ces animaux n'a vomi. On a seulement remarqué quelques légères nausées. Les urines n'ont point paru plus abondantes. Une entérite aiguë s'est promptement développée , et tous les trois sont morts le lendemain. L'autopsie cadavérique a fait voir l'estomac et les gros intestins gangrenés (1).

Effets du tartrite antimonié de potasse. » Quelques observations nous ont démontré la vérité de l'assertion du professeur que je viens de citer , d'après laquelle quand on administre aux chevaux le tartrite antimonié de potasse (tartre stibié) à grande dose , il vaut mieux le faire prendre en bols que dissout dans l'eau. Par la première de ces méthodes , on peut en donner davantage, et l'estomac et les intestins en sont moins enflammés (2).

---

(1) Les matières renfermées dans l'estomac et les intestins , sur-tout du cheval , étaient d'une couleur très-noire. De l'acide nitrique versé dessus fit disparaître aussitôt cette couleur en produisant un peu d'effervescence , et elles devinrent roussâtres.

(2) A l'ouverture des chevaux auxquels on avait donné ce sel à forte dose , c'est-à-dire à celle de six décagrammes (une once et demie ou deux onces) , dissout dans un véhicule quelconque , on a presque toujours vu la face interne de l'estomac très-enflammée , et même fortement excoriée en différens endroits , sans qu'il en soit résulté cependant d'évacuation abondante. Il n'a point paru produire cet effet aussi promptement étant administré en bols. Un élève qui soignait sous mes yeux un cheval, de taille

Contagion de la morve. » Nous avons continué depuis un an nos expériences sur la contagion de la morve : elles nous ont convaincus que, s'il est vrai que cette maladie est moins communicable qu'on ne l'a cru pendant long-tems, il est au moins très-facile de la faire naître promptement en introduisant dans les naseaux d'un cheval sain, la matière qui coule de ceux d'un cheval morveux. La même chose a eu lieu chez un mouton, dans les naseaux duquel nous avions injecté le virus d'un cheval morveux (1).

Contagion du farcin. » Le caractère contagieux du farcin, admis par les uns et nié par les autres, a aussi fixé notre attention. Il résulte de quelques expériences que nous avons faites à cet égard, 1.º que le

---

moyenne , affecté de la maladie que *Gilbert* a nommée vertige abdominal, et pour lequel j'avais prescrit deux gros de tartre émétique à donner en une dose dans du miel, lui en fit prendre par inadvertance deux onces : l'animal fut promptement purgé, et il rendit un assez grand nombre de strongles ; mais il ne présenta aucun signe d'empoisonnement. Il mourut de l'indigestion vertigineuse au bout de quelques jours. On ne remarqua que de bien faibles traces d'inflammation dans les voies digestives.

(1) Le docteur *Vitet* (*médecine vétérinaire*, tome II, p. 820) dit avoir fait les mêmes expériences sur deux brebis, sans avoir pu leur communiquer la morve. Il en a conclu que la matière qui découle des naseaux d'un cheval morveux n'agit point sur la membrane pituitaire de la brebis. Mais comme il l'observe ensuite, ces expériences n'ayant été faites que sur deux bêtes à laine, on ne doit pas les regarder comme très-probantes. Celle qui vient d'être rapportée semble en effet les contredire.

farcin inoculé à un cheval par une simple application du pus farcineux sur la peau , s'est montré, au bout de trois mois, précisément dans les lieux mêmes où le virus avait été déposé ; 2.° que l'insertion de cette matière sur le même cheval, par trois piqûres de chaque côté de l'encolure , a fait naître, le quarante - quatrième jour, un farcin grave dont on n'a triomphé qu'au bout de plusieurs mois ; 3.° que la même expérience faite sur un âne que l'on avait d'abord mis en communication avec un cheval morveux , donna lieu au développement du farcin , le douzième jour, et que le vingt - cinquième l'animal périt de la morve , le farcin ayant fait des progrès : 4.° que cette dernière maladie qu'on inocula à une jument morveuse , ne se montra qu'imparfaitement , et qu'elle ne parut point du tout dans un jeune poulin morveux soumis à la même expérience (1).

CORRESPONDANCE.

» Les relations qu'entretiennent avec l'école les vétérinaires des départemens et des corps de cavalerie , sont d'une nature trop importante pour nous dispenser d'en faire ici

______

(1) Ces expériences paraissent propres à lever une partie des doutes que plusieurs personnes ont encore sur la contagion du farcin , maladie qui , après la morve , est quelquefois la plus grave de toutes celles qui affectent les animaux solipèdes.

mention. Depuis l'avant - dernier compte rendu (1) dans lequel il a été question de cette correspondance , nous avons reçu les observations suivantes :

» M. *Cros* aîné , vétérinaire de la garde du vice-roi d'Italie , nous en a adressé plusieurs sur les maladies qu'il eut à traiter parmi les chevaux de l'armée d'Italie, en 1809, et sur une sorte de phtisie pulmonaire occasionnée par un corps étranger implanté sur la base de la langue d'un cheval. M. *Cros* nous a aussi donné une esquisse de l'espèce de travail en usage dans quelques parties de l'Italie et l'Allemagne (2).

» M. *Sayet*, vétérinaire au deuxième régiment de chasseurs italiens , nous a communiqué quelques remarques sur l'heureux emploi qu'il a fait des sangsues dans les cas d'ophtalmie : il nous a instruits aussi des bons effets qu'il a obtenus du moxa, pour résoudre des tumeurs froides, ainsi que du cautère opposant ou approximatif, pour résoudre les engorgemens farcineux des extrémités, et cicatriser les nombreux ulcères qui les accompagnent toujours (3).

----

(1) *Procès-verbal de la séance publique de* 1809 , déjà cité , page 24 et suivantes.

(2) Ce travail a été perfectionné depuis, comme on l'a vu par celui dont il a été donné une ample description, page 106 et suivantes.

(3) J'ai employé plusieurs fois ces différens moyens dans les

» M. *Jolivet* nous a fait part de quelques réflexions sur la manière dont on fait prendre le vert aux chevaux de troupe ; sur la fracture du tibia d'un mulet , réduite et guérie ; et sur une variété de farcin qu'il nomme farcin scorbutique (1).

» Nous citerons aussi les observations de M. *Vieillard* jeune , vétérinaire au 21.ᵉ régiment de chasseurs, sur des indigestions et sur la fourbure dans les chevaux , occasionnées en Espagne par l'usage du froment (2).

» Celles de M. *Bausil* , vétérinaire au 11.ᵉ régiment de chasseurs, sur un cheval tiqueur dont les muscles sterno-maxillaires avaient le triple de leur grosseur ordinaire , et sur une morve aiguë qui affecta des chevaux de remonte dont plusieurs furent guéris par les

---

mêmes cas dont il s'agit ici , et presque toujours avec succès ; c'est sur-tout à l'égard de la maladie connue sous le nom d'eaux aux jambes que j'ai vu d'heureux effets de la cautérisation *objective* ou *par approximation*.

(1) Ces deux dernières observations sont aujourd'hui imprimées dans l'ouvrage périodique de M. *Fromage de Feugré* , cité plus haut , tome premier , page 221 , et tome 2 , page 252.

(2) Un météorisme considérable a presque toujours accompagné ces indigestions, dont plusieurs se sont terminées par la paralysie , qui a causé au bout de peu de jours la perte des animaux.

M. *Vieillard* ayant fait conduire un jour dans une marre dix chevaux fourbus qu'il venait de saigner , un grand nombre de sang-sues qu'il y avait dans cette marre s'attachèrent à leurs jambes et y firent beaucoup de petites saignées locales qui produisirent le plus grand bien.

séfons, et par des frictions faites fréquemment sur le chanfrein avec le vinaigre (1).

» Celles de M. *Drouard*, ex-vétérinaire au 5.ᵉ régiment de cuirassiers, sur la morve qu'il a traitée aussi avec succès dans quelques jeunes chevaux, au moyen de la saignée, des sétons, de l'eau de chaux et d'injections détersives sur la membrane pituitaire (2).

» Celles de M. *Leclerc*, vétérinaire au 19.ᵉ régiment de chasseurs, sur un part très-laborieux dans une jument dont le poulin en état de putréfaction, fut extrait par morceaux (3).

---

(1) Les muscles sterno-maxillaires du cheval tiqueur dont il est ici question, avaient près du sternum une tumeur d'environ un décimètre (4 pouces) de diamètre que M. *Bausil* jugea être charnue.

Quant à la morve, elle succéda dans plusieurs chevaux à la gourme et au catarrhe pulmonaire : ils étaient presque tous jeunes et en assez bon état. Les sétons, au nombre de quatre, furent placés à l'encolure, comme l'a recommandé, il y a long-tems , M. *Chabert*.

(2) L'un de ces chevaux , âgé de cinq ans, fut saigné pendant trois jours de suite. On lui tira chaque fois environ deux kilogrammes (4 livres) de sang. Il cohabitait depuis long-tems avec deux autres chevaux morveux, plus âgés que lui , et qui ne guérirent pas. Ce fait et plusieurs autres semblables tendent à prouver, contre l'assertion de quelques personnes, qu'un cheval morveux peut guérir, quoique cohabitant avec d'autres chevaux également morveux.

(3) Ce cas n'est pas fort rare ; mais ce qui dans cette circonstance mérite une attention particulière de la part des vétérinaires , est cette manœuvre pénible de laquelle il peut souvent

» Celles de M. *Morier*, vétérinaire à Aigle en Suisse, sur l'extraction d'un corps étranger arrêté dans l'arrière-bouche d'une jument ; sur une fracture de l'angle externe de l'os iléon avec carie, dans un poulin ; sur une hernie de matrice d'une vache à travers les muscles abdominaux; sur la rupture du ligament rond ou coxo-fémoral, dans un cochon ; sur un ténia hydatigène trouvé dans le cerveau d'un bœuf (1).

» C'est avec regret que je me vois forcé de me borner à ce simple énoncé des faits, la plupart très-intéressans qui nous ont été communiqués par les vétérinaires instruits que je viens de citer : les limites étroites dans lesquelles je suis circonscrit pour faire ce rapport ne me permettent pas de m'étendre d'avantage.

» Tel est, Messieurs, l'aperçu de nos travaux pendant l'année qui vient de s'écouler.

---

résulter à leur égard des accidens graves, sur-tout s'ils ont le malheur de se blesser, quand même ils ne se feraient qu'une simple égratignure. Quoique M. *Leclerc* ne se fut fait aucune blessure, il lui survint néanmoins au bras droit une inflammation considérable qui l'inquiéta beaucoup pendant quatre à cinq jours. Un de mes répétiteurs, M. *Grangeneuve*, éprouva le même accident dans un cas pareil sur une vache.

(1) Ces observations dont plusieurs présentent des détails qui ne sont pas dépourvus d'intérêt, ne peuvent, vu leur nombre, recevoir ici dans une simple note aucune extension : elles seront consignées ailleurs avec plus de développement, et réunies à quelques autres que M. *Morier* a bien voulu m'adresser depuis.

(445)

J'aurais pu sans doute donner un plus grand développement à nos observations, mais ce simple exposé suffit pour faire connaître le désir ardent que nous avons de perfectionner la science utile que nous professons sous la direction d'un homme (1) respectable par son âge, et intéressant par ses lumières. D'ailleurs de plus longs détails deviendraient peut-être fastidieux pour les personnes qui ont bien voulu venir nous honorer de leur présence, et encourager nos efforts, en souriant aux succès de nos élèves.

» Jeunes artistes qui venez d'être reconnus par un jury aussi éclairé que juste, capables d'aller pratiquer votre art, soit dans les corps de cavalerie, soit dans vos départemens, qu'il me soit permis de vous donner encore ici quelques conseils sur lesquels nous avons fixé plus d'une fois votre attention : ils sont dictés par le cœur, et fondés sur l'intérêt que nous vous portons.

» Dans les nombreuses affections que vous aurez à traiter, n'administrez jamais un médicament sans en avoir bien reconnu la nécessité ; préférez toujours les plus simples,

______

(1) M. Louis *Bredin*, que cette école eut le malheur de perdre le 17 mars 1813. Le journal de Lyon, du 25 du même mois, contient une notice nécrologique, par mon collègue, M. *Grognier*, à la mémoire de cet habile vétérinaire. M. *Grognier* a également fait son éloge dans une séance publique de l'académie de Lyon, le 18 mai 1813, et dans notre école, le 24 octobre suivant.

ceux que l'on trouve par-tout, à ces formules compliquées qu'enfanta l'ignorance, et à ces substances exotiques dont la médecine vétérinaire peut très-souvent se passer. Rappelez-vous sans cesse ces moyens simples et économiques que vous avez vu employer dans nos hôpitaux : votre intérêt particulier, celui des personnes qui auront recours à vos lumières, les progrès de la science, tout en un mot vous en fait un devoir impérieux.

» N'oubliez pas sur-tout que non-seulement vous êtes destinés à traiter les maladies des animaux domestiques, à indiquer ce qu'il convient de faire pour les en préserver et pour améliorer leurs races ; mais que vous devez encore vous attendre à être plus d'une fois appelés, non pour juger vous-mêmes, mais pour éclairer les juges sur l'application de la loi. Que dans une aussi noble fonction, toute considération personnelle cède à la vérité, et que rien ne soit capable de vous faire prévariquer. Si la religion, ce ferme appui de l'honnête homme, ne suffit pas pour vous inspirer des sentimens d'équité, que le soin de votre propre réputation vous en fasse un devoir. C'est en mettant dans vos rapports devant les tribunaux la plus grande clarté et toute la justice possible, que vous vous rendrez dignes de la confiance publique, et que vous ferez honneur à l'école dans laquelle vous avez étudié votre art.

» Messieurs les membres du jury, justement investis de la confiance du gouvernement, vous vous en rendez de plus en plus dignes en remplissant dans cette école, toujours avec un nouveau zèle et la même impartialité, les fonctions importantes et pénibles dont vous êtes chargés. Nous ne saurions trop applaudir à vos vues, et rendre hommage aux sentimens qui vous dirigent constamment dans vos opérations (1).

» Monsieur l'inspecteur général (2), vous à qui la médecine vétérinaire doit une grande partie de ses progrès, recevez ici le tribut de reconnaissance qu'on se plaît à vous payer lors des concours dans cette école : cet établissement n'oubliera jamais tout ce qu'il vous doit. Il se promet beaucoup encore de votre zèle pour le bien public et son intérêt particulier, et nous ne serons point déçus dans notre attente. Soyez, Monsieur l'inspecteur, l'interprète de nos sentimens auprès du ministre éclairé qui nous comble de ses bienfaits.

» M. le préfet (3), il n'y a pas long-tems

____

(1) Ce jury a été supprimé par un décret impérial du 15 janvier 1813, sur les écoles vétérinaires. Il est remplacé par un jury composé des professeurs, et présidé par l'inspecteur des écoles, ou par le directeur.

(2) M. *Huzard*, membre de l'institut de France et d'un grand nombre de sociétés savantes, tant nationales qu'étrangères.

(3) M. *de Bondy*, comte de l'empire, etc., préfet du département du Rhône, à qui la ville de Lyon doit déjà beaucoup, pour les travaux considérables qu'il a fait faire, tant pour l'utilité que pour l'agrément de ses habitans.

que les Lyonnais se félicitaient d'avoir pour premier magistrat (1) un homme dont l'administration leur était aussi agréable qu'avantageuse ; nous le vîmes avec peine s'éloigner de nous ; mais le génie qui préside à notre prospérité , nous donna aussitôt, pour nous dédommager , celui qu'il jugea le plus digne de le remplacer. Son choix pouvait-il être plus sage ? pouvait-il être plus glorieux pour nous ? C'est pour la première fois que nous avons la satisfaction de vous voir présider cette séance solennelle ; mais qu'il nous soit permis d'espérer que l'honneur que vous daignez nous faire aujourd'hui , se renouvellera pendant un grand nombre d'années.

» Puissions-nous, Messieurs, par notre zèle pour l'instruction de nos élèves et pour le perfectionnement de notre art , fixer sur cet établissement l'attention de notre auguste Monarque ! Qu'il sache que si un seul de ses regards commande les plus grands efforts, double le courage et assure les succès , un seul mot aussi de sa bouche est pour nous la plus précieuse, comme la plus flatteuse des récompenses.

---

(1) M. *D'Herbouville* , comte de l'empire, que le département du Rhône s'honore d'avoir eu pour préfet.

F I N.

(449)

TABLE

De ce qui est contenu dans ce volume.

29

(450)

Fin de la table.

TABLE ALPHABÉTIQUE
DES MATIÈRES.

Fin de la Table.

FAUTES ESSENTIELLES A CORRIGER.

Page 40, ligne 21 de la note, Gerard, *lisez:* Girard.

Page 125, ligne 11, le précis, *lisez:* l'histoire.

Page 165, ligne 5 de la note, Vicq - d'agir, *lisez:* Vicq-d'Azir,

Page 204, 1.re note, et page 232, 2.e note, tome 3, *lisez:* tome 2.

Page 228, ligne 19, cette bride lui a communiqué, *lisez:* cette bride qui lui a communiqué,

Page 254, ligne 24, les murs sont à, *lisez:* les murs qui sont à

Page 267, ligne 13, n'est indifférente, *lisez:* n'est pas indifférente

Page 294, ligne 10, longueur, *lisez:* largeur.

Page 339, ligne 16, d'un chapeau. *lisez:* d'un chapeau ,

Page 366, ligne 1.re de la note, Vieillard, jeune vétérinaire, *lisez:* Vieillard jeune,